Na arena de Esculápio

FUNDAÇÃO EDITORA DA UNESP

Presidente do Conselho Curador
Marcos Macari

Diretor-Presidente
José Castilho Marques Neto

Editor Executivo
Jézio Hernani Bomfim Gutierre

Conselho Editorial Acadêmico
Antonio Celso Ferreira
Cláudio Antonio Rabello Coelho
José Roberto Ernandes
Luiz Gonzaga Marchezan
Maria do Rosário Longo Mortatti
Mario Fernando Bolognesi
Paulo César Corrêa Borges
Maria Encarnação Beltrão Sposito
Roberto André Kraenkel
Sérgio Vicente Motta

Editores Assistentes
Anderson Nobara
Denise Katchuian Dognini
Dida Bessana

CONSULTORES DE MEDICINA SOCIAL
Antonio de Pádua Pithon Cyrino (coord.)
Everardo Duarte Nunes | José Ricardo de C. M. Ayres
Lilia Blima Schraiber | Rita Barradas Barata

SECRETÁRIA
Rosa Maria Capabianco

LUIZ ANTONIO TEIXEIRA

NA ARENA DE ESCULÁPIO

A SOCIEDADE DE MEDICINA E CIRURGIA DE SÃO PAULO

(1895-1913)

© 2007 Editora UNESP

Direitos de publicação reservados à:
Fundação Editora da UNESP (FEU)
Praça da Sé, 108
01001-900 – São Paulo – SP
Tel.: (0xx11) 3242-7171
Fax: (0xx11) 3242-7172
www.editoraunesp.com.br
feu@editora.unesp.br

CIP – Brasil. Catalogação na fonte
Sindicato Nacional dos Editores de Livros, RJ

T264a

Teixeira, Luiz Antonio
   Na arena de Esculápio: a Sociedade de Medicina e Cirurgia de São Paulo (1895-1913) / Luiz Antonio Teixeira. - São Paulo: Editora UNESP, 2007.

   Inclui bibliografia
   ISBN 978-85-7139-787-3

   1. Sociedade de Medicina e Cirurgia de São Paulo - História. 2. Medicina - São Paulo (SP) - História. I. Título.

07-3685.   CDD: 610.9
                                                      CDU: 61(09)

Editora afiliada:

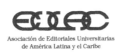
Asociación de Editoriales Universitarias de América Latina y el Caribe

Associação Brasileira de Editoras Universitárias

Sumário

Prefácio   7

Apresentação   13

1 Uma sociedade médica em São Paulo   17
   Ciência e sociedades   17
   Sobre as sociedades médicas   26
   A expansão econômica e os primórdios do campo médico   35
   República, ciência e saúde   41

2 Da criação à estrutura organizativa   61
   Os envolvidos   61
   O modelo organizativo   68

3 A trajetória   73
   Uma tentativa de periodização   73
   Os primeiros anos   75
   Um tempo de vacas magras   83
   De volta ao futuro   91

4 Vivendo em sociedade   99
   Questões profissionais   100
   Sociedade e Policlínica   106
   Um congresso médico em São Paulo   110
   Combatendo a ancilostomose   118
   A Sociedade e o ensino médico   125

5　As febres paulistas　133
　　Febre e febres　135
　　Febre tifóide ou malária?　139
　　A Sociedade de Medicina e as febres　142
　　Um pouco de discussão　154
6　Da transmissão hídrica à culicidiana: como se propaga a febre amarela?　163
　　A doença　163
　　A febre amarela na Sociedade de Medicina　167
　　Febre amarela, saúde pública e a Sociedade　173
　　Um italiano agita a Sociedade　176
　　Da transmissão hídrica à culicidiana　180
　　Observações finais　191
7　A controvérsia sobre o abastecimento de água na cidade: do Tietê à serra da Cantareira　195
　　A controvérsia　199
　　A controvérsia chega à Sociedade de Medicina　204
　　Enquanto isso, na imprensa...　209
　　De volta à Sociedade de Medicina　214
　　Seis meses depois...　222
　　Um passo adiante　223
8　Alastrim varíola é?　227
　　O objeto da controvérsia　228
　　Os principais envolvidos　232
　　A querela na Sociedade de Medicina e Cirurgia　234
　　A controvérsia evade a Sociedade de Medicina　245
　　Aliados e oponentes　252

Considerações finais　259

Referências bibliográficas　263

Anexo　281

Prefácio
Médicos paulistas em associação

É muito bem-vinda a publicação de *Na arena de Esculápio*, escrito por Luiz Antonio Teixeira, que focaliza uma das mais antigas instituições médicas do estado, primeira associação que congregou, de forma mais continuada, os profissionais paulistas.

Nesta apresentação, quero chamar a atenção para duas contribuições do livro que considero fundamentais. Primeira, a forma como desenvolve uma concepção bastante inovadora de história institucional, centrada no funcionamento da Sociedade e na interação de seus sócios entre si e com outros grupos profissionais. Em segundo lugar, sua contribuição para a historiografia das ciências em São Paulo.

No capítulo introdutório, o autor apresenta como objetivo de sua pesquisa a análise do papel – a seu ver significativo – que a Sociedade de Medicina e Cirurgia de São Paulo (SMCSP) teve no processo de institucionalização da medicina em São Paulo.

O período a que se dedica é demarcado pela criação da associação, em 1895, e pela data da criação da Faculdade de Medicina de São Paulo, escola oficial instalada em 1913. Um período bastante estudado pelos historiadores da ciência que, no entanto, têm se voltado prioritariamente para a atuação do Serviço Sanitário do estado, considerado uma instituição pioneira na implantação de práticas bacteriológicas no Brasil e o principal agente de renovação do campo médico paulista. Dessa forma, a SMCSP, então já atuante e contando entre seus sócios com nomes prestigiados como Luiz Pereira Barreto, Arnaldo Vieira de Carvalho, Emílio Ribas, Rubião Meira, entre muitos outros, tem despertado pouco interesse. O texto de Luiz Antonio vem assim focalizar uma instituição que tem permanecido à sombra na produção historiográfica.

É também no capítulo introdutório que o autor afirma sua proximidade teórica com Pierre Bourdieu e sua conceituação do campo científico como um campo de lutas; e com Bruno Latour e sua ênfase na análise do processo de construção das ciências. E revela sua disposição de utilizar o modelo dos estudos de controvérsias – tão desenvolvido pelos autores dos estudos sociológicos da ciência – em sua busca pela compreensão das dinâmicas que marcaram o cotidiano da SMCSP nesses anos.

O resultado apresentado mostra-nos que as escolhas, além de coerentes com os objetivos da pesquisa, contribuíram para que o texto ganhasse surpreendente vivacidade. O leitor é brindado, assim, com um texto claro, reflexivo, bem fundamentado, mas que também revela, de forma bem humorada, as contendas que foram travadas na associação.

Como bom historiador, Luiz Antonio Teixeira foi atrás dos registros deixados pela SMCSP: estatutos, regimentos, atas de reuniões, textos apresentados ou publicados pelos sócios. Suas fontes mais importantes foram as revistas médicas e os jornais do período. E é com base na análise minuciosa da documentação que constrói seus argumentos.

O texto está estruturado em duas partes. A primeira está voltada para questões mais gerais que permearam a trajetória institucional. E a segunda analisa mais detidamente a atuação dos sócios da SMCSP em controvérsias sobre temas polêmicos, que ocorreram em períodos mais delimitados.

Na primeira parte do texto, são discutidos: o processo de criação; fases por que passou a Sociedade, caracterizadas por maior ou menor dinamismo; temas mais presentes e debates mais candentes; sócios mais ativos; relações com outras instituições. Para isso, o autor usa largamente a análise quantitativa, apresentando gráficos e tabelas sobre o número de sócios, e sobre o número, o tema e a área das comunicações apresentadas. Os dados mostram como a trajetória da SMCSP de

1895 a 1913 foi diferenciada, alternaram-se períodos de maior dinamismo e períodos dominados pelo marasmo.

Na análise da trajetória institucional, o autor chama a atenção para a autonomia crescente da SMCSP em relação ao Serviço Sanitário. O que não quer dizer que os associados mostrassem desinteresse pelas questões relativas à saúde pública. Ao contrário, nesses anos, foi muito debatida a pertinência ou não de a Sociedade imiscuir-se em questões relativas à saúde pública, então de responsabilidade do Serviço Sanitário.

Também enfatiza que, por todo o período, além de atuar como centro de debates sobre questões médicas e profissionais, a associação patrocinou a criação e a manutenção de uma Policlínica, que se manteve bastante ativa.

Na segunda parte, o texto se volta para a análise de controvérsias travadas no espaço institucional. Para o autor, como vimos, o estudo de controvérsias traz a oportunidade de uma análise concreta sobre as negociações e os conflitos que cercaram as atividades da SMCSP nesses anos.

São apresentados quatro estudos que analisam controvérsias que movimentaram a SMCSP no período de 1895 a 1913. Em cada episódio, o autor analisa detalhadamente: os grupos que se confrontavam; argumentos e interesses em jogo; estratégias para ampliação do grupo de aliados; fechamento da controvérsia, com ou sem definição de um grupo vencedor.

Os vários textos conseguem construir um retrato dinâmico dos embates que se travaram na SMCSP. Mais ainda, são bastante esclarecedores sobre variados aspectos da atuação da instituição, como:

1º a heterogeneidade que caracterizou a Sociedade, que, nesses anos, contou com a presença de diferentes profissionais: clínicos; cirurgiões atuantes nas principais casas de saúde paulistas; bacteriologistas atuantes nos laboratórios do Serviço Sanitário e de outras instituições. Nesse sentido, os debates que se travaram na Sociedade, nos anos 1896 e 1897, sobre as chamadas febres paulistas são bastante elucidativos, mostrando como médicos clínicos se opuseram de forma contundente às concepções defendidas pelos cientistas bacteriologistas.

2º a sintonia dos sócios com as concepções vigentes no contexto médico da época. Os textos mostram como os médicos paulistas estavam a par dos temas mais candentes e mantinham relações com colegas do país e do exterior. Somos informados como, em 1912, em meio ao acalorado debate sobre a natureza da enfermidade denominada alastrim, em seu afã de conseguir aliados, Emílio Ribas, então diretor do Serviço Sanitário, e Antonio Carini, diretor do Instituto Pasteur de São Paulo, recorreram a autoridades de Londres e Paris.

3º as disputas profissionais travadas pelos médicos da Sociedade, aqui bem ilustradas no episódio dos debates sobre a utilização das águas do rio Tietê para consumo, que movimentaram a Sociedade nos anos 1903 e 1904, quando os associados procuraram afirmar-se perante os engenheiros como os especialistas mais capacitados nas questões da saúde pública.

São textos, assim, bastante esclarecedores sobre as dinâmicas presentes no campo médico paulista desses anos.

Como afirmei inicialmente, considero que o texto de Luiz Antonio Teixeira, que revela o dinamismo da SMCSP no período que antecede a criação da Faculdade de Medicina, traz contribuição inovadora para a historiografia da medicina em São Paulo.

Também vejo o texto integrado a uma tendência recente da história das ciências no Brasil de realização de estudos sobre os contextos regionais. Nessa produção, o foco dos historiadores tem se voltado para as especificidades do desenvolvimento das ciências nos diferentes contextos, trazendo assim elementos para estudos comparativos muito frutíferos. Para a medicina, por exemplo, há estudos bastante instigantes sobre os mais variados estados brasileiros, que tratam de períodos históricos diferenciados.[1]

---

1 São bons exemplos os textos de Beatriz Teixeira Weber. *As artes de curar:* medicina, religião, magia e positivismo na república rio-grandense. *1889-1928.* Santa Maria/Bauru: Ed. Univ. Fed. Santa Maria/Ed.Univ. Sagrado Coração, 1999; e Betânia Gonçalves Figueiredo. *A arte de curar:* cirurgiões, médicos, boticários e curandeiros no século XIX em Minas Gerais. Rio de Janeiro: Vício de Leitura, 2002.

Em relação a São Paulo, observa-se ainda hoje uma concentração muito grande de estudos sobre o período republicano, quando o estado passou a ter maior presença política e econômica no contexto nacional. São poucos os estudos sobre práticas científicas e instituições paulistas de períodos mais recuados.[2]

Quanto à medicina do período republicano, como já assinalado, os primeiros estudos dos anos 1990 se voltaram para o entendimento da atuação científica pioneira do Serviço Sanitário, em um contexto desprovido de escolas de medicina. Estudos mais recentes – e aí podemos inserir o texto de Luiz Antonio sobre a SMCSP –, partindo deste patamar historiográfico, têm procurado mostrar que a atuação dos órgãos de saúde pública foi somente uma das dimensões do campo médico paulista. Tem sido, assim, revelada uma ampla variedade de práticas e espaços institucionais então existentes.[3]

Termino exortando o leitor a mergulhar neste livro que, além de apresentar um estudo histórico primoroso, é de leitura muito prazerosa, retratando o campo médico paulista do início do período republicano como um campo bastante ativo e habitado por embates bastante calorosos.

Maria Amélia M. Dantes (USP)

---

2 Ver Silvia Figueirôa. *Modernos Bandeirantes: a Comissão Geográfica e Geológica de São Paulo e a exploração científica do território paulista (1886-1931)*. Mestrado. FFLCH-USP, 1987; Reginaldo Alberto Meloni. *Ciência e produção agrícola. A Imperial Estação Agronômica de Campinas. 1887-1897*. São Paulo, Ed.Humanitas/ História Social-USP, 2004; Alex Gonçalves Varela. *Atividades científicas na "bela e bárbara" capitania de São Paulo (1796-1823)*. Campinas, Doutorado, Instituto de Geociências-Unicamp, 2005.

3 Em livro anterior, Luiz Antonio já tratava do Instituto Pasteur de São Paulo, instituição privada, portanto não pertencente ao Serviço Sanitário. Recentemente também foi realizado estudo detalhado sobre outros espaços, como a Santa Casa de São Paulo e as revistas médicas. Ver Luiz Antonio Teixeira. *Ciência e Saúde na terra dos bandeirantes: a trajetória do Instituto Pasteur de São Paulo no período de 1903-1916*. Rio de Janeiro, Ed.Fiocruz, 1995; e Márcia Regina Barros da Silva. *O mundo transformado em laboratório: ensino médico e produção de conhecimento em São Paulo de 1891 a 1933*. São Paulo, Doutorado, FFLCH-USP, 2003.

APRESENTAÇÃO

A última década do século XIX marca o início de um período de grandes transformações no estado de São Paulo. Na área econômica, o desenvolvimento da lavoura cafeeira enriquecia a nova aristocracia e transformava o estado na mais rica unidade da federação. No cenário político, a hegemonia nacional passou a ser garantida aos paulistas e mineiros por intermédio da política "café com leite". No campo da cultura, a opulência financeira, acrescida das influências trazidas pelos imigrantes, aos poucos foi transformando o modo de vida, principalmente na capital, que se viu cada vez mais cosmopolita e próxima dos padrões europeus seguidos pelo Rio de Janeiro.

Nas áreas da saúde e das ciências biomédicas, que mais de pronto nos interessam, as transformações também ocorreram muito rapidamente. O crescimento populacional, particularmente o de base urbana, proporcionou a ampliação do campo médico, possibilitando o surgimento de diversos hospitais, clínicas, consultórios e outras instituições, profissões e atividades voltadas para a saúde, na cidade de São Paulo e em outras importantes regiões do Estado. No mesmo sentido, as necessidades da economia cafeeira, sempre ávida de braços saudáveis para mover sua produção, favoreceram o surgimento de novas instituições de saúde pública que, tomando por base os preceitos da medicina experimental, procuravam garantir condições mínimas de saúde à população e, em especial, à força de trabalho imigrante.

Já no fim dos primeiros anos do século XX, as grandes epidemias, que desde muito atormentavam as principais cidades do país, pareciam estar prestes a ser controladas no estado de São Paulo pela ação dos órgãos de saúde pública. O motor que pôs em marcha as ações de saúde pública, que autorizavam essa representação, foi o desenvolvimento dos saberes microbiológicos. Seu advento transformou as formas de conceber e tratar muitas doenças epidêmicas –, cuja transmissão era anteriormente atribuída aos impalpáveis miasmas – que passaram a ser encaradas como conseqüência da ação de microrganismos específicos. Tal deslocamento ampliou a eficácia das ações de saúde e, ao mesmo tempo, gerou importantes transformações nas formas de combate a essas doenças – agora pautadas pela identificação de seus agentes etiológicos, por análises laboratoriais – e em ações voltadas para a destruição dos vetores, o isolamento dos acometidos e a utilização de produtos biológicos preventivos ou curativos – soros e vacinas.

O surgimento desse novo paradigma biomédico geraria tensões e enfrentamento no campo médico paulista, em que clínicos e outros representantes das formas mais estabelecidas da arte de curar muitas vezes entraram em franco conflito com os porta-vozes da nova ciência dos micróbios, sobre a identificação e a forma de tratar as principais doenças que atingiam o estado. Encastelados em seus laboratórios e institutos biomédicos, estes médicos-cientistas começavam a conquistar autoridade científica, aos poucos destronando atores e concepções por longo tempo vigentes.

Nesse contexto de transformações e embates, nosso interesse voltar-se-á para a Sociedade de Medicina e Cirurgia de São Paulo, instituição que congregou profissionais voltados para as mais diversas tendências da medicina da época, caracterizando-se como o *locus* central de discussões de questões médicas na virada do século XIX para o XX. Até agora pouco observada pela historiografia, a Sociedade se mostra visível aos interessados pela medicina da época, primeiro por seus sócios, destacados personagens do campo médico paulista, que pontificavam sobre diversas questões de ordem médica na imprensa ou em várias outras instituições, às quais, na maioria das vezes, estavam filiados; depois uma análise mais arguta leva o observador a ver que muitas dessas discussões tinham um local de produção específico que as balizava e lhes dava o tom. Eis a Sociedade, grêmio profissional e científico por onde passaram as principais discussões médicas no período que precede a fundação da Faculdade de Medicina de São Paulo.

Discutiremos a trajetória da Sociedade de Medicina e Cirurgia de São Paulo, dando ênfase às controvérsias científicas que movimentaram a instituição no período que se estende entre os anos de 1895 e 1913. Tais limites cronológicos assim se explicam: o ano de 1895 marca o surgimento da instituição, em um contexto de expansão do campo médico paulista, acentuado após a Proclamação da República e a conseqüente reforma da saúde pública do Estado, que originou o Serviço Sanitário de São Paulo, no ano de 1892. Esse processo transformaria o cenário da medicina paulista com o surgimento de um vasto conjunto de instituições biomédicas, tanto no campo estatal como no da iniciativa privada. O ano de 1913 assinala a criação de outra importante instituição, a Faculdade de Medicina do Estado. Seu surgimento é contemporâneo de um processo de ampliação e renovação da Sociedade, iniciado a partir de 1910. Pode parecer estranho ao leitor a escolha de um marco exógeno à instituição para assinalar o fim de nossa análise, no entanto a criação da faculdade potencializou sobremaneira o interesse pela Sociedade, facilitando sua consolidação como espaço das discussões médico-científicas do estado. Além disso, o ano de 1913 marca o fechamento do período das grandes controvérsias na Sociedade, que cada vez mais passa a enquadrar suas discussões científicas em torno das distintas especialidades em que transitam seus associados.

Este trabalho foi originalmente concebido como uma tese de doutoramento, defendida no Programa de Pós-Graduação em História da Universidade de São Paulo, em 2001. Esta versão foi adaptada para atingir um público mais amplo. A escolha da Sociedade de Medicina e Cirurgia de São Paulo como tema de estudos é fruto de minha trajetória profissional na Casa de Oswaldo Cruz, onde sempre voltei minha atenção para as questões relacionadas ao campo médico paulista, mais precisamente para as instituições biomédicas criadas no início da República. Nesse terreno, ainda em 1994, publiquei um estudo sobre o Instituto Butantan em parceria com o pesquisador Jaime Benchimol.

Meu primeiro trabalho individual de maior fôlego também se referia a esse tema, versando sobre a trajetória do Instituto Pasteur de São Paulo; ao elaborá-lo, tropecei na Sociedade de Medicina e Cirurgia de São Paulo. Mas somente algum tempo depois, ao voltar-me para questões relacionadas à saúde pública paulista, nos tempos do desenvolvimento da microbiologia, percebi a centralidade dessa instituição nos debates relativos aos diversos aspectos do campo médico paulista da época. Acredito que ao trazer a público minha versão sobre uma parte da trajetória dessa instituição esteja contribuindo para a melhor compreensão da história da medicina e da saúde pública em São Paulo.

Para finalizar esta brevíssima apresentação gostaria de agradecer a instituições e pessoas que muito me auxiliaram na confecção deste trabalho, tanto em sua versão original como agora, em fase de livro. A Casa de Oswaldo Cruz, unidade da Fundação Oswaldo Cruz, onde ingressei, ainda jovem, como bolsista de iniciação científica, quando de sua criação, deu-me todo apoio e a infra-estrutura necessária para a confecção deste trabalho. Maria Amélia Dantes, minha orientadora no doutorado, guiou-me no melhor caminho, prestando-me imprescindível ajuda no árduo trabalho de esquadrinhar um objeto de estudo geograficamente distante. Maria Alice Rosa Ribeiro deu um grande incentivo à elaboração e posterior publicação da pesquisa, e a amiga Marta de Almeida foi incansável no auxílio ao aprimoramento dos últimos detalhes do trabalho. Giselle Sanglard, Marcele Pereira, Roberta Câmara, auxiliares de pesquisa, em diferentes momentos, seguiram com perspicácia o encalço das informações necessárias à pesquisa. Luiza Teixeira Costa trabalhou com afinco e eficiência na transformação do texto da tese nos originais ora publicados. Agradeço, ainda, os subsídios intelectuais de Luis Otávio Ferreira, Luiz Antonio Castro Santos e o formidável apoio de Carla, Wanda e Padilha.

1
UMA SOCIEDADE MÉDICA EM SÃO PAULO

Ciência e sociedades

Na Europa, entre os séculos XVI e XVIII, as academias e sociedades tornaram-se as formas mais comuns de agremiação científica, alcançando um prestígio social até então restrito às universidades. As academias tinham um cunho mais oficial, sendo patrocinadas por nobres e, posteriormente, pelo Estado. Essa relação normalmente determinava algum grau de ingerência estatal em suas atividades. Já as sociedades foram mais independentes, com características e objetivos diversos, normalmente relacionados ao desenvolvimento e à difusão científica ou à defesa de interesses profissionais. Associações humanísticas criadas para estimular as pesquisas, pelo incentivo e pela premiação individual a seus produtores, estas instituições também se voltaram para o conhecimento de cunho prático, pois desde os fins da Idade Média passaram a incorporar vários artífices letrados, que somavam aos interesses pelas atividades profissionais os saberes técnicos sobre diversas disciplinas, como a matemática. Por fim, as sociedades também eram importantes para os Estados, pois encorajavam a ampliação de saberes relacionados a interesses estatais estratégicos, como os relativos à navegação. Em fins do século XVII, grande parte dos homens dedicados às ciências estava ligada a essas instituições, que começaram a incorporar a suas atividades a publicação de revistas e boletins que objetivavam ampliar a circulação dos conhecimentos a que se dedicavam.

As primeiras academias de ciências surgiram nas ricas cidades italianas. A de Nápoles foi fundada em meados do século XVI, mas foi logo fechada sob acusação de bruxaria. Em 1601 seria criada a Academia dos Linces, em Roma. Ela funcionou por trinta anos e teve Galileu Galilei como um de seus participantes. A Itália contou ainda com outras academias científicas no século XVII, como a Academia do Cimento, ou Academia dos Experimentos, que surgiu em Florença em 1567, funcionando por vinte anos (Domingues, 2001).

Na Inglaterra, em 1640, um grupo de cientistas interessados nas idéias do filósofo Francis Bacon criou a Real Sociedade (Royal Society), que obteve o patrocínio de Carlos II. Inicialmente voltada para as ciências naturais, para a física experimental e para a matemática, a Real Sociedade contou desde a sua fundação com importantes nomes, como Robert Boyle e Robert Hooke. Para facilitar os trabalhos de pesquisa de seus membros a Sociedade criou uma biblioteca e um museu de espécies em suas dependências. Além disso, objetivando a ampliação do alcance das descobertas que questionavam os antigos sistemas de conhecimentos, patrocinou a publicação de importantes obras científicas.

No fim do século XVII, as sociedades e academias foram perdendo seu caráter generalista e diletante, transformando-se paulatinamente em associações de especialistas. Em lugar de promover a ciência, passaram a se dedicar a seu desenvolvimento. Seus membros cada vez mais se organizavam segundo a especificidade de seu campo de conhecimento, transformando-as muitas vezes em instituições de caráter profissional (Hall, 1988). Na segunda metade do século XIX, quando a ciência encontrava cada vez mais nos institutos de pesquisa e universidades seus principais espaços institucionais, as sociedades perderam um pouco de seu antigo brilho; por outro lado, consolidaram-se como instituições voltadas para a organização profissional e consultoria aos Estados em suas áreas de atuação.

Na América Latina, essas instituições seguiram caminho semelhante ao trilhado por suas congêneres européias. Muitas surgiram no século XIX, no alvorecer dos diferentes Estados nacionais, visando atender às necessidades de conhecimento das potencialidades dos novos países em fase de emancipação. Por isso, várias vezes se voltaram para as ciências naturais e os estudos territoriais e mesclaram a seus objetivos, de entidades na maioria das vezes privadas, interesses estatais, de diversos âmbitos. Assim, algumas foram o braço direito dos governos no aconselhamento sobre diferentes questões, e outras tiveram apoio estatal para diversas iniciativas, como organização de expedições científicas, aquisição de sede, bibliotecas, laboratórios etc. Embora muitas tivessem tido vida curta e funcionassem como local de ratificação da autoridade científica e obtenção de prestígio social de seus membros, foram elementos importantes na institucionalização das ciências por seu papel no incentivo à produção e à divulgação de conhecimentos (Vessuri, 1992).

No Brasil, as primeiras sociedades científicas remontam ao fim do século XVIII, com a fundação da Academia Científica do Rio de Janeiro (1771) e da Sociedade Literária do Rio de Janeiro (1786). No entanto, ambas tiveram efêmera existência; a primeira extinguiu-se dois anos depois de sua criação e a segunda encerrou suas funções em 1790. Mais perenes seriam as iniciativas postas em marcha no século seguinte. Em 1825, apenas três anos após a independência política do país, surgiu a Sociedade Auxiliadora da Indústria Nacional. Fruto da necessidade de consolidação do Estado nacional, objetivava promover a indústria no Império, embora também estivesse voltada para a introdução de novos conhecimentos na agricultura e valorizasse fortemente as ciências naturais. De orientação pragmática, publicou, a partir de 1833, a revista *O Auxiliador*, direcionada à divulgação de conhecimentos técnicos passíveis de ser utilizados na agricultura e na indústria. Em 1904, em virtude de uma crise que se arrastava desde o início da República, a Sociedade se fundiu a outra entidade industrial do Rio de Janeiro, perdendo seu caráter nacional (Domingues, 2001).

Dos quadros da Sociedade Auxiliadora Nacional surgiria, em 1838, o Instituto Histórico e Geográfico Brasileiro, instituição na área das ciências naturais que teve importante atuação no cenário científico. Além de suas reuniões regulares, em que eram discutidos temas relacionados às ciências, o instituto contou com uma revista de divulgação científica, atuou no intercâmbio de conhecimento com outras instituições e ainda patrocinou expedições científicas de exploração do território nacional (Figuerôa, 1992). Foi também da Sociedade Auxiliadora que surgiu o Imperial Instituto Fluminense de Agricultura, fundado em 1860. Segundo Domingues (2001), essa instituição foi um segmento da Sociedade Auxiliadora voltado para os temas relativos à agricultura, visto o Instituto Fluminense ter mantido a mesma diretoria da Sociedade e ter dado continuidade às mesmas atividades, como o financiamento de trabalhos e comissões para o estudo de doenças vegetais e sua divulgação em revistas especializadas

Nesse período, ainda surgiriam na Corte duas sociedades que tiveram uma trajetória bastante curta. A primeira foi a sociedade Vellosiana, criada em 1850 com o objetivo de dedicar-se integralmente às ciências naturais; funcionou por duas décadas apenas, encerrando suas atividades em 1870. A segunda foi a Associação de Aclimação, criada em 1873, com o objetivo de dedicar-se a estudos sobre a zoologia brasileira, sobretudo a aclimatação de animais úteis à alimentação; funcionou por dez anos apenas (ibidem).

Mais ativas e duradouras que suas predecessoras setecentistas, as sociedades científicas que floresceram especialmente entre a nossa independência política e o terceiro quartel do século XIX visavam a uma exploração mais racional de nossos recursos naturais como forma de apoio ao desenvolvimento do emergente Estado nacional. Da mesma forma que suas congêneres da América espanhola, militaram pela utilização da ciência como ferramenta para o desenvolvimento do país, apresentando-se como elemento imprescindível a esse processo. Assim, ao mesmo tempo que justificavam as atividades científicas de seus membros, apresentavam-se como importantes agentes do desenvolvimento nacional. No âmbito de suas contribuições ao desenvolvimento das ciências observamos seu papel ativo na divulgação de conhecimentos por intermédio de seus periódicos e no fortalecimento dos incipientes campos de pesquisa pela aglutinação de pesquisadores. Além disso, muitas se converteram em espaços institucionais facilitadores da produção de conhecimentos, uma vez que mantiveram bibliotecas, pequenos museus e até mesmo laboratórios onde seus sócios realizavam atividades de pesquisa.

No conjunto dessas agremiações avultam as sociedades médicas. Com as de ciências naturais, elas foram as que prosperaram em maior número no país. Em 1829, surgiu a primeira, a Sociedade de Medicina do Rio de Janeiro, posteriormente denominada Academia Imperial de Medicina (1835) e Academia Nacional de Medicina (1889). Visando potencializar o desenvolvimento dos diversos campos das ciências médicas e valorizar o papel dos médicos perante o Estado, a Sociedade de Medicina logo passou a reunir os mais conceituados médicos da corte, que, em suas seções, debatiam os diversos aspectos da medicina e de sua organização profissional.

Segundo Ferreira, Maio & Azevedo (1998, p.478),

> [A Sociedade de Medicina] concretizava o sentimento de liberdade vivido pelos médicos e cirurgiões brasileiros que não estavam mais submetidos aos constrangimentos e restrições impostos pelo monopólio profissional exercido pelos colegas portugueses.

Esse ressentimento em relação à medicina portuguesa, acrescido da inexistência de formação médica no país e da influência francesa que à época vigia em nosso cenário cultural e científico, fez que a instituição tivesse seu quadro inicial formado por profissionais afeitos à cultura médica francesa.[1] Como conseqüência, a Sociedade, desde sua criação, sofreu forte influência daquele país. Seu regulamento era baseado nos estatutos da Real Academia de Medicina de Paris e previa que seu objetivo principal seria o enfrentamento das questões de saúde pública. Além disso, a instituição atuaria no incentivo à vacinação e no ofe-

---

1 Alguns de seus fundadores, como José Martins da Cruz Jobim e Joaquim Cândido Soares de Meirelles, haviam estado presentes nos debates médicos ocorridos em Paris que redundaram na criação da Academia Real de Medicina em 1820. Além disso, Joaquim Cândido Soares de Meirelles, Francisco Freire Allemão de Cysneiros, José Martins da Cruz Jobim e Francisco de Paula Cândido, profissionais que vieram a compor seu primeiro quadro de associados, tinham se diplomado na Faculdade de Medicina de Paris. Por fim, José Francisco Xavier Sigaud, que várias vezes dirigiu a instituição, era francês de nascimento, embora formado em Estrasburgo (*Dicionário histórico-biográfico das ciências da saúde no Brasil*).

recimento de consultas gratuitas. Tal qual sua inspiradora parisiense, a Sociedade de Medicina teve como uma de suas principais atividades, em seu primeiro período de existência, a realização de concursos de memórias, que tinham como tema os problemas de higiene que afetavam a saúde pública no Rio de Janeiro e ofereciam medalhas de ouro como prêmio. Posteriormente, os objetos a ser tratados nas memórias do concurso passaram a ser escolhidos nas seções solenes de comemoração do aniversário da Sociedade (Ribeiro, 1984).

A Sociedade funcionou de forma autônoma até 1835, quando foi transformada em Academia Imperial de Medicina. Com a reforma, seu perfil se aproximou ainda mais do observado na Academia de Medicina de Paris, pois, como sua congênere francesa, tornava-se uma instituição oficial do Estado. Nesse momento, seus principais objetivos passaram a ser a consultoria ao Estado nas questões de saúde pública, sobretudo as relacionadas a epidemias, à propagação da vacina antivariólica e à aprovação de novos medicamentos para a comercialização. A recém-nomeada Academia Imperial de Medicina passava, assim, a se caracterizar como uma instância de definição da medicina oficial ao mesmo tempo em que assumia um forte caráter corporativo, garantindo a seus membros privilégios empregatícios no aparelho estatal (ibidem).

A segunda sociedade médica de que temos notícia surgiu em 1841, na cidade de Recife. Foi fundada na sede do Liceu de Pernambuco e também tinha por objetivo declarado promover os progressos da medicina e todos os ramos das ciências médicas e dar à classe médica a posição que lhe era assinalada pela nobreza de sua profissão (*Dicionário...*). Formada pelos mais proeminentes membros da elite médica da cidade, a Sociedade de Medicina de Pernambuco tinha uma organização semelhante à da Academia Imperial de Medicina, com seus membros se dividindo em diversas comissões, relacionadas às especialidades médicas do período. Além das comissões, havia um jornal no qual eram publicadas as atas das sessões, as memórias escritas pelos sócios e as comissões encarregadas da organização de concursos e premiações.

Ainda seguindo os moldes da Academia Imperial de Medicina, a Sociedade de Medicina de Pernambuco contou com auxílio governamental e atuou como consultora do governo da província nas questões de higiene pública. Nesse sentido, efetuou propostas de saneamento e de transferência dos sepultamentos nas igrejas para os cemitérios. Os trabalhos apresentados tematizavam as principais questões de saúde que afetavam a província, como a peste bubônica, a disenteria, a varíola, a febre amarela, a tuberculose, a sífilis, o granuloma venéreo, a lepra e as leishmanioses (ibidem).

Não há fontes sobre a atuação da Sociedade nos anos 1850. Sabemos, no entanto, que ela se organizou em 1874 com o nome de Instituto Médico Pernambucano. Em 1887, uniu-se aos farmacêuticos, adotando o nome de Associação Médico-Farmacêutica Pernambucana. Todavia, o casamento durou pouco tempo, pois em 1897 a associação modificou seus estatutos, voltando a denominar-se Sociedade de Medicina de Pernambuco (ibidem). Dois anos após a separação, a sociedade deixou de existir, sem deixar maiores sinais sobre suas atividades. Após a extinção, alguns de seus associados galgaram postos de docência nas faculdades criadas na capital pernambucana, como a Escola de Farmácia de Pernambuco, criada em 1904, a Escola de Odontologia de Pernambuco, criada em 1913, e a Faculdade de Medicina do Recife, inaugurada em 1920 (ibidem).

Em 1886 surgiu mais uma sociedade médica no Rio de Janeiro, a Sociedade de Medicina e Cirurgia do Rio de Janeiro. A instituição foi criada pelos médicos Lucas Antônio de Oliveira Catta Preta, Hilário Soares de Gouvêa, Henrique Alexandre Monat e Marcos Bezerra Cavalcante (ibidem). Segundo a escassa literatura histórica sobre a instituição, seu principal objetivo era a democratização da comunidade médica, e sua criação esteve relacionada ao clima de liberdade que, em seguida, também engendraria a abolição da escravidão e a proclamação da República (Queiroz, 1986; Ferreira, Maio & Azevedo, 1998).

Os autores que se voltaram para a história destas últimas instituições retratam a diferença na forma de recrutamento de sócios como uma característica proveniente do perfil diferenciado das duas sociedades. Queiroz (1986) opõe as duas instituições, apresentando a Academia Imperial de Medicina como símbolo do elitismo imperial e a Sociedade de Medicina e Cirurgia do Rio de Janeiro como uma associação democrática. Ferreira, Maio & Azevedo (1998) evitam traçar uma distinção simplista entre as duas instituições, mas em alguns momentos acabam aceitando as postulações de Queiroz. A seu ver,

> A nova sociedade foi marcada por um espírito liberalizante, traço evidenciado, sobretudo, em seus critérios de recrutamento: não era exigida a apresentação de um trabalho científico, como na AIM, bastando um convite ou a indicação de um membro para o ingresso dos candidatos a sócios. (ibidem, p.484)

Assim, a Academia Imperial de Medicina, instituição da medicina oficial, teria uma forma mais elitista, ao passo que a Sociedade de Medicina e Cirurgia assumiria um perfil mais liberal e autônomo.

Na última década do século XIX, a Sociedade de Medicina e Cirurgia já havia obtido reconhecimento no meio médico, mostrando-se como uma alternativa à ação oficial da Academia Imperial de Medicina (ibidem). Em suas sessões discutiam-se casos clínicos e as questões de higiene que afetavam o país, especialmente as referentes à febre amarela, que, à época, causava milhares de mortes a cada ano. A Sociedade de Medicina e Cirurgia do Rio de Janeiro seria pioneira na promoção de congressos de medicina no país. Para tanto inscreveu em seus estatutos de 1887 um parágrafo que previa a organização anual desses eventos. Os dois primeiros realizaram-se em 1888 e 1889, no Rio de Janeiro, e um terceiro no ano seguinte na Bahia. O quarto congresso veio a se realizar no Rio de Janeiro em 1900, apesar de antes ter sido prevista sua realização em 1901, em São Paulo.[2] Durante as primeiras décadas do século XX, vários desses congressos seriam organizados pela instituição, que fez deles a sua marca, ampliando assim sua projeção no cenário cultural e científico do país (Almeida, 2003b). Segundo Ferreira, Maio & Azevedo (1998), a criação dos congressos de medicina deu-se no âmbito do surgimento de um movimento médico que

---

2 Os congressos médicos brasileiros realizados pela Sociedade de Medicina e Cirurgia do Rio de Janeiro até a década de 1910 foram: 1º – Rio de Janeiro, 1888; 2º – Rio de Janeiro, 1889; 3º – Salvador, 1890; 4º – Rio de Janeiro, 1900; 5º – Rio de Janeiro, 1903; 6º – São Paulo, 1907; 7º – Belo Horizonte, 1912; 8º – Rio de Janeiro, 1918 (Almeida, 2003a). O trabalho dessa autora apresenta informações detalhadas sobre os congressos médicos ocorridos no país e na América Latina entre 1888 e 1920.

unia a Sociedade de Medicina e Cirurgia do Rio de Janeiro aos periódicos *Brazil Médico*, também do Rio de Janeiro, e *Gazeta Médica da Bahia*, numa rede de interesses comuns no campo da modernização científica e institucional da medicina. Como fruto desse consórcio, os congressos teriam papel de destaque no processo de institucionalização da medicina, atuando como fórum privilegiado de discussão dos mais relevantes temas das ciências médicas e das questões de saúde pública que mais afetavam o país.

Ainda em 1889, seria criada uma sociedade médica na cidade de São Paulo. A primeira Sociedade de Medicina e Cirurgia de São Paulo teve sua sessão inaugural em 7 de setembro, na Academia de Direito, onde passaria a funcionar. Discursando em sua sessão inaugural, o médico Cesário Motta informava os objetivos da instituição, bem ao estilo de outras sociedades da época:

> Sua finalidade atual por ser modesta não é pouco nobre. Discutir teses de medicina e de cirurgia, estudar as moléstias do país, analisar memórias e observações, premiar trabalhos originais e descobertas, aconselhar o governo quando a ela recorrer e ao povo sempre que puder, finalmente, convocar congressos médicos – é muito, é grandioso.[3]

Apesar do ímpeto inicial, desavenças entre seus membros impediram que a instituição perdurasse, causando sua dissolução em 1891, depois de ter realizado as sessões regulamentares (Santos Filho, 1959).

Nas duas últimas décadas do século XIX, multiplicaram-se as sociedades médicas e congêneres em várias regiões do país. Lima (1900) nos informa que em 1888 surgiu uma sociedade de medicina na Bahia e foi criado o Instituto dos Cirurgiões Dentistas do Rio de Janeiro. No ano seguinte, surgiram a Sociedade de Medicina e Cirurgia de Juiz de Fora e a mencionada primeira sociedade de medicina de São Paulo. Em 1892, foi a vez da Sociedade de Higiene do Brasil, também sediada na corte, e outra sociedade de medicina em Porto Alegre. Dois anos de-

---

3 As informações sobre essa primeira sociedade de medicina e cirurgia encontram-se nas seções de notícias da primeira *Revista Médica de São Paulo*. O discurso de Cesário Motta encontra-se no editorial da *Revista Médica de São Paulo*, v.1, n.1, maio 1889.

pois foi criada uma nova sociedade de medicina na Bahia e no ano seguinte uma terceira, de medicina legal. Em 1897, foram criadas mais três instituições: a Sociedade de Medicina e Cirurgia de Niterói, a de Obstetrícia e Ginecologia do Rio de Janeiro e outra de jurisprudência médica e antropologia, também nessa cidade (ibidem).[4]

Em São Paulo, também se verificaria processo análogo. Em 1894 foi fundada a Sociedade Farmacêutica, responsável, em 1898, pela criação da Escola Livre de Farmácia. Em 1895, os médicos paulistas recriariam a Sociedade de Medicina e Cirurgia de São Paulo. Embora não existam evidências documentais, acreditamos que o ressurgimento da Sociedade de Medicina foi uma decorrência do surgimento da Sociedade Farmacêutica, pois vários médicos estavam envolvidos nessa primeira entidade. De qualquer forma, é importante frisar que ambas foram fruto de uma época de expansão das diversas atividades do campo médico, aliadas ao intenso desenvolvimento socioeconômico alicerçado em um contexto de fé inabalável no progresso e na ciência (Ribeiro, 1993).

Sobre as sociedades médicas

O mesmo contexto que deu origem às sociedades científicas também possibilitou o surgimento das sociedades de medicina e cirurgia, que, como vimos, se iniciaram no país em 1829 com a criação da Sociedade de Medicina do Rio de Janeiro. Essas instituições, embora compartilhassem as aspirações declaradas por suas congêneres dedicadas a outros campos do conhecimento, traziam como herança de suas antecessoras estrangeiras algumas especificidades que definiram seu perfil e sua atuação no país. Elas se referem sobretudo a seu papel na organização profissional da categoria médica, na defesa dos interesses corporativos desses profissionais e na sua atuação como consultores do Estado em relação à saúde pública, especialmente em tempos de epidemias.

---

4 Não tivemos condições de verificar a precisão desses dados. Também não intentamos pesquisar a trajetória dessas instituições em busca de informações sobre a duração de suas atividades, seu perfil institucional etc.

Para compreender um pouco essas especificidades, façamos uma pequena digressão sobre alguns aspectos de sua história.

As associações médicas surgiram na Europa no início da modernidade como reguladoras do monopólio da prática médica. Herdeiras das corporações medievais, essas instituições, então denominadas colégios médicos, tiveram atuação mais destacada quando as universidades ainda não eram consideradas as únicas instâncias legítimas de formação dos praticantes da arte de curar. Em um período em que os médicos contavam em sua formação com alto grau de aprendizagem prática e pouca diferenciação de outros agentes de cura, por eles considerados menos nobres, como os cirurgiões-barbeiros e boticários, os colégios médicos foram os principais responsáveis pela distribuição de licenças para o exercício da prática médica (Porter, 1999). Sua atuação tinha maior abrangência geográfica e reconhecimento social que as guildas – organizações locais, então responsáveis pela habilitação dos médicos de determinada região. Por volta do século XIV, os colégios médicos começaram a surgir no norte da Itália, patrocinados pelos nobres de poderosas cidades como Veneza e Milão. Nesse momento, alguns deles ainda congregavam em suas hostes médicos e cirurgiões. Dois séculos depois, tornaram-se instituições dominadas pela elite da medicina acadêmica, responsáveis pela concessão de licenças, pelo aconselhamento dos governantes nos tempos de epidemias e, especialmente, pela manutenção do monopólio da cura por médicos diplomados (Lindeman, 2002).

Apesar de sua ascendência corporativa, as instituições não resumiram sua atuação a esse tipo de atividade, visto que, na Europa moderna, os problemas de saúde pública gerados pelas grandes epidemias estavam no centro das atenções dos Estados mais desenvolvidos. Além disso, os médicos compunham o maior grupo profissional a desenvolver atividades científicas nesse período (Hall, 1988). Assim, algumas vezes, as associações cobriram esses dois campos, voltando-se para uma atuação acadêmica, típica das outras academias de ciência, e assessorando o Estado em questões de saúde pública. A instituição mais célebre nesse campo foi o Colégio Real dos Médicos (Royal College of Physicians) da Inglaterra. Ele foi criado em Londres, em 1518, sob o reinado de Henrique VIII, reunindo os médicos de formação erudita. Nada melhor para mostrar sua proximidade com a questão da autoridade médica em relação à saúde pública que o fato de ter sido criado no ano de uma grande peste. Seguindo o modelo de seus similares italianos, o Colégio dos Médicos coordenava a prática médica, licenciando os postulantes, municiava a coroa com informações e conselhos sobre as epidemias e exercia poder de polícia na fiscalização dos praticantes na cidade de Londres e adjacências. O Colégio Real dos Médicos funcionava ainda como uma sociedade científica, reunindo a elite médica de formação acadêmica que lá expunha seus trabalhos (Gelfand, 1993; Lindeman, 2002).

O poder do Real Colégio dos Médicos na regulamentação da prática médica durante a modernidade foi muito oscilante. Muitas vezes, a associação teve de se colocar diante de interesses de outros grupos poderosos e bem consolidados. Em 1512, por exemplo, os bispos de Londres haviam recebido do parlamento o direito de conceder licenças médicas nos limites de suas dioceses. As fortes ligações dos colégios de médicos com os monarcas faziam que eles sofressem graves crises em períodos de instabilidade política, como a ocorrida com a monarquia dos Stuart, que enfraqueceu sobremaneira o Colégio dos Médicos de Londres. O esforço de regulamentação da profissão efetuado pelo Colégio Real dos Médicos, assim como o de outras instituições similares em diversos países da Europa, obteve relativo sucesso até o século XVIII, quando mudanças sociais mais amplas colocaram por terra sua ação nesse campo. Nesse momento, a crescente necessidade estatal de profissionais de saúde, a ampliação do número de escolas médicas, a laicização e a medicalização dos hospitais levaram os Estados a se voltarem cada vez mais para ações de regulamentação do exercício da profissão que não levavam em conta somente os interesses das elites médicas acadêmicas das diversas regiões (Gelfand, 1993; Lindeman, 2002).[5]

---

5 Uma discussão mais aprofundada sobre o papel das associações médicas na organização da profissão pode ser encontrada em Porter (1998) e Gelfand (1993). Essa mesma discussão relativa aos Estados Unidos da América encontra-se em Starr (1991).

O modelo de agremiação médica inglês seria a base da criação de diversas associações médicas nos Estados Unidos da América; estas, porém, deixaram de lado o papel de difusão do conhecimento, centrando-se na questão da organização profissional. As sociedades médicas começaram a surgir em vários estados americanos após o processo de independência, centrando sua atividade na expedição de licenças para o exercício da profissão. No entanto, sua atuação foi por longo tempo desarticulada e sem real poder de coerção, por não estar vinculada a legislações que previssem sanções legais aos praticantes não licenciados (Starr, 1991). Com o crescimento das escolas médicas, a debilidade das associações se agravaria ainda mais, uma vez que as primeiras passaram a cumprir o papel de licenciamento. Nesse contexto, as sociedades voltaram-se para outros aspectos da organização profissional, como a definição de honorários e o combate ao que consideravam charlatanismo.

A partir de 1870, quando a profissão médica começou a organizar-se, homogeneizando a formação e as práticas de seus membros, as sociedades desempenharam importante papel, lutando pela uniformização dos requisitos para obtenção de títulos, pela criação de um código de ética profissional e movendo esforços por uma reforma da educação médica que unificasse e desse maior qualidade à prática profissional. A Associação Médica Americana (AMA), fundada em 1847, seria o principal agente desse processo ao criar uma certificação nacional para as instituições de ensino que seguissem um conjunto de práticas nacionalmente aceito.[6]

Na França, o processo de desenvolvimento de agremiações de praticantes do campo da saúde seguiu um caminho diferenciado, muito mais próximo do modelo das sociedades voltadas para o desenvolvimento científico, mas também relacionado à formação e à habilitação

---

6 O conjunto de medidas para a homogeneização da prática médica implementado no início do século XX nos Estados Unidos, de acordo com a atuação da AMA, ficou conhecido como "Reforma Flexner". Esta previa que as instituições de ensino, para obter o State Licensing Board conferido pela AMA, deveriam, entre outras formalidades, contar com laboratórios e hospitais-escola e manter cursos de quatro anos de duração, com presença e exames obrigatórios (Starr, 1991). Uma interessante comparação entre a Reforma Flexner e a reforma do ensino médico no Brasil encontra-se em Kemp & Edler (2004).

profissional. Desde o fim do período medieval as faculdades e escolas médicas eram responsáveis pela formação e pelo controle do exercício da profissão nos principais centros urbanos.[7] No início do século XVIII os cirurgiões tiveram sua profissão mais e mais valorizada em virtude da necessidade de profissionais aptos a tratar os feridos em campanhas militares. Em decorrência dessa valorização, o Estado francês criou, em 1724, o Colégio de Cirurgia de Paris, e em 1731, sob o beneplácito de Luís XV, a Sociedade de Cirurgia, que passou a reunir os cirurgiões mais influentes da Corte. Organizada nos moldes de uma academia científica, a agremiação foi posteriormente rebatizada como Real Academia de Cirurgia, tendo como objetivo central o desenvolvimento das técnicas cirúrgicas. Em seus primeiros anos de atuação, a principal atividade da Academia foi a publicação de suas memórias, que em diversos volumes tratavam dos diferentes aspectos da cirurgia (Chatelain, 2006). No ano seguinte à formação da agremiação dos cirurgiões, o primeiro-médico do rei (Pierre Chirrard) intentou uma iniciativa para criar uma sociedade similar para os médicos; no entanto, não obteve sucesso em sua empreitada. Somente em 1776 seria fundada em Paris a primeira sociedade médica sob a proteção da coroa: a Academia Real de Medicina. Originária de uma comissão de medicina criada com o objetivo de se corresponder com os médicos das províncias sobre questões relativas às doenças epidêmicas, a nova instituição seguiu um modelo de organização e atuação diferenciado das instituições inglesas e americanas até então observadas, dando prioridade à difusão do conhecimento médico científico e ao aconselhamento do Estado em contraposição à regulamentação da profissão (Gelfand, 1993).

Após a revolução, um decreto de 1791 acabou com a regulamentação profissional, permitindo que médicos e cirurgiões franceses praticassem

---

7 Paris, Montpellier, Reims, Toulouse e Tours mantinham as principais escolas. A Faculdade de Medicina de Paris era responsável pela regulação da profissão na capital e diversas guildas clamavam por essa prerrogativa nas outras regiões do reino. Acumulando um grande poder, mas vistas como instituições anacrônicas no que tangia aos saberes que produziam, conservadoras e elitistas em suas práticas e excludentes em relação aos cirurgiões, as faculdades perderiam terreno no monopólio da regulamentação da medicina no século XVIII com o surgimento das primeiras associações médicas (Gelfand, 1993).

independentemente de qualquer licença, bastando para isso o pagamento de taxas ao Estado. Dois anos depois, a fúria jacobina contra quaisquer privilégios também deu fim a todas as academias francesas, então vistas como resquícios do elitismo real, e também às faculdades (Faure, 1994). Essas medidas desorganizavam todo o sistema de formação e habilitação dos profissionais da cura e tiveram, portanto, pouca duração. Já em 1796 foi criada a Escola Central de Saúde – posteriormente transformada em Faculdade de Medicina de Paris. Logo em seguida surgiriam as faculdades de medicina de Montpellier e Estrasburgo. Essas três escolas seriam as únicas a oferecer um curso completo de medicina, tornando-se a base para o licenciamento de médicos franceses.

No campo do associativismo médico não foi diferente, pois o período também assistiu ao surgimento de diversas sociedades médicas que procuraram reaglutinar os grupos que tinham se dissolvido pela ação revolucionária. Algumas se voltaram para as questões científicas e outras valorizaram as questões profissionais. A primeira foi a Sociedade de Medicina de Paris, criada em 1796 por antigos membros da Sociedade Real de Medicina e da Academia Real de Cirurgia que a imaginavam como uma sucessora legítima dessas instituições. Fundada com o objetivo de potencializar o avanço das ciências médicas, atuou sobretudo no campo da saúde pública. Suas variadas atividades iam da difusão da vacina antivariólica, consultas gratuitas aos pobres e discussão de trabalhos científicos às comissões de estudos sobre saúde pública – em particular, sobre epidemias. O importante papel da sociedade no campo da saúde pública na região de Paris verificou-se também pela sua atuação como conselheira do prefeito em questões de higiene pública (Weisz, 1995).

A Academia de Medicina de Paris foi a segunda maior sociedade da era pós-revolucionária. Fundada em 1804 por um grupo de professores da Faculdade de Medicina, visava ao maior reconhecimento da classe médica. A escolha do nome da academia mostra a pretensão de status semi-oficial; no entanto, o nome foi vetado pelo imperador, que obrigou-a a mudar para Sociedade Acadêmica. De forma semelhante à Sociedade de Medicina, a Sociedade Acadêmica também se voltou para a oferta de consultas gratuitas aos pobres e algumas outras atividades; no entanto, seu principal objetivo parece ter sido a restauração dos privilégios e do prestígio da antiga faculdade de medicina tolhidos pela revolução. Em 1911 a Sociedade dividiu-se, criando o círculo médico (ibidem).

O longo período de instabilidades políticas e sociais e de transformações radicais, iniciado com a revolução, assistiu ao surgimento dessas instituições e de várias outras sociedades médicas que tiveram vida mais curta e menor reconhecimento. Porém, como mostra Weisz (1995), esse processo foi também marcado pelos embates entre médicos e cirurgiões no caminho de unificação de suas profissões e pelas lutas entre diversos grupos pela hegemonia institucional na formação da elite médica. A criação da Academia Real de Medicina – hoje Academia Nacional de Medicina – em 1820 seria o último passo desse processo, caracterizando-se como a consolidação do papel do Estado na saúde pública. A ordenação que deu origem à instituição mostra bem os objetivos que pautaram sua criação.

> *Cette Académie sera spécialement instituée pour répondre aux demandes du gouvernement sur tout ce qui intéresse la santé publique, et principalement sur les épidémies, les maladies particulières à certains pays, les épizooties, les différents cas de médecine légale, la propagation de la vaccine, l'examen des remèdes nouveaux et des remèdes secrets, tant internes qu'externes, les eaux minérales naturelles ou factices, etc.*
>
> *Elle sera en outre chargée de continuer les travaux de la Société Royale de Médecine et de l'Académie Royale de Chirurgie: elle s'occupera de tous les objets d'étude ou de recherches qui peuvent contribuer au progrès des différentes branches de l'art de guérir.*[8]

---

8 [Esta Academia será especialmente instituída para responder às demandas do governo sobre tudo o que concerne à saúde pública, principalmente sobre as epidemias, as doenças próprias de certas regiões, as epizootias, os diferentes casos de medicina legal, a propagação da vacina, o exame de novos medicamentos e de remédios secretos, tanto de uso interno quanto externo, as águas minerais naturais ou artificiais etc. Ela será também incumbida de continuar os trabalhos da Sociedade Real de Medicina e da Academia Real de Cirurgia: ela ocupar-se-á de todos os objetos de estudo ou pesquisa que possam contribuir com o progresso das diferentes áreas da arte de curar.]
Artigo 2 da ordenação de 1820, definindo a missão da Academia Real de Medicina, assinado por Luís XVIII. Disponível em: <http://www.academie-medecine.fr/hist_miss/histoire.asp>. Acesso em: 8 jan. 2007.

A Academia de Medicina seguiu o modelo da Academia de Ciências sua organização foi originalmente concebida com suas três seções profissionais quase autônomas e um presidente permanente que devia seu poder ao patrono real. Os acadêmicos encontravam-se semanalmente em sessões ordinárias de forma semelhante à da Academia de Ciências. Em encontros anuais, atribuíam prêmios e elogios a seus membros mais eminentes. Em meados do século XIX, ela já se caracterizava como uma instituição central na vida científica francesa, sendo o palco dos grandes debates médico-científicos que marcaram o período. A partir da década de 1870, ela se voltaria ainda mais para o campo científico e alargaria sua atuação no aconselhamento ao Estado em questões de saúde pública. No início do século XX, a construção de um suntuoso prédio para sediá-la consagrou seu status como uma instituição central à administração estatal (ibidem).

Paremos por ora com a história das sociedades e academias estrangeiras para procurar entender um pouco seu significado e em que este se relaciona com as instituições que aqui floresceram.

Segundo Weis (1995), a criação das agremiações médicas francesas pré-revolucionárias reflete um padrão de organização da vida científica e cultural sob o controle real. Elas vieram à luz em um contexto de expansão do papel do Estado na gestão dos cuidados médicos, também observável em outros países europeus, e faziam parte de um conjunto de medidas surgidas com o mercantilismo que visavam aumentar a capacidade produtiva das nações pela intervenção do Estado. Sob essa visão, o campo médico deveria se organizar como um domínio unificado, voltado para algumas áreas de ação que começavam a delinear a saúde pública de então, sendo as principais delas a fiscalização de remédios e águas minerais, a contenção de epidemias e os cuidados com a saúde dos destituídos.

Com o desenvolvimento das idéias iluministas que advogavam o primado da razão e da perfeição humana e a fé inquebrantável na ciência, a atuação do Estado nas questões de saúde ampliar-se-ia ainda mais, passando a incluir novos temas, como a reforma hospitalar, o treinamento de enfermeiras e o cuidado com os insanos. A atuação perante esses novos objetos gerava maior demanda do Estado por profissionais capazes de exercer essas novas funções burocráticas. As sociedades científicas criadas no período posterior à revolução cumpririam esse papel, gerando um corpo de especialistas socialmente legitimados para esse fim. Combinando produção e legitimação de conhecimento e sanção para sua atuação em saúde pública, elas serviam ao Estado provendo especialistas para a burocracia estatal e tecnologias para suas ações de saúde pública.

As sociedades médicas americanas, de forma diferenciada das européias, voltaram-se quase unicamente para a atividade de organização profissional do campo, procurando regulamentar o exercício da profissão. No processo de institucionalização da medicina do fim do século XIX, a classe médica uniu-se em torno de sociedades médicas que surgiam no bojo da intensificação da organização profissional, esquecendo suas rivalidades locais e apostando na transferência de poder para o grupo específico, visando potencializar a luta em prol dos interesses de toda a classe (Starr, 1991). Assim, em caminho diferente do das sociedades européias, que foram aliadas importantes dos Estados nacionais na consecução de seus interesses no campo da saúde pública, as sociedades americanas, ao voltarem-se prioritariamente para a organização da profissão, mostraram-se um forte grupo organizado de demanda perante o Estado por interesses profissionais.

A diferenciação de objetivos, atividades e funções mostra que essas instituições tiveram atuação multifacetada, em que as práticas científicas nem sempre estiveram no centro de suas atividades. Essa característica muitas vezes passou despercebida aos historiadores que a elas se voltaram. Em estudo sobre a Sociedade de Medicina e Cirurgia do Rio de Janeiro, Ferreira, Maio & Azevedo (1998) afirmam:

> O exercício profissional da medicina representou uma das poucas alternativas disponíveis para os indivíduos interessados em ciência, explicando-se, assim, por que as sociedades científicas mais importantes foram organizadas por médicos. (p.477)

Na verdade, essa assertiva contempla apenas uma parte da questão, pois as ações que melhor explicam o grande desenvolvimento desse tipo de agremiação são sua atuação na defesa dos interesses profissionais dos médicos e, em particular, sua afirmação desses profissionais como monopolizadores dos saberes capazes de guiar as ações do Estado no campo da saúde da população.

A expansão econômica e os primórdios do campo médico

O último quartel do século XIX foi um período de grande desenvolvimento econômico do estado de São Paulo em virtude da forte expansão da lavoura cafeeira e da conseqüente entrada de imenso contingente de imigrantes no Estado. Esse ciclo de prosperidade, que se alongaria até o início do período republicano,[9] teria como uma de suas conseqüências a expansão do campo médico do estado com a criação de diversas instituições biomédicas e um extraordinário aparato de saúde pública. Aqui nos voltaremos para esse processo, no qual estiveram imersos a criação e o início da trajetória da instituição que estudamos.

Plantado inicialmente no norte do país e, em seguida, na região fluminense do Vale do Paraíba, o café transformou-se em nosso principal produto de exportação ainda na década de 1840. A partir da década de 1870, a cafeicultura aos poucos migrou para São Paulo, onde se tornou ainda mais produtiva nas férteis glebas de terra roxa do Oeste paulista. Importando mão-de-obra assalariada e modernizando as técnicas de cultivo, os cafeicultores paulistas rapidamente transformaram a região no maior pólo de agricultura cafeeira do Sudeste. A partir da década de 1880, São Paulo já ostentava o título de principal produtor de café do país (Costa, 1985). O crescimento populacional e socioeconômico daí advindo transformou o cenário do estado, que, em pouco tempo, passou a ser cortado por extensas ferrovias, que transportavam o café das mais diversas regiões para a zona portuária, localizada em

---

9 Em relação à história de São Paulo e à expansão da economia cafeeira ver: Fausto (1975); Love (1975, 1982); Saes (1982); Costa (1985); Petrone (1985). Sobre a história da cidade de São Paulo ver: Barros (s.d.); Rodrigues (1940); Bruno (1954); Taunay (1954); Petrone (1958); Morse (1970); Pimentel (1981); Prado Junior (1989).

Santos. Por seu turno, a expansão ferroviária reduziu o isolamento do interior e favoreceu o surgimento de novas cidades e de atividades econômicas relacionadas à lavoura cafeeira. Além disso, a riqueza proveniente da comercialização do café favorecia a troca de bens e informações e estimulava a urbanização e o surgimento de formas de vida mais cosmopolitas (Morse, 1970).

A grande expansão urbana vivida pela cidade de São Paulo a partir do fim da década de 1870 foi fruto desse processo. Até meados do século XIX, ela não passava de uma pequena aldeia, composta por poucos prédios públicos, uma catedral, alguns mosteiros e um pequeno número de acanhadas construções residenciais. Sua área central limitava-se ao vale do Anhangabaú e arredores, onde algumas tortuosas vielas cruzavam-se. Rapidamente esse cenário foi transformado, visto que na década de 1880 a cidade já era composta por diversos bairros, alguns deles já com água encanada, iluminação pública e algumas ruas pavimentadas, cortadas por bondes puxados por burros. A ampliação da infra-estrutura urbana permitiu a transferência de parte da elite rural – enriquecida com a exportação do café – das cidades do interior para a capital, onde se estabeleceram em chácaras ou em palacetes nos novos bairros em formação. As regiões mais chiques localizavam-se na parte alta da cidade e contrastavam com as regiões mais baixas, próximas às áreas centrais, onde moravam as camadas mais pobres.

Esse cenário era completado pelas primeiras indústrias que surgiam, também impulsionadas pelo dinheiro da cafeicultura. Estas ajudavam a atrair para a cidade imigrantes descontentes com as condições de vida no campo. O intenso crescimento populacional da cidade suplantava rapidamente as iniciativas de expansão de equipamentos urbanos, obras sanitárias e serviços médicos. Embora contasse com uma infra-estrutura invejável se comparada a outras cidades brasileiras, São Paulo estava aquém das novas necessidades de sua população. Água encanada, esgotos, serviços médicos, consumo de gêneros alimentícios confiáveis ainda eram luxos de uma pequena parcela de seus moradores. Além disso, diversas doenças epidêmicas atacavam periodicamente a cidade (Morse, 1970). À medida que se intensificava o ritmo da imigração, surgiam novas epidemias e elevavam-se os índices de doenças muitas vezes desconhecidas dos médicos do período. Esse processo também ocorreria nas regiões do interior do estado. Desde o início da devastação das matas para a implantação de fazendas de café, várias regiões interioranas passaram a ser constantemente assoladas pela malária; a partir de 1850, a cidade de Santos, porto de entrada dos imigrantes, passou a ser continuamente castigada por epidemias de febre amarela. Entre 1889 e 1892, surgiram surtos da doença também em Campinas, Rio Claro e outras cidades do interior paulista (Telarolli Junior, 1996).

As inadequadas condições sanitárias não geraram, de pronto, a modernização dos serviços de saúde pública do estado, que até o período republicano ainda eram bastante restritos, contando apenas com poucas instituições governamentais, voltadas prioritariamente para o combate a epidemias de varíola. O Instituto Vacínico, fundado em 1838, durante algum tempo dedicou-se à aplicação da vacina antivariólica jenneriana, mas, segundo Américo Neto (1942, p.18), até 1871 não funcionava bem, procedendo à vacinação ocasionalmente na casa do comissário vacinador e inspetor de vacinação, sem que este tivesse nenhum auxílio em suas atividades.

O Hospital de Isolamento, inaugurado em 1880 pela municipalidade, que procurava impedir a disseminação de doenças infecciosas pelo isolamento compulsório de seus portadores, também prestava assistência médica aos pacientes desses males. Seguindo orientação embasada nos princípios da medicina miasmática, foi construído em uma região distante da zona mais povoada da cidade, com uma arquitetura pavilhonar típica dos hospitais europeus da época. Em seus diversos pavilhões, o trânsito de funcionários, doentes e objetos era totalmente controlado com o objetivo de isolar completamente os acometidos por doenças infecciosas, impedindo o contágio de pessoas sãs. Como seu objetivo principal era o isolamento e não o tratamento dos doentes, tinha um funcionamento intermitente, determinado pelo surgimento de epidemias na cidade (Antunes, 1992).

A essas duas instituições somava-se a Inspetoria Geral de Higiene de São Paulo, criada em 1886, sob a direção de Marcos Arruda, para proceder à supervisão sanitária de todo o estado, elaborar as estatísticas demográfico-sanitárias e responsabilizar-se pela fiscalização do exercício da medicina. Embora a literatura sobre a saúde pública paulista desse período afirme que os serviços da inspetoria não funcionavam a contento (Morse, 1970; Telarolli Junior, 1996), evidenciando a distância entre o conjunto de seus objetivos e a envergadura de suas atividades, a pesquisa documental mostra uma firme atuação desse órgão no combate às epidemias de varíola. Importando linfa da Inglaterra, distribuindo-a para um grande número de câmaras e outras instituições de diversos municípios e coordenando o trabalho de vacinação desenvolvido na Santa Casa da Misericórdia, a Inspetoria procurava, na medida do possível, impedir a ampliação das epidemias no Estado. A magnitude da correspondência entre as câmaras municipais e a Inspetoria de Higiene, tratando do envio de vacina para as diversas regiões da província durante a epidemia de 1886, nos deixa entrever que o combate à varíola era a principal atividade daquela repartição (Teixeira & Almeida, 2003).

O atendimento médico mais geral da população da capital dava-se, sobretudo, nos serviços médicos da Santa Casa da Misericórdia, que contava com um pequeno hospital na Chácara dos Ingleses. Em suas acanhadas e pouco aparelhadas enfermarias era atendida grande parte da população mais pobre da capital e doentes de diversas partes do estado que, pela escassez de estabelecimentos médicos em suas regiões de origem, a ele acorriam. Além da Santa Casa, a maior parte da assistência médica ficava por conta de associações mutualistas que começaram a surgir a partir da década de 1850.

Somente a partir da segunda metade da década de 1870 o campo médico paulista começaria a dar sinais de real expansão. Nesse período observa-se um grande aumento do número de consultórios médicos na cidade, a criação do Hospital da Beneficência Portuguesa (1876) e a inauguração do novo hospital da Santa Casa da Misericórdia (1884).[10] Instalado na região do Arouche – hoje Santa Cecília – o novo

---

10 Posteriormente a colônia italiana também contaria com um hospital. O Hospital Humberto I foi inaugurado em 1904 pela Societá Italiana di Beneficenza, nos arredores da avenida Paulista, contando com 50 leitos (Pereira, 2004).

hospital ocupou um belo prédio em estilo gótico onde foram criadas enfermarias separadas para homens e mulheres, voltadas para as principais áreas da medicina: cirurgia, ginecologia, oftalmologia e otorrinolaringologia. Suas novas e modernas instalações possibilitaram a ampliação do atendimento tanto em número de pacientes como em especialidades tratadas (Silva, 2003).

Em relação às primeiras tentativas de fortalecimento profissional dos médicos, observamos a iniciativa frustrada de organização de um congresso médico na cidade em 1878 e o surgimento da primeira *Revista Médica de São Paulo* dez anos depois (Teixeira, 1985). Dirigida pelos médicos Miranda Azevedo, Francisco Tibiriçá e Melo Oliveira, ela foi vista pelo historiador da medicina Lycurgo Santos Filho como o primeiro periódico médico paulista (Santos Filho, 1991). Foi editada somente até 1891 e dava grande atenção aos trabalhos clínicos e aos eventos relacionados ao campo médico. O editorial do primeiro número mostra o quanto o novo periódico relacionou-se ao desenvolvimento e ao processo de institucionalização do campo médico paulista então em curso.

> A idéia que presidiu a sua criação [da revista] foi de contribuirmos para a existência de um jornal, no qual se debatessem questões científicas, que se levadas a imprensa diária, onde logo perdem o caráter que deverão oferecer, para assumirem a proporção de polêmicas individuais e agressivas.
> A província de São Paulo também já conta com um pessoal médico numeroso e ilustrado, capaz de contribuir efetivamente para a solução de problemas científicos, quer puramente médicos, quer de higiene pública e social; para servir a esses intuitos apresenta-se a "Revista Médica de São Paulo"...
> Ocupar-se-á de questões gerais de medicina, cirurgia, higiene pública, polícia sanitária e ética médica, registrando estudos clínicos e experimentais sobre todos os ramos da medicina, cirurgia e ciências correlatas.
> (*Revista Médica de São Paulo*, 1889, p.8)

Como já observamos, em 1889 foi fundada a primeira Sociedade de Medicina e Cirurgia de São Paulo. O responsável pela iniciativa foi o médico Carlos Botelho,[11] que teve como companheiros Silvio Maia, Luiz Amarante Cruz e Pedro Celidôneo, todos colegas do corpo clínico da Santa Casa da Misericórdia. Muito festejada, sua sessão inaugural contou com a presença do presidente da província – Dr. Couto Magalhães. O programa de ação da Sociedade tinha como principais pontos o estudo das doenças tropicais, a solução dos problemas a elas ligados, o aconselhamento ao poder público em relação às questões de higiene, o estudo dos problemas relativos à imigração e a propagação da ciência (Santos Filho, 1959). A direção da instituição ficou a cargo de Antonio Pinheiro de Ulhoa Cintra, Barão de Jaguará, que era secretariado por Miranda de Azevedo e pelo próprio Carlos Botelho. A Sociedade congregava mais de setenta médicos, número expressivo para a São Paulo da época (ibidem). Mas, apesar da grande adesão, sua atuação se limitou ao curto período de dois anos.

Esse conjunto de iniciativas mostra o contínuo crescimento do campo médico paulista no fim do período imperial. No entanto, a dificuldade de várias delas chegarem a bom termo parece indicar que ainda não havia campo propício para seu desenvolvimento. A inexistência de uma faculdade médica no estado, a combalida organização institucional dos serviços de saúde e o incipiente desenvolvimento dos hospitais como espaços de desenvolvimento profissional não favoreciam uma atuação institucional que possibilitasse maior agregação dos médicos do estado. Seria somente no início do período republicano, sob a ameaça de grandes epidemias e em conseqüência de uma radical reforma nos

---

11 Carlos José Botelho foi médico e político em São Paulo. Entusiasta da criação de uma sociedade médica na cidade, participou das duas iniciativas para a sua fundação. Nascido em Piracicaba em 14 de maio de 1855, Botelho formou-se em medicina em Paris. De volta ao Brasil, criou a Casa de Saúde Dr. Botelho, no Brás. Trabalhou na Santa Casa da Misericórdia como urologista, sendo seu primeiro diretor clínico. Além de médico foi secretário dos Negócios da Agricultura, Comércio e Obras Públicas do Estado, entre 1904 e 1908, no governo de Jorge Tibiriçá. Nesse cargo, foi responsável pela implantação de modernos métodos de agricultura em nossas lavouras cafeeiras e pela reorganização da Escola Agrícola Luiz de Queiroz, em Piracicaba. Também fundou a Agência de Colonização e Trabalho, sendo responsável pela introdução no Brasil da primeira leva de imigrantes japoneses. Quando abandonou a vida pública retornou à profissão médica. Morreu aos 92 anos, em 20 de março de 1947 (Meira, 1937; Love, 1982).

serviços de saúde do estado, que esse cenário iria mudar, possibilitando o despertar do processo de institucionalização do campo médico, que naquele momento se daria sobretudo pela criação ou reformulação de várias instituições.

República, ciência e saúde

O período que se inaugura com a proclamação da República caracteriza-se como um momento de intensificação do desenvolvimento econômico já observado. Marcado pelo crescimento urbano proveniente da expansão da lavoura cafeeira, iniciada ainda no Império, tal processo acarretaria uma transformação radical na cidade e no estado, elevando-o, em pouco tempo, ao patamar de mais rica unidade da federação, com sua capital transformada em grande metrópole, apta a rivalizar com o centro político do país em tamanho, infra-estrutura urbana e, também, charme e elegância. Forjado em uma ideologia de progresso e cientificismo, esse processo teria como importante característica a criação e o desenvolvimento de um largo conjunto de instituições científicas, como a Escola Politécnica (1893), a Escola Agrícola Luiz de Queiroz (1901) e, mais tardiamente, a Faculdade de Medicina do Estado de São Paulo (1913), que para o pensamento da época seriam importantes alavancas para impulsionar o estado rumo a um lugar de destaque na federação. Nesse contexto, o campo médico paulista passaria por um grande desenvolvimento, com o surgimento de diversas instituições, quase todas voltadas para a saúde pública. Como saldo dessas transformações, nos primeiros anos do século XX, São Paulo já contava com a maior estrutura de serviços de saúde do país e havia criado um sólido conjunto de instituições voltadas para as ciências biomédicas.

Entre os diversos aspectos discutidos pelos autores que se debruçaram sobre esse período, um deles mostra-se de grande importância para nossa análise: refere-se ao ideal de progresso e modernização assumido pelas elites econômicas e intelectuais da época, que muitas vezes tinham na ciência a tábua de salvação para a transformação do Brasil em país civilizado. Sua gênese relaciona-se ao intenso dinamismo da economia nacional, em um contexto de profundas transformações decorrentes do processo que foi denominado pela historiografia Segunda Revolução Industrial, ou Revolução Científico-Tecnológica. Momento de intensa expansão industrial, marcado pelo desenvolvimento material resultante da aplicação de descobertas científicas a diversas instâncias da vida humana, arrastou em seu vórtice inúmeras promessas que, como logo se veria, ficariam restritas a poucos. Melhores condições de saúde, com as novidades da medicina dos micróbios; mais conforto, com as diversas utilizações da energia elétrica; mais tempo, com o desenvolvimento dos transportes. Essas e outras modernidades eram a tônica da época que se anunciava (Hobsbawm, 1977).

Posto em marcha a partir da metade do século XIX na Europa, esse processo atingiu sua plena configuração na década de 1870. Foi exatamente nesse período que emergiu no cenário nacional uma nova elite de intelectuais, artistas, militares e políticos que apoiavam a abolição da escravidão e a República e apostavam em um processo de modernização baseado nas diretrizes científicas, filosóficas e tecnológicas vindas da Europa e dos Estados Unidos. Esse novo grupo, identificado com a aristocracia cafeeira que chegaria ao poder com o advento da República, se voltaria para a criação de novas instituições científicas e tecnológicas que, a seu ver, garantiriam a chegada do progresso e da civilização ao país (Sevcenko, 1998).

O início do período republicano gerou uma situação bastante favorável a tais iniciativas, pois, com sua hegemonia ampliada do âmbito estadual para o nacional, a aristocracia cafeeira não teve dificuldades em remover os entraves que dificultavam a implantação de seus projetos. Entre outras conquistas, a possibilidade de gestão autônoma das finanças estaduais e a liberdade para contrair empréstimos externos e auferir as rendas dos impostos de exportação garantiram um alentado fluxo de receitas, que possibilitaria aos governantes paulistas a implantação de uma série de medidas modernizadoras (Fausto, 1975; Love, 1982). No campo político, essa aristocracia contava com o Partido Republicano Paulista, que mantinha uma estrutura forte centralizada e coesa que alcançava todo o Estado, unindo os interesses da cafeicultura em uma grande frente oligárquica unificada (Castro-Santos, 1993).

No bojo desse processo dar-se-ia a criação de várias instituições culturais e científicas e de um conjunto de instituições biomédicas, voltadas para a saúde pública, inexistentes à época em outros estados da federação. No âmbito governamental, a estrela mais pulsante da constelação de novas instituições foi o Serviço Sanitário de São Paulo. Agência estadual voltada para as questões de saúde pública, foi criada em 1892 e inicialmente dirigida por Sergio Meira.[12] Quatro anos depois, passaria por uma reforma que lhe deu o formato que manteria por quase duas décadas. Em 1898, o Serviço Sanitário passou a ser dirigido por Emílio Ribas, que permaneceu oficialmente à frente do Serviço até 1917.[13] Vários autores voltaram-se para a reforma sanitária ocorrida em São Paulo em 1892, detendo-se na análise da criação do Serviço Sanitário; seus estudos apresentam como causa do processo a degradação das condições de saúde do estado a partir do acentuado aumento populacional conseqüente da intensificação da imigração (Ribeiro 1993); a nova dimensão mundial das questões de saúde, determinadas pela intensificação das relações entre os diversos continentes (Almeida, 2003b), e a compreensão das elites de que as condições sanitárias

---

12 Nascido no norte do Brasil, Sérgio Florentino de Paiva Meira transferiu-se para São Paulo, onde se casou e residiu até a morte. Foi médico e fazendeiro, possuindo várias propriedades agrícolas. Dirigiu a saúde pública paulista entre 21/8/1889 e 21/3/1893. Como veremos, foi um dos fundadores, e também diretor, da Sociedade de Medicina e Cirurgia de São Paulo (Meira, 1937).

13 Emílio Marcondes Ribas (1862-1925) nasceu na cidade de Pindamonhangaba, interior de São Paulo. Formou-se na Faculdade de Medicina do Rio de Janeiro em 1887. Ingressou nos serviços de saúde de São Paulo como inspetor sanitário, em 1895, passando a chefiar a Comissão Sanitária da cidade de Campinas no ano seguinte. Dirigiu a saúde pública de São Paulo até 1913, quando se licenciou para dirigir uma comissão de estudos da lepra, criada pelo governo estadual. Sua atuação no Serviço Sanitário notabilizou-se pelo combate às principais epidemias que assolavam o estado, especialmente a febre amarela. O sucesso de suas campanhas de destruição de mosquitos para dar fim a esta doença deu-lhe grande prestígio. Segundo Almeida (2003a), "Em sua administração destacam-se: reorganização do Hospital de Isolamento e das diversas seções do serviço sanitário, tais como o Desinfectório Central, o Laboratório de Análises Químicas e Bromatológicas, o Laboratório Farmacêutico e a Seção de Engenharia Sanitária, além da criação do Instituto Butantan, da Seção de Proteção à Primeira Infância da Inspetoria Sanitária Escolar e do Serviço de Profilaxia e Tratamento do Tracoma" (p.16).

das zonas urbanas e rurais se mostravam como uma ameaça à continuidade da entrada de imigrantes no país (Castro-Santos, 1987).

Entre os autores citados, Castro-Santos é o que mais se detém na questão do surgimento do Serviço Sanitário, analisando-a detidamente. A seu ver,

> As elites paulistas – particularmente os fazendeiros ávidos por mão-de-obra – apostaram tudo no sucesso do programa de imigração. Qualquer obstáculo à vinda de trabalhadores europeus tornava-se motivo de alarme para os fazendeiros, pois temiam que a busca de imigrantes fosse interrompida se o Estado ganhasse uma reputação de insalubridade. Nesse sentido, as questões de reforma de saúde pública – considerando-se o saneamento como único meio de assegurar a contínua afluência de imigrantes – tornaram-se uma preocupação central para as elites dominantes. (ibidem, p.164)

Já os trabalhos que se voltaram para a análise da atuação do Serviço Sanitário ressaltam sua importância na melhoria das condições sanitárias do estado, mostrando que antes de sua criação as taxas de mortalidade constantemente se elevavam e que, a partir de 1892, se observa a diminuição desses coeficientes, a despeito do grande crescimento populacional (Blount, 1972; Stepan, 1976; Castro-Santos, 1987). Além desses fatores, cabe ressaltar que o surgimento do Serviço Sanitário resultou na criação de várias instituições biomédicas, que tiveram importante papel no desenvolvimento científico do Estado.

O Serviço Sanitário, criado para substituir a Inspetoria de Higiene da Província, deveria atuar em três diferentes campos: a orientação ao governo em relação aos assuntos de salubridade pública; a execução de planos de melhoramentos sanitários; e a execução do regulamento sanitário.[14] Pela primeira vez, o objetivo era ampliar a responsabilidade

---

14 Em 28 de outubro de 1891, o legislativo paulista autorizou o presidente do Estado, Américo Brasiliense, a gastar trezentos contos de réis para a criação dos primeiros serviços da futura agência de saúde pública. Em junho de 1892, Cerqueira César, então presidente do Estado, pela lei estadual número 43, reestruturou os serviços de saúde paulistas, criando o Serviço Sanitário do Estado de São Paulo. A nova agência deveria contar com recursos que poderiam alcançar a cifra de 16% do orçamento do Estado (Almeida, 2003a).

do estado em relação à saúde para fora dos limites da capital, pela assistência financeira e técnica aos serviços de saúde das cidades interioranas. Subordinava-se diretamente à Secretaria de Estado do Interior e contava com diversas seções; as principais eram a Diretoria de Higiene, responsável pelo cumprimento das posturas e normas sanitárias, e o Conselho de Saúde Pública, voltado para a elaboração de pareceres sobre higiene e salubridade. Além dessas seções, inscreviam-se no organograma da nova agência quatro serviços auxiliares: os já existentes Instituto Vacinogênico – continuador do Instituto Vacínico, que permanecia responsável pela produção e pela aplicação da vacina antivariólica no estado – e o Laboratório Químico e Farmacêutico – continuador da Farmácia do Estado, criada em 1890, a fim de produzir medicamentos a ser fornecidos aos funcionários de instituições públicas –, que deveria produzir remédios para os hospitais públicos; e os então criados Instituto Bacteriológico e Laboratório de Análises Químicas e Bromatológicas (Mascarenhas, 1949).

Verifica-se que os laboratórios evidenciam uma valoração da profilaxia de base bacteriológica na nova concepção dos serviços de saúde. O Instituto Bacteriológico deveria ter como atividade principal o diagnóstico de doenças epidêmicas e a produção de imunizantes para a saúde pública. A reforma do Instituto Vacínico objetivava tornar eficiente uma instituição que nunca funcionou a contento, sendo o primeiro passo tornar a vacinação antivariólica obrigatória no estado. O código de posturas municipais já determinava a obrigatoriedade da vacinação na cidade desde 1886. Em 1891, ela seria ampliada para todo o estado pela lei n.13, de 7 de novembro, que previa a recriação da agência vacinadora (Ribeiro, 1993). Com a reorganização, o novo Instituto Vacinogênico passou a ser dirigido por Arnaldo Vieira de Carvalho.[15]

---

15 Paulista de Campinas, Arnaldo Vieira de Carvalho nasceu em 5 de janeiro de 1867. Estudou na Faculdade de Medicina do Rio de Janeiro, formando-se em 1889. Sua tese, elaborada na Cadeira de Medicina e Cirurgia de Crianças, dissertava sobre o *Tratamento das coxalgias*. Trabalhou no serviço clínico da Santa Casa de Misericórdia e no Serviço de Imigração como médico da Hospedaria dos Imigrantes. Foi diretor do Instituto Vacinogênico de 1892 a 1913. Também dirigiu o Hospital da Santa Casa. Como veremos, figurou entre os sócios fundadores efetivos da Socie-

O Instituto elaborava a vacina em seus laboratórios, e esta era em sua maioria aplicada por inspetores sanitários em visitas domiciliares. Em 1894, ele ganharia uma bem aparelhada sede no bairro do Cambuci. Desde então ampliaria muito sua produção, transformando-se no maior esteio do Serviço Sanitário no enfrentamento das epidemias de varíola (Teixeira & Almeida, 2003). O Laboratório Farmacêutico foi equipado para suprir o Serviço Geral de Desinfecção do Serviço Sanitário de substâncias químicas necessárias às constantes desinfecções domiciliares, empregadas para dar fim aos microrganismos que, nos primórdios da bacteriologia, se imaginava abundantes nos mais diversos ambientes. O Laboratório de Análises Químicas e Bromatológicas visava proceder à fiscalização dos gêneros alimentícios vendidos no varejo. Isso se justificava pela grande quantidade de produtos adulterados ou estragados vendidos pelo comércio, o que em certa medida era responsável pela altíssima taxa de infecções gastrintestinais na cidade.

É importante fazer uma alusão mais longa ao Instituto Bacteriológico, pois grande parte dos historiadores que se voltaram para a saúde pública paulista, nesse período, afirma que ele foi a base de sustentação do Serviço Sanitário no que tange à profilaxia de epidemias e ao combate a surtos epidêmicos que comumente surgiam na cidade. Mais do que isso, ele também atuou como centro de pesquisas científicas, produzindo conhecimento sobre as doenças que afligiam o estado (Stepan, 1976; Benchimol, 1990; Teixeira, 1995; Almeida, 1998, 2001). Como vimos, as atribuições principais do Bacteriológico eram os exames microbiológicos. Seu regulamento, definido pelo decreto n.153, de 28 de fevereiro de 1893, determinava que lhe cabia "o estudo da microbiologia em geral, e especialmente o estudo da etiologia das epide-

---

dade de Medicina e Cirurgia de São Paulo em 1895, sendo eleito seu presidente em 1901 e 1906. Foi um dos fundadores, diretor e professor de clínica ginecológica da Faculdade de Medicina de São Paulo. Como figura central no processo de organização e institucionalização dessa nova academia, deixou seu nome a ela vinculado de forma indelével, o que fez que por muitos fosse chamada de "a casa de Arnaldo". Também representou o estado de São Paulo na Exposição de Higiene realizada em Dresden em 1911. Faleceu em Campinas em 5 de junho de 1920 (Guimarães, s.d.; Meira, 1937; Mota, 2001).

mias, endemias e epizootias mais freqüentes no meio sanitário" (Mascarenhas, 1949). Sempre que possível, o Bacteriológico também procederia ao preparo e à aplicação de vacinas e soluções terapêuticas (ibidem). Seu primeiro diretor foi o biólogo francês Felix Alex le Dantec, que teve uma efêmera permanência no instituto, ficando a tarefa de organizá-lo a seu sucessor, o médico carioca Adolpho Lutz.[16] Nomeado para o cargo ainda em 1893, Lutz revigorou a instituição. Com seus auxiliares Coriolano Burgos, José Gonçalves Roxo e Artur Vieira de Mendonça, iniciou os trabalhos de pesquisa bacteriológica e clínica sobre as doenças infecciosas que grassavam de forma endêmica ou epidêmica no estado (Benchimol, 1990).[17]

---

16 Filho dos suíços Gustavo Lutz e Mathilde Oberäuffer, Adolpho Lutz nasceu no Rio de Janeiro em 18 de dezembro de 1855. Regressou à terra dos pais em 1857, onde realizou seus estudos secundários e universitários. Formado pela Faculdade de Berna, voltou ao Brasil em 1881 e, a partir do ano seguinte, passou a clinicar, primeiro em Petrópolis e, logo em seguida, na cidade paulista de Limeira. Em 1886, foi para Hamburgo realizar estudos sobre a lepra, sob orientação de P. G. Unna. Em 1891, o interesse neste mesmo tema o levou para o Havaí. A convite do governo inglês, dirigiu o hospital Kalihi nesta ilha. No ano seguinte, transferiu-se para Los Angeles, para elaborar novos estudos sobre a mesma especialidade. Em 1893 voltou ao Brasil e assumiu a direção do Bacteriológico, cargo no qual se manteve até 1908. Nesse ano foi convidado para integrar a equipe do Instituto Oswaldo Cruz, onde trabalhou ativamente, voltando-se principalmente para a entomologia. Nessa instituição permaneceu até o fim de sua profícua carreira. Morreu em 1940 (Antunes, 1992).

17 Sobre os dois primeiros médicos não possuímos muitas informações. Sabemos somente que Coriolano Burgos transferiu-se no ano seguinte para o Hospital de Isolamento da cidade e Gonçalves Roxo morreu, possivelmente de febre tifóide, também em 1894. Foram substituídos por João Teixeira Alves e Johanes Pulsen (Antunes, 1992). O mineiro Artur Mendonça estudou na Faculdade de Medicina do Rio de Janeiro. Formado, transferiu-se para São Paulo. Ingressou no Bacteriológico quando de sua fundação, assumindo o cargo de subdiretor quando Lutz passou à direção. Com Lutz, efetuou diversos trabalhos no campo da microbiologia, mas voltou sua atenção, principalmente, para a febre amarela. Deixou o Bacteriológico em fevereiro de 1900 por discordar das posições do diretor em relação ao agente etiológico da febre amarela (veremos esse assunto no Capítulo 5). Foi fundador, com Victor Godinho, da *Revista Médica de São Paulo* em 1898. Em 1901 passou a ocupar o cargo de chefe da segunda enfermaria de homens do Hospital da Santa Casa da Misericórdia, na qual trabalhava havia vários anos. Foi um dos primeiros médicos a estabelecer em São Paulo um laboratório de análises clínicas. Também possuía consultório, onde se dedicava à clínica geral e a cirurgias (Meira, 1937).

Durante sua primeira década de existência, o Instituto Bacteriológico voltou-se prioritariamente para os estudos referentes às epidemias que assolavam o estado e para a elaboração de exames bacteriológicos. No fim de 1894, efetuou uma ação de grande impacto diante do campo médico e da opinião pública, ao diagnosticar um surto epidêmico de cólera na Hospedaria dos Imigrantes, instituição de recepção dos imigrantes que vinham em busca de trabalho em nossas lavouras cafeeiras. Pouco tempo depois, quando se pensava que a doença voltava a atacar a Hospedaria, Lutz tranqüilizou as autoridades de saúde, mostrando que, desta vez, o surto observado não passava de uma intoxicação alimentar (Antunes, 1992, p.50). Em 1897, com o ingresso do médico Vital Brazil na instituição, além das preocupações com os diagnósticos para a saúde pública, o Bacteriológico voltou-se para os estudos na área do ofidismo, chegando a produzir, de forma experimental, um soro antiofídico por ele elaborado. No entanto, a produção deste soro não chegou a deslanchar, pois a lei que reorganizou o serviço sanitário do estado, em 1896, retirou do Bacteriológico as atribuições do preparo de vacinas e outras aplicações terapêuticas. A partir de então, seus técnicos dedicaram-se, em especial, aos exames bacteriológicos e anatomopatológicos solicitados pelos poderes públicos ou por particulares. Em 1908 Lutz deixou o Bacteriológico, transferindo-se para o Instituto Oswaldo Cruz, no Rio de Janeiro. Sua saída deu por encerrada a fase heróica da Instituição.

Ainda no âmbito da saúde pública, o governo paulista deu início, em 1896, a uma reforma dos serviços de assistência psiquiátrica, fundando um novo hospício numa localidade então distante do centro da capital. Projetado pelo arquiteto Ramos de Azevedo, o complexo caracterizava-se como uma grande colônia agrícola, posteriormente acrescido de um nosocômio (1904) para assistência em regime fechado. Dirigido por vários anos por Francisco Franco da Rocha,[18] o Hos-

---

18 Francisco Franco da Rocha nasceu em Amparo (SP), em 1864. Psiquiatra, além de fundador e diretor do Juquerí, também foi catedrático de psiquiatria da Faculdade de Medicina de São Paulo. Seus interesses acadêmicos sempre se voltaram para as questões que relacionavam a medicina legal à psiquiatria. Publicou *Psiquiatria forense* (1910) e *Os alienados e o código civil* (1911). Faleceu em São Paulo em 1933 (Lacaz, 1966).

pício do Juqueri implantou propostas inovadoras no campo da psiquiatria, como a assistência familiar e a terapêutica ocupacional.

Fora do âmbito governamental, também observamos a criação ou reestruturação de instituições biomédicas nesse período. O Hospital Geral da Santa Casa da Misericórdia foi uma delas. Após uma reforma ocorrida em 1891, sua estrutura passou a contar com o cargo de diretor clínico, responsável pela supervisão das atividades médicas, até mesmo a contratação de novos profissionais. Tais funções, até então sob a órbita do mordomo do hospital e de sua mesa diretora, iriam possibilitar uma renovação da área médica da instituição. Quando, em 1894, Arnaldo Vieira de Carvalho ocupou a direção clínica do hospital, reorganizou sua equipe, transformando-o em um grande centro de prática médica. Para tanto contratou um grupo composto pelos mais notáveis médicos da cidade para ocupar a chefia das diversas clínicas, que logo tiveram grande desenvolvimento[19] (Silva, 2003). Anos mais tarde, Artur Mendonça fundou o primeiro laboratório clínico na Santa Casa, montado em 1898, na Segunda Enfermaria de Homens. Este laboratório foi um espaço de grande importância no desenvolvimento das pesquisas experimentais em bacteriologia na capital paulista, atuando na resolução de diversas questões no campo da parasitologia médica (Borges, 1959).

Outra importante instituição dessa época foi a *Revista Médica de São Paulo*. Fundada em 1898 por Victor Godinho[20] e Artur Mendonça, objetivava, segundo seus próprios criadores, voltar-se em especial para trabalhos de cunho aplicado, inseridos nas áreas de medicina, ci-

---

19 Neste período foram convidados para chefiar as diferentes clínicas Cândido Espinheira, Luis de Faria Rocha, L. Amarante Cruz, Ataliba Florence, Alfredo Medeiros e Gualter Pereira. Para adjuntos Diogo de Faria, Vital Brazil e Nicolau Soares do Couto (Silva, 2003).
20 Victor Pereira Godinho (1862-1922) nasceu no Rio de Janeiro, onde se formou em medicina em 1887. Foi inspetor sanitário do Serviço Sanitário de São Paulo e chefe da comissão enviada pelo governo paulista ao Maranhão para estudar a peste, em 1904. Com a morte de Cândido Espinheira, foi nomeado diretor do Hospital de Isolamento de São Paulo, cargo que exerceu de 1915 a 1919, quando se aposentou do Serviço Sanitário. Foi também professor da Escola de Farmácia de São Paulo até 1922. Além de clínico foi, também, poeta e escritor. Escreveu um dos primeiros manuais de bacteriologia brasileiros (Almeida, 2003a).

rurgia e higiene. Em suas páginas seriam publicados os primeiros trabalhos de bacteriologia e patologia de São Paulo. Foi também o principal órgão de divulgação das novas técnicas e descobertas da bacteriologia, das polêmicas sobre a etiologia de algumas doenças e dos relatórios dos trabalhos realizados em algumas instituições clínicas como o Hospital da Santa Casa e o Hospital de Isolamento, ou voltadas para as pesquisas bacteriológicas, como o Instituto Bacteriológico e, posteriormente, o Instituto Pasteur. A *Revista Médica de São Paulo* contava ainda com um laboratório de microscopia clínica próprio. Este foi dirigido, de início, por Vital Brazil, que também ocupava o cargo de secretário redator. Quando se afastou da função, em 1900, o laboratório separou-se da revista, passando às mãos de Mendonça (ibidem, 1959).

Entre o apagar das luzes do século XIX e os primeiros anos do século XX surgiram, ainda, importantes instituições, algumas vinculadas aos serviços de saúde pública e outras não. Em 12 de outubro de 1898, foi fundada na cidade de São Paulo a Escola Livre de Farmácia, instituição particular subvencionada pelo estado, que surgiu como uma iniciativa da Sociedade Farmacêutica – primeira instituição de profissionais de farmácia do estado, fundada em 1894. Inaugurada em 11 de fevereiro de 1899, a Escola de Farmácia tinha como diretor o médico Bráulio Gomes[21] e em seu quadro de catedráticos vários expoentes das ciências biomédicas, como os médicos Odilon Goulart e Artur Mendonça, o químico Edmundo Xavier, o farmacêutico Christovam Buarque de Holanda etc. O curso dividia-se em quatro séries, com três disciplinas em cada uma. No fim do terceiro ano era conferido ao aluno o título de farmacêutico, e no fim do quarto ano o de bacharel.[22] Mes-

---

21 Bráulio Gomes nasceu em 1855, em Santa Isabel do Rio Preto, estado do Rio de Janeiro. Doutorou-se pela Faculdade de Medicina do Rio de Janeiro em 1877, especializando-se em ginecologia e obstetrícia em Viena. Foi um dos fundadores da Escola de Farmácia, e seu diretor em 1904, ano em que faleceu (Meira, 1937).

22 A congregação da Escola Livre de Farmácia era assim composta: José Eduardo de Macedo Soares, professor de física; Edmundo Xavier, química; farmacêutico Christovam Buarque de Holanda, botânica e noções de geologia; Pedro Batista de Andrade, química orgânica e biológica; Odilon Goulart, zoologia e noções de anatomia e fisiologia; Alberto Lofgreu, botânica; José Frederico de Borba, química analítica e toxicologia; J. F. Meira de Vasconcellos, farmácia teórica e prática; Victor

mo sendo uma instituição de caráter privado, a Escola de Farmácia contou com financiamento do estado e reconhecimento compatível com o dos demais institutos de ensino superior do estado de São Paulo, tendo também servido de parâmetro para as demais escolas de farmácia e odontologia surgidas posteriormente (Nadai, 1987). Durante muitos anos, a Escola Livre de Farmácia de São Paulo foi a mais reconhecida instituição de ensino na área médica do estado, situação que somente a partir de 1913 seria alterada, com a fundação da Faculdade de Medicina. No entanto, ela permaneceu com sua trajetória autônoma por várias décadas.[23]

Em 1900, seria criado o Laboratório do Butantan. Seu surgimento deveu-se ao aparecimento de um surto de peste bubônica na cidade de Santos, em 1899. Em virtude do receio de o surto transformar-se em uma epidemia de grandes proporções, o governo estadual comissionou Adolpho Lutz e, em seguida, o carioca Oswaldo Cruz, para debelar o problema e sugerir medidas profiláticas diante da possibilidade de novos surtos. Apesar das dificuldades provenientes das necessidades que as medidas contra a doença impunham, Lutz e Cruz conseguiram debelar o surto. No entanto, a dificuldade de obtenção do soro contra a doença – fabricado apenas na Europa – determinou a iniciativa do estado de criação do laboratório do Butantan para sua produção.

Instalado na distante fazenda de Butantan, como dependência do Bacteriológico, o novo laboratório teve sua direção confiada a Vital Brazil,[24] que já tinha autoridade científica reconhecida no campo do

---

Godinho, matéria médica e noções de terapêutica; Luis Pinto de Queiroz, química industrial com aplicação à farmácia; Artur Mendonça, higiene e elementos de bacteriologia; Amâncio de Carvalho, história e legislação farmacêutica (Escola Livre de Pharmacia do Estado de São Paulo, 1899).

23 Em 1934, com a criação da Universidade de São Paulo, a Escola de Farmácia foi a ela anexada.

24 Vital Brazil, médico mineiro, da cidade de Campanha, nasceu em 28 de abril de 1865. Formado no Rio de Janeiro, exerceu a clínica por vários anos na cidade de Botucatu, no interior paulista. Ingressou no Instituto Bacteriológico em 1897 como ajudante. Como pesquisador dedicou-se prioritariamente aos estudos sobre o ofidismo, notabilizando-se por suas descobertas nessa área do conhecimento. Foi, ainda, uma figura de destaque no campo médico paulista, também por

ofidismo pelos trabalhos na área, realizados anteriormente no Bacteriológico. Suas pesquisas com o soro antiofídico, descoberto por Albert Calmette, haviam demonstrado a inocuidade desse produto em acidentes com serpentes de gêneros diferentes do utilizado em sua fabricação. Vital concluiu que o soro antiofídico tinha sua especificidade relacionada ao gênero da serpente agressora.

Em 1901, o Butantan foi desmembrado do Bacteriológico, transformando-se em instituto autônomo do Serviço Sanitário. Nesse momento ainda funcionava em precárias instalações e contava com um número mínimo de funcionários; no entanto, continuou aumentando seu rol de atividades. Não tardou para que a nova instituição, à imagem moldada de seu diretor, se voltasse para o ofidismo, começando a dedicar-se cada vez mais ao ramo das pesquisas sobre animais peçonhentos. A partir de 1914, seu desenvolvimento institucional se intensificaria. Nesse ano, o Instituto passou por reformas físicas, teve seu quadro de pessoal ampliado e começou a receber maiores somas de recursos estaduais, consolidando-se como um grande centro de pesquisas e produção de soros contra animais peçonhentos (Benchimol & Teixeira, 1993; Teixeira, 2005).

Em 1904, outra importante instituição biomédica paulista viria à luz: o Instituto Pasteur de São Paulo. Laboratório privado com fins filantrópicos, foi criado nos moldes do Instituto Pasteur de Paris, sendo mantido com o auxílio de doações, rendas próprias – oriundas da venda de produtos biológicos e cursos – e fundos do governo estadual e de câmaras municipais (Teixeira, 1995; 2004).

De início, a instituição tinha como principal atividade a produção e aplicação da vacina anti-rábica, embora tivesse tentado firmar-se também como produtora de soro antipestoso e centro de ensino das

---

outras iniciativas, como os esforços para a criação de uma faculdade médica na cidade. Em 1907 organizou, junto com Victor Godinho e Emílio Ribas, o primeiro Congresso de Medicina e Cirurgia brasileiro sediado em São Paulo (Brazil, 1989). Vital Brazil dirigiu o Butantan até 1917, quando, após desentendimentos com a direção da saúde pública paulista, transferiu-se para o estado do Rio de Janeiro para fundar e dirigir uma instituição privada produtora de imunobiológicos, na cidade de Niterói.

novas técnicas médicas de bacteriologia. Inicialmente dirigido pelo pesquisador italiano Ivo Bandi, o Instituto teria sua fase áurea entre os anos de 1906 e 1912, quando, dirigido por outro cientista italiano, Antonio Carini,[25] ampliou bastante seus trabalhos de tratamento anti-rábico, passou a desenvolver grande número de pesquisas e conseguiu pôr em prática as outras atividades inicialmente previstas.

Carini foi uma figura de destaque no desenvolvimento da instituição. Trabalhando com dois assistentes, rapidamente transformou o Instituto. Com sua chegada, o serviço anti-rábico foi ampliado para poder atender a um maior número de pessoas, novas seções foram criadas e iniciou-se a produção de diversos imunizantes. Além disso, as pesquisas científicas multiplicaram-se, passando a cobrir diversas áreas do conhecimento biomédico. Sob sua orientação, os trabalhos do Instituto Pasteur passaram a ser publicados em diversas revistas nacionais e estrangeiras e apresentados nos principais fóruns científicos do estado. No campo da veterinária, Carini e seu instituto tiveram papel de destaque na resolução de problemas que afetavam os criadores do estado. No que concerne à medicina, não seria diferente: os trabalhos realizados no Instituto Pasteur mostraram-se em sintonia com os elaborados em outras instituições congêneres no país e não raro contribuíram para a resolução de problemas de saúde pública que afetavam São Paulo.

Em 1915, em virtude de uma crise institucional e financeira, o Instituto seria encampado pelo estado, transformando-se em setor do Serviço Sanitário, voltado exclusivamente para o tratamento anti-rábico.

---

25 Antonio Carini nasceu em Sóndrio, na Lombardia, formou-se em medicina na Faculdade de Paiva, onde trabalhou por muito tempo como assistente no gabinete de anatomia patológica. Posteriormente, dirigiu o Instituto de Bacteriologia, Soroterapia e Moléstias Infecciosas de Berna. Teve uma longa carreira científica no país: dirigiu o Instituto Pasteur entre 1906 e 1915; foi professor de biologia da Faculdade de Medicina da Universidade de São Paulo (instituição privada que antecedeu a Faculdade de Medicina do Estado de São Paulo) entre 1911 e 1915. Também lecionou microbiologia na Faculdade de Medicina do Estado de São Paulo entre 1915 e 1919. Dirigiu o Laboratório Paulista de Biologia entre 1924 e 1947, ano em que voltou para a Itália. Morreu três anos mais tarde. Seus principais trabalhos voltam-se para a parasitologia, tanto no campo da medicina humana como no da veterinária (Teixeira, 1995).

Seus principais quadros voltariam a se encontrar no Laboratório Paulista de Medicina, instituição farmacêutica criada em 1912 pelo médico Ulisses Paranhos, que de certa forma seria a continuadora das atividades de produção e pesquisa realizadas no Instituto Pasteur (Teixeira, 1995).

Outra importante instituição criada nos primeiros anos do século XX foi a *Gazeta Clínica de São Paulo*, periódico médico voltado prioritariamente para a medicina clínica, fundado por Rubião Meira e Bernardo Magalhães em 1903.[26] Meira de início ocupou o cargo de gerente de redação, passando pouco tempo depois a diretor; Magalhães era o redator-chefe. Além deles, o periódico contava com uma comissão de redação composta por Moraes Barros, Alves Lima e Xavier da Silveira. Em suas páginas, além dos artigos médicos, eram veiculados longos editoriais com as posições de seus diretores sobre questões relacionadas ao campo médico, em especial sobre a questão do ensino médico. Com o fim da *Revista Médica de São Paulo*, em 1914, a *Gazeta Clínica* e os *Annaes Paulistas de Medicina e Cirurgia*, fundado por Arnaldo Vieira de Carvalho e Diogo Farias, dois anos antes, tornar-se-iam os principais periódicos médicos do estado.

Antes de terminarmos esse passeio pelas instituições biomédicas paulistas, devemos assinalar um aspecto bastante importante para nosso trabalho: a ausência de uma escola médica entre o conjunto de instituições surgidas entre os últimos anos do século XIX e o início do XX. Nesse período, o país só contava com duas escolas de medicina, a da Bahia e a do Rio de Janeiro, ambas criadas como estabelecimentos

---

26 Paulista, Rubião Meira formou-se na Faculdade de Medicina do Rio de Janeiro. Em 1912 voltou à faculdade para defender tese de livre-docência, intitulada *Valor dos novos métodos e processos de diagnóstico em clínica médica*. Em São Paulo trabalhou na Segunda Enfermaria da Santa Casa da Misericórdia, exerceu clínica, dirigiu e editou a *Gazeta Clínica*. No Serviço Sanitário dirigiu a Seção de Demografia Sanitária entre os anos de 1903 e 1915. Também lecionou na Faculdade de Medicina de São Paulo a partir de 1916. Como veremos foi duas vezes presidente da Sociedade de Medicina e Cirurgia de São Paulo (Alves, 1999). Bernardo Magalhães, além de redator-chefe da *Gazeta Clínica*, praticava a clínica em seu consultório, possuindo a fama de um dos melhores médicos da cidade. Retirou-se do país para morar em Portugal, onde faleceu em 1933 (Meira, 1937).

de ensino médico-cirúrgico, em 1808, e transformadas em faculdades de medicina em 1832. Vários autores procuraram analisar os efeitos da criação tardia de uma faculdade de medicina em São Paulo e seus motivos, mas esse não é nosso interesse. Importa-nos examinar o que representou essa lacuna para o campo médico.[27]

Ao analisar essas instituições, Ferreira (1996) mostrou seu relevante papel no processo de institucionalização da medicina em nosso país, pela atuação na delimitação do campo e na regulação do exercício profissional, na produção ou disseminação de saberes aplicáveis às questões sanitárias nacionais e na formação de quadros para os aparelhos de Estado. Além desses aspectos, as faculdades de medicina também potencializaram os campos médicos das capitais onde se encontravam, à medida que ampliavam seus quadros profissionais, fortaleciam os debates sobre conhecimentos e práticas e divulgavam seus conhecimentos extracampo com o objetivo de obter maior consenso sobre suas intervenções. Na avaliação de Ferreira, Fonseca & Edler (2001), o processo de reformas vivido por essas instituições no último terço do século XIX fez que elas passassem a ser vistas, ao lado das academias médico-científicas, como o local natural de desenvolvimento científico.

No caso de São Paulo, a inexistência de uma instituição de ensino abriu uma lacuna que várias instituições procuraram preencher de formas diversas. O Instituto Pasteur, por exemplo, entre 1907 e 1911, elaborou cursos visando à especialização médica em microbiologia (Teixeira, 1995); vimos que, quando de sua criação, a *Revista Médica de São Paulo* contava com um laboratório de microscopia clínica de sua propriedade; já a Faculdade de Farmácia, criada em 1900, tinha como objetivo criar um curso de medicina em suas dependências, o que intentou sem sucesso em 1910 (Meira, 1913). A inexistência de uma faculdade de medicina também abria um grande espaço de atuação a ser desempenhado pela Sociedade de Medicina e Cirurgia de São Paulo:

---

27 Sobre as conseqüências da inexistência de uma faculdade de medicina em São Paulo no processo de reforma sanitária vivido pelo Estado no início da república, ver Castro-Santos (1987). Sobre o processo de criação da Faculdade de Medicina de São Paulo, ver Nadai (1987) e Silva (2003).

debates sobre temas médicos candentes e inovações técnicas; pareceres sobre questões médicas conflitantes; e aconselhamentos e críticas à atuação dos poderes públicos. Essas e outras questões fariam parte da agenda a ser cumprida pela Sociedade.

Deixamos no ar, e fazemos nossas, as palavras de Maria Alice Rosa Ribeiro, que a nosso ver resumem o contexto que possibilitou a formação da instituição.

> A época de fundação da Sociedade foi propícia à constituição de uma associação de médicos; havia um estímulo ao debate, pois a cidade de São Paulo crescia estupendamente. Novos pensamentos e novas concepções acendiam discussões. A era dos miasmas parecia finalmente enterrada – a bacteriologia, a soroterapia, as descobertas de Pasteur difundiam-se rapidamente entre os médicos e abriam novas perspectivas de estudos e novos campos de experiências. A época era favorável ao debate, aos contatos científicos e a comunidade médica aglutinava-se em torno da criação de uma entidade associativa, na ausência de outra instituição capaz de ser o fórum de discussões sobre questões médicas e sobre as afecções que abatiam a população paulista, pois a faculdade de medicina não existia, essa foi criada somente em 1913. As epidemias de febre amarela que se alastravam pelo Oeste paulista contribuíram para a formação da entidade médica, o desconhecimento de suas formas de transmissão representava um desafio ao saber médico e um estímulo ao debate. (Ribeiro, 1993, p.149)

O parágrafo anterior serve-nos de gancho para refletir sobre um último aspecto desse contexto, que se mostra interessante para nossa análise: o desenvolvimento do paradigma bacteriológico e seu papel no campo médico do período.[28] A citação de Ribeiro primeiro refere-se à rápida difusão das concepções pasteurianas e às perspectivas que abria. Na parte final, a ênfase volta-se para as epidemias que afetavam o estado, vistas como um estímulo ao debate. Concordes com seu argu-

---

28 Usaremos o termo paradigma na acepção dada por Thomas Kuhn. Ou seja: uma unidade constituída por conceitos, leis e teorias que norteiam as pesquisas de determinada disciplina. O paradigma define os problemas a ser pesquisados, os métodos legítimos de pesquisa e os procedimentos a ser utilizados. Sua existência organiza e ao mesmo tempo limita as formas de ação da ciência (Kuhn, 1991).

mento, arrematamos afirmando que essa "rápida difusão da microbiologia" não se fez pela asfixia instantânea de outras concepções médicas; pelo contrário, consubstanciou-se por longas negociações, muitas vezes tensas, com seus detentores, e que "os debates" em geral se referiam à dinâmica de implantação deste novo paradigma e às questões que ele engendrava.

Surgida no contexto de consolidação de práticas médicas higienistas voltadas para a intervenção no corpo social, a microbiologia teve papel de destaque na história da medicina. Seu desenvolvimento gerou uma gigantesca transformação na saúde pública e na medicina a partir do fim do século XIX. As descobertas nesse novo campo possibilitaram que, por meio de vacinas, elaboradas com microrganismos causadores das doenças, se conseguisse evitar o surgimento de epidemias que assolavam a humanidade havia milhares de anos. Também ampliaram a possibilidade de cura de várias enfermidades pela ação de soros específicos, fabricados com anticorpos produzidos por organismos infectados pelas doenças. Além disso, possibilitaram o surgimento de um extenso conjunto de práticas antissépticas inicialmente restritas ao mundo hospitalar, mas, posteriormente, disseminadas por toda a sociedade. E mais, originaram uma variedade de exames capazes de diagnosticar de forma rápida e precisa diversas doenças em seus estágios iniciais. Por fim, o desenvolvimento do paradigma microbiológico transformou a forma com que especialistas e neófitos encaravam a doença, que, a partir de seu estabelecimento, passou a ser vista como conseqüência única de um agente etiológico específico (Salomon-Bayet, 1986; Benchimol, 1990).

Para nosso trabalho, o mais importante é que a consolidação desse novo paradigma fora dos centros europeus relacionou-se às nuanças do desenvolvimento científico local. No Brasil, não se tratou da mera importação de pacotes fechados a ser utilizados mediante receitas dos fornecedores. A dinâmica de nosso campo biomédico, acrescida das condições sanitárias existentes em nossas principais zonas urbanas, favoreceu um processo de intenso interesse no conhecimento microbiológico. Nesse contexto, a importação dos saberes se juntou ao processo de surgimento de novas pesquisas muitas vezes frutíferas, na identificação de novas doenças, formas de profilaxia e técnicas de combate a males já conhecidos.

No fim da década de 1880, a microbiologia começava a tomar corpo entre as pesquisas biomédicas realizadas na capital do Império e, posteriormente, da República. Em São Paulo, os laboratórios criados com o Serviço Sanitário, no início da década de 1890, impulsionaram as pesquisas neste campo do conhecimento, também explorado por outros pesquisadores, como Luiz Pereira Barreto. Contudo, é importante ressaltar que, no período que se estende entre a década de 1880 e os primeiros anos do século XX, grande parte do emergente acervo de conhecimentos da microbiologia ainda não era aceita por uma parcela do campo médico. Os modelos de propagação das doenças por microrganismos, as ilações entre a existência de vetores e o aparecimento de doenças e, até mesmo, a validade de alguns conceitos, mais tarde considerados clássicos, como a especificidade etiológica das doenças infecciosas, eram alvo de intensas controvérsias.

As concepções microbiológicas também não eram as únicas formas de pensar as doenças existentes no campo médico. Segundo Benchimol (1999), haveria pelo menos três formas diferenciadas de percepção das doenças infecciosas no período:[29] a percepção dos higienistas ressaltava o caráter coletivo da enfermidade, voltando-se para sua epidemiologia e formas de controle, normalmente relacionadas a intervenções no meio ambiente; a percepção dos clínicos, elaborada em seus consultórios e hospitais, com seus pacientes, relacionava a descrição dos sintomas, a interpretação dos processos fisiológicos e a identificação das lesões. A visão dos bacteriologistas voltava-se para as doenças com o ferramental da microbiologia, realizando-se sobretudo em laboratórios. Embora não existisse uma fixidez entre essas categorias, por caracterizarem formas diferentes de pensar o mesmo objeto, produziam práticas diferenciadas e tensões no processo de aceitação destas. Ou seja, nesse

---

29 Embora as considerações do autor voltem-se especificamente para a febre amarela, elas são facilmente generalizáveis para outras doenças epidêmicas cujas formas de propagação eram desconhecidas.

momento, nem de longe a microbiologia caracterizava-se como o que, na acepção de Thomas Kuhn, chamaríamos de ciência normal.[30]

Embora a historiografia nacional tivesse valorizado sobremaneira a atuação das instituições de pesquisa em microbiologia, chegando mesmo a identificar a gênese da ciência no Brasil[31] com sua atuação, não podemos deixar de observar que os saberes relacionados a essa disciplina não floresceram em solo virgem, mas em um meio ambiente povoado de diversas formas de conhecimento sobre os processos de saúde e doença que a ela em muitos momentos se mesclaram ou se opuseram.

---

30 Para Kuhn, a partir do estabelecimento de um paradigma, com a adesão dos partidários de antigas teorias concorrentes, inaugura-se um período de ciência normal, em que as novas pesquisas fundam-se nas realizações científicas passadas, acordes com esse paradigma, consideradas pela comunidade científica suficientes para fornecer o ponto de partida e o encaminhamento de outros trabalhos (Kuhn, 1991).

31 Referimo-nos a Stepan (1976), que postula que a ciência só é bem-sucedida no Brasil a partir da chegada do século XX e que o Instituto de Manguinhos é a instituição que marca o rompimento com a situação anterior.

2
DA CRIAÇÃO À ESTRUTURA ORGANIZATIVA

Os envolvidos

Como já mencionado, a primeira tentativa de instalação de uma sociedade de medicina em São Paulo data de 1889. Para os memorialistas e historiadores que se voltaram para essa instituição, desavenças entre os profissionais que a compunham impediram seu desenvolvimento, fazendo que perecesse ainda em 1891 (Santos Filho, 1991; Puech, 1921). Alguns deles chegam a afirmar que o súbito desaparecimento da instituição gerou conseqüências funestas para a classe médica, dificultando o surgimento de novas iniciativas de agremiação.

A criação de um núcleo médico em São Paulo era uma necessidade palpitante e inadiável. Entretanto, motivos de certa ordem perturbaram a coesão de forças precisa para unificar as tendências e identificação dos interesses da classe, até que um dia ficou instituída uma Sociedade de Medicina, infelizmente de duração efêmera. Parece que após tal insucesso mais inconciliáveis ficaram os médicos de São Paulo, porque as naturais tendências de insociabilidade, suscetibilidades melindradas, prevenções e desilusões ficaram incrementadas. (Tibério de Almeida, apud Puech, 1921, p.3)

Essa afirmação é do médico Tibério de Almeida, um dos fundadores da Sociedade, e encontra-se no livro sobre a Sociedade elaborado pelo acadêmico Resende Puech. Aliás, este autor é da mesma opinião. A seu ver,

> Essa primeira agremiação médica paulista não conseguiu vingar por falta de união entre seus membros. Foi tal a rivalidade que a cisão provocada impediu por alguns anos que se conseguisse formar uma nova sociedade. (Puech, 1921)

A falta de fontes documentais sobre essa primeira sociedade impede-nos de avaliar tais declarações. Nem o motivo da cizânia sabemos. Sobre a instituição, conhecemos apenas sua já citada declaração de objetivos e o fato de que chegou a ter estatutos aprovados e realizar reuniões com freqüência (Santos-Filho, 1959).

Somente em 1895, outra Sociedade de Medicina e Cirurgia seria efetivamente criada. Os artífices da nova instituição foram Sérgio Meira, que, como vimos, foi o primeiro diretor do Serviço Sanitário, e Matias Valladão,[1] que posteriormente dirigiria a Policlínica de São Paulo. A dupla empreendedora apressou-se em convidar Luiz Pereira Barreto, eminente figura paulista da época, para juntar-se a eles. Médico, havia algum tempo voltava-se para as questões de saúde pública, tendo dirigido uma campanha contra a febre amarela em Campinas em 1887 e escrito vários textos sobre o tema no jornal *A Província de São Paulo*. Filósofo, havia escrito diversas obras de cunho positivista. Político do Partido Republicano, exercera o cargo de presidente da Assembléia Constituinte estadual de 1891.[2] Certamente, os

---

[1] Mineiro da Campanha, Matias Valladão nasceu em 22 de junho de 1860. Formou-se na Faculdade de Medicina e Cirurgia do Rio de Janeiro em 1884, com tese de doutoramento sobre sintomatologia e diagnóstico diferencial das lesões e protuberâncias. Em 1889, após curta estada em Ouro Preto, foi para São Paulo, onde clinicou durante 30 anos. Figura de destaque do campo médico paulista, foi designado em 1904 para integrar a Seção de Medicina e Biologia do Instituto Pasteur de São Paulo. Morreu em 1920 (Meira, 1937).

[2] Luiz Pereira Barreto nasceu na cidade de Resende, no Rio de Janeiro, em 11 de janeiro de 1840, falecendo no mesmo 11 de janeiro de 1923. Era filho de Fabiano Pereira Barreto e Carolina Peixoto Barreto. Formou-se em medicina na Universidade de Bruxelas, Bélgica. Como médico, além da saúde pública, voltou-se para a cirurgia e a obstetrícia. Foi um pioneiro da introdução de novas técnicas de cultivo

artífices da nova instituição imaginavam que a presença de Pereira Barreto daria muito mais legitimidade à futura instituição.

A primeira reunião preparatória para a criação da entidade deu-se em 24 de fevereiro de 1895 e congregou vários expoentes da classe médica da capital. Além dos citados, contou com a presença de Candido Espinheira, primeiro diretor do Hospital de Isolamento; Marcos de Arruda, ex-diretor da Inspetoria de Higiene; Teodoro Reichert; Ignacio de Resende; Amarante Cruz; Erasmo de Amaral; Luiz de Paula; e Evaristo da Veiga. Justificaram a ausência Carlos Botelho, Jaime Serva, Bettencourt Rodrigues e Arnaldo Vieira de Carvalho. Nessa reunião, Pereira Barreto foi escolhido por aclamação presidente da nova instituição; mais tarde, receberia a honraria de presidente perpétuo da instituição (SMCSP, 1895a).

No início do mês seguinte, Sérgio Meira e Matias Valladão organizaram um banquete em homenagem a Pereira Barreto, reunindo grande parte da classe médica paulista. Embora o banquete fosse caracterizado como uma merecida homenagem ao importante médico, que voltava a ter clínica na capital, tudo não passava de um pretexto para reunir os integrantes do campo médico paulista, ampliando a divulgação da nova sociedade e atraindo assim novos potenciais sócios. O discurso do homenageado já mostrava o tom do evento e seu verdadeiro objetivo.

> Esta festa é por demais importante para que só um indivíduo a mereça! Não! Não é a um indivíduo que ela se dirige, não a um indivíduo que ela consagra, o indivíduo é pequeno demais para merecê-la! Esta festa re-

---

na lavoura cafeeira paulista, introduzindo o café Bourbon – produto que havia obtido em Resende, após pesquisas na fazenda Monte Alegre – na região de Ribeirão Preto e difundindo as vantagens da terra roxa do Oeste paulista para excelência da lavoura cafeeira. Dedicou-se também à política, elegendo-se deputado estadual e depois federal por São Paulo, onde também exerceu o mandato de presidente da Assembléia Constituinte estadual de 1891. Além da medicina, Pereira Barreto voltou-se para a filosofia, escrevendo várias obras de cunho positivista. Estão entre as suas principais obras: *Teoria das gastralgias e das nevroses em geral*; *As três filosofias*; *Filosofia metafísica*; *Positivismo e teologia*; *Soluções positivas da política brasileira*; *La viticulture à Saint Paul*; *A vinha e a civilização*; *O século XX sob o ponto de vista brasileiro* (Lacaz, 1966; Barros, 1967).

presenta acima de tudo um ideal! E se eu vos agradeço com todas as forças de minha alma a honra que me fazeis, é tão-somente como porta-bandeira desse ideal, e como mero representante da idéia mais elevada, a da unificação científica da classe médica de São Paulo. Nenhuma maior honra eu poderia ambicionar em toda a minha vida do que a de simbolizar hoje a solidariedade do corpo médico. E esta prova de distinção que me dais ficará para mim como a suprema recompensa de 30 anos de árduos labores. Eu bebo portanto à idéia da unidade, eu bebo à saúde de toda a família médica brasileira. (Banquete...,1895)

O banquete foi um sucesso. Extremamente festejado pela imprensa, foi noticiado nos principais jornais do estado. O homenageado, reverenciado pelos colegas em desmedidos rapapés, assumia simbolicamente a liderança que lhe seria dada com a criação da Sociedade. Ao seu final, Sérgio Meira propôs um brinde a Matias Valladão e pediu aos presentes que se associassem à nova entidade.

Em março deu-se a inauguração da Sociedade, que passou a realizar suas assembléias em uma sala cedida pela Faculdade de Direito do Largo de São Francisco. Sua sede oficial funcionava na rua São Bento nº 23, a princípio no próprio consultório de Sérgio Meira, posteriormente em uma sala alugada especialmente para essa finalidade. Logo, grande parte da elite médica paulista incorporou-se à nova sociedade. Personagens de diversas instituições – como Artur Mendonça e Vital Brazil, do Instituto Bacteriológico; Arnaldo Vieira de Carvalho, do Instituto Vacinogênico; Carlos Botelho, da Santa Casa; Francisco Franco da Rocha, do Hospício do Juqueri, e outros tantos reconhecidos clínicos da capital – transformariam a instituição em um mosaico de diferentes interesses e perfis de conhecimento profissional.[3]

---

3 "Relação dos sócios fundadores em 7 de março de 1895: Luiz Pereira Barreto, Carlos Botelho, Sérgio Meira, Matias Valladão, Teodoro Reichert, Ignácio Rezende, Pedro de Rezende, Amarante Cruz, Candido Espinheira, Erasmo do Amaral, Luiz de Paula, Marcos Arruda, Evaristo da Veiga, Bettencourt Rodrigues, Arnaldo Vieira de Carvalho, Jayme Serva, José Redondo, Rodolpho Margarido da Silva, José Luiz de Aragão Faria Rocha, José Alves Rubião, Carlos Comenale, Felice Buscaglia, Jerônimo de Cunto, Francisco Pignatari, João Neave, Artur Mendonça, José Bento de Paula Souza, William Strain, Ataliba Florence, Bernardo

É interessante observar que o caráter profissional e o cunho científico da instituição foram os fatores mais ressaltados pelos cronistas e memorialistas que se voltaram para seus primórdios. Ora uns, ora outros são citados para justificar o surgimento da sociedade, e seus principais atos. Tudo isso de acordo com os interesses de momento ou vivências pessoais dos vários sócios que deixaram registro sobre a instituição. Dessa forma, alguns fatos foram modificados, ou cronologicamente alterados, pelos que buscaram retratar o aparecimento da Sociedade como um momento de vitória na luta dos médicos por seus direitos profissionais. O jantar em homenagem a Luiz Pereira Barreto, momento em que se tornaria pública a proposta de criação da Sociedade de Medicina e Cirurgia de São Paulo, por exemplo, foi assim transformado de homenagem festiva em solenidade de desagravo por pretensas ofensas. Seguindo acriticamente as informações que aparecem em diversos fragmentos de discursos publicados nas atas das sessões da Instituição, Puech reconstrói assim o episódio do jantar: "Em março de 1895, tendo sofrido veementes ataques, por este tempo, a notável figura de Luiz Pereira Barreto, a classe inteira congregou-se para render-lhe homenagem num solene banquete" (Puech, 1921, p.3). Ribeiro Neto (1968) também segue essa trilha, afirmando que:

> Para desagravar Luiz Pereira Barreto, então um dos grandes nomes da medicina paulista, e, em princípio de 1895, alvo de insólita campanha, a classe médica paulista, nessa data, ofereceu-lhe um banquete.

O fato é que a pesquisa nos jornais de época não indica a existência de nenhuma ofensa a Luiz Pereira Barreto, e sim o objetivo de homenageá-lo, em virtude de sua volta à clínica. Na verdade, uma longa luta travada pelos médicos com o poder judiciário – em virtude do veto deste último à possibilidade de cobrança jurídica de honorários – no ano de criação da Sociedade foi transformada posteriormente, por es-

---

Ribeiro de Magalhães, Octaviano de Mello Barreto, Philadelpho de Lima, Artur Seixas, Claro Marcondes Homem de Mello, Tibério de Almeida, Orencio Vidigal, Evaristo Bacelar, Thomas de Aquino Monteiro de Barros, Hermano Santana, Alberto Seabra, Gualter Pereira, Gregório de Cunha Vasconcellos, Coriolano Burgos, Aristides Serpa" (Ribeiro Neto, 1968).

ses memorialistas, em motivo de criação da instituição. De forma explícita ou implícita era esse o motivo a que se referiam quando falavam das ofensas a Pereira Barreto. Tibério de Almeida, redator do *Boletim da Sociedade*, em 1897, aproxima os dois episódios, retratando-os dessa forma:

> Todos nós conhecemos os motivos que concorreram para a confraternização da classe médica de São Paulo, e sob que auspícios fora organizada a atual Sociedade de Medicina e Cirurgia. Se os mesmos motivos permanecem, se as condições da classe perante o poder judiciário do Estado continuam no mesmo pé, parece que tão cedo a confraternização da classe não deverá ser assim profunda e radicalmente abalada. (Almeida, 1897)

A outra forma de os cronistas verem o aparecimento da Sociedade ressalta o interesse científico e humanitário dos artífices de sua criação. Essa maneira de ver normalmente aparece em eventos e comemorações, nos quais se quer ressaltar sua importância social. Também aparece nas memórias de alguns médicos como lembranças adocicadas de uma comunidade de que faziam parte. Embora extremamente longa, a referência que se segue caracteriza, de forma singela, tanto esse aspecto que se torna impossível não citá-la.

> Éramos, no começo, se não me engano, uns doze colegas e bons amigos que, antes de com os outros distintos clínicos solenemente nos agremiarmos como corporação científica, tínhamos primeiro combinado, como pretexto a amigáveis palestras, reunirmo-nos a jantar, uma vez por mês, num qualquer desses poucos restaurantes e pensões que, sem grande luxo, mas excelente cozinha, havia nesse tempo em São Paulo.
> Desses jantares, a que em atenção a nossa qualidade de médicos e em homenagem ao pai da medicina, demos (desculpem!) o pomposo nome de hipocráticos, eram habituais convivas Luiz Pereira Barreto, Carlos Botelho, Arnaldo Vieira de Carvalho, Miranda de Azevedo, Artur Mendonça, Almeida Neto, Matias Valladão, Sérgio Meira, Faria da Rocha, Candido Espinheira, Oliveira Fausto e o signatário deste artigo.
> Que apetitosos e bem condimentados banquetes, cujos menus variavam de mês a mês. ... Mas desses joviais banquetes de outrora alguma coisa ficou, e alguma coisa, que bem atesta que nunca o nosso bom humor vol-

tou as costas à ciência e à caridade, e antes sempre e muito desinteressadamente as procurou servir e honrar.

... Os mesmos convivas desses alegres jantares hipocráticos deram, secundados por alguns outros distintos colegas, os primeiros passos para a fundação em São Paulo de uma sociedade de medicina e cirurgia. (Bettencourt-Rodrigues, 1922, p.213)

As duas formas de reconstruir a criação da Sociedade, elaboradas pelos médicos que se dedicaram à sua trajetória, mostram aspectos bastante interessantes. A primeira deixa entrever que atores do campo médico identificaram retrospectivamente a sua criação como um marco da trajetória de profissionalização de seu grupo. Pensando esse processo na linha dos sociólogos das profissões, ressaltamos a necessidade de os profissionais obterem autonomia e reconhecimento social de suas atividades.[4] Nesse sentido, as organizações profissionais, além de desempenharem importante papel na formatação das relações entre seus constituintes, mostram-se relevantes por serem legítimos agentes de pressão perante o Estado na luta pela obtenção de legitimidade, autonomia e auto-regulamentação para o exercício de suas atividades. Reconstruir a história da Sociedade transformando as desavenças dos médicos com o poder judiciário em fato gerador de sua criação mostra a valoração retrospectiva do papel da sociedade na defesa dos interesses da corporação.

A segunda referência à criação da Sociedade, embora eivada de romantismo exacerbado, revela forte valorização do caráter científico da

---

4 O sociólogo Eliot Freidson renovou a produção sociológica norte-americana no campo da sociologia das profissões, na década de 1980. Seus estudos voltaram-se para a organização social, política e econômica do trabalho, valorizando as relações das profissões com o Estado. A seu ver, as profissões diferenciam-se das demais ocupações por seu maior prestígio – obtido em virtude de seus membros monopolizarem um corpo de conhecimento formal sofisticado – e por sua maior autonomia. Ou seja, as profissões contariam com maior possibilidade de controle legítimo sobre o trabalho de seus componentes. Este seria exercido com bastante autonomia perante outras instâncias sociais. O binômio controle/autonomia se relaciona à tolerância ou à proteção do Estado, que muitas vezes as torna beneficiárias de uma posição abrigada do mercado de trabalho (Freidson, 1986).

instituição, acrescido da valorização de seu lado humanitário ou mesmo caritativo. Tal valorização se relaciona ao fato de a instituição ter criado, ainda no ano de sua fundação, uma policlínica, onde a população mais pobre era atendida gratuitamente. Em relação à sua atuação científica, nosso referencial teórico não nos permite tratá-la como desinteressada, mas acerca da profissionalização operada pela instituição essa valorização assume maior importância na medida em que o monopólio de um saber especializado mostra-se um dos aspectos de maior relevância no estatuto profissional.

O modelo organizativo

Os primeiros estatutos da Sociedade foram elaborados por uma comissão de sócios composta por Inácio Resende, Amarante Cruz, Erasmo do Amaral, Matias Valladão e Sérgio Meira (Puech, 1921). O artigo 2º estabelecia como finalidades da nova entidade: o estudo de assuntos relativos a ciências médicas e naturais; a defesa dos interesses da classe médica, especialmente seus associados; a elaboração de pareceres sobre questões de interesse da classe médica quando fosse consultada; a publicação em boletins dos trabalhos dos sócios e outros estudos que viessem a interessar ao quadro de participantes da instituição; a promoção e o auxílio à criação de instituições instrutivas e beneficentes que, de alguma forma, se relacionassem com a profissão médica e a fundação de uma biblioteca e um museu voltados para o trabalho científico relacionado ao estudo médico.[5]

Algumas finalidades atribuídas à instituição merecem comentários. A ampliação de seu tema de trabalho às ciências naturais mostra inte-

---

5 As informações sobre a organização da Sociedade foram extraídas dos estatutos da instituição, que foram registrados no Cartório do Registro de Hipotecas de São Paulo em 4 de março de 1905 e publicados no *Diário Oficial do Estado de São Paulo* em 23 de fevereiro de 1905. Este documento não é o mesmo elaborado quando da criação da entidade; sofreu algumas alterações em assembléias posteriores. Puech (1921), em sua memória sobre a Sociedade, apresenta todas as informações sobre as reformas estatutárias, o que nos permitiu inferir o que este estatuto herdou do elaborado em 1895.

resse em reforçar suas bases pela aproximação de outras áreas científicas em desenvolvimento na época, como a geologia, em expansão em São Paulo desde a criação da Comissão Geográfica e Geológica de São Paulo, criada em 1886 por Orville Derby. A elaboração de pareceres sobre questões médicas – atividade observada em diversas academias – também ressalta o interesse dos fundadores no reforço da instituição, que deveria se tornar um local privilegiado de definição das diretrizes do campo médico para o estado e para a sociedade. Por fim, a promoção e o auxílio a entidades beneficentes relaciona-se a interesse já existente entre os fundadores de criar-se uma policlínica anexa à Sociedade que fosse destinada ao atendimento dos mais pobres e à elaboração de estudos clínicos.

Os estatutos determinavam que a Sociedade teria três categorias de sócios: os titulares, que se obrigavam a assistir regularmente às sessões e tinham o direito de plena participação na instituição, podendo votar e ser votados nos processos de eleição de novas diretorias, tomar parte das discussões, receber os boletins, freqüentar a biblioteca etc.; os sócios correspondentes, que, por força de circunstâncias, tivessem de participar da instituição por meio de missivas e envio de trabalhos; e os honorários, professores ou cientistas de notória celebridade, que desejassem manter relações com a Sociedade; ou sócios titulares, que, por invalidez, não pudessem continuar comparecendo às reuniões.

A admissão de novos sócios iniciava-se pelo convite dos já existentes. Os candidatos deveriam apresentar um memorial a ser julgado pela comissão de sindicância. O parecer dessa comissão indicava a viabilidade ou não da aceitação, mas deveria haver ainda uma votação para definir a admissão ou não do novo sócio. Cada novo sócio pagaria 20$000 no momento de sua admissão e 10$000 mensalmente. Nos anos que se seguiram, com a criação dos estatutos, procurou-se definir melhor as formas de ingresso de novos sócios. Em maio de 1895, a primeira reforma estatutária permitiu que a admissão se desse pela aceitação da maioria dos membros da casa. Até então deveria ser estabelecida por unanimidade. Em dezembro de 1896, outra reforma definiu que apenas os médicos habilitados para exercer a profissão no país poderiam ser sócios da entidade. Exceção fazia-se aos sócios correspondentes. De início, a Sociedade deveria contar com um número ilimitado de sócios titulares. Em maio de 1897, uma reforma dos estatutos restringiu esse número a 100. Em 1905, novo estatuto definiu a necessidade de apresentação de um trabalho original para o ingresso de novos sócios.

A gestão da Sociedade estava a cargo de uma diretoria eleita por assembléia geral ordinária para um mandato anual. Pela tradição da casa, o vice-presidente de uma diretoria automaticamente se candidatava a presidente na eleição seguinte. Como na maioria das vezes a eleição era consensual, havia uma continuidade interpostos.

A diretoria era composta por presidente, vice-presidente, primeiro-secretário, segundo-secretário, tesoureiro e bibliotecário. As atividades cotidianas ocorriam em reuniões quinzenais públicas, as sessões ordinárias, que, segundo o estatuto, tinham de contar com o número mínimo de sete sócios; além destas, havia as assembléias gerais, em que eram escolhidas as novas diretorias, as sessões solenes e as comemorativas. Por trás dos bastidores, o funcionamento da casa tinha por base o trabalho de seis comissões, compostas por um relator e dois participantes, eleitos diretamente pelos sócios, nas mesmas assembléias que definiam as diretorias anuais.[6]

Os primeiros estatutos da Sociedade não sofreram grandes alterações até 1915, quando, por proposta de diversos sócios, foi nomeada uma comissão para elaborar um projeto de reformas dos estatutos. Apenas em 1919 a comissão deu por encerrado seus trabalhos, sendo convocada no ano seguinte uma assembléia geral para discutir e votar os estatutos. Em 26 de fevereiro de 1920 foram sancionados os novos estatutos da Sociedade, publicados no *Diário Oficial* de 7 de março de 1920 e registrados no registro de Hipotecas da 1ª Circunscrição, em 10 de março de 1920. Segundo Puech, "Os novos estatutos procuraram

---

6 As comissões e seus participantes no ano de criação da entidade eram: Medicina – Ignácio de Resende, Tibério de Almeida (relator) e Carlos Comenale; Cirurgia – Arnaldo Vieira de Carvalho (relator), Amarante Cruz e Felice Buscaglia; Higiene – Candido Espinheira (relator), Marcos Arruda e Evaristo da Veiga; Redação – Bettencourt Rodrigues (relator), Coriolano Burgos e Gualter Pereira; Sindicância – Margarido (relator), Faria Rocha e Amarante Cruz; Julgadora de Prêmios – Pedro Resende (relator), Teodoro Reichert e G. Pignataro (SMCSP, 1895c).

conservar o espírito tradicional da Sociedade de Medicina, davam-lhe porém uma feição mais elevada, de acordo com as condições do momento" (1921, p.35).

Quando da sua fundação, a Sociedade começou a publicar um boletim com suas discussões, trabalhos apresentados e atas das reuniões. Por motivos de ordem econômica, este deixou de existir em 1898, e no mesmo ano foi efetivado um acordo entre a Sociedade e a *Revista Médica de São Paulo*, para que esta passasse a publicar em suas colunas todas as atas das reuniões sob o título *Boletim da Sociedade de Medicina*. A revista receberia o montante de 100$000 anuais – posteriormente elevado a 150$000 – e obrigava-se a dar assinaturas gratuitas a todos os membros da Sociedade. Em 1909, o contrato foi rescindido pela Sociedade, que pretendia voltar a publicar seus boletins de forma independente. No ano seguinte o objetivo se realizaria. Na presidência de Sinésio Rangel Pestana, o *Diário Oficial de São Paulo* passou a publicar gratuitamente o *Boletim da Sociedade*, tornando-o novamente um periódico independente. No entanto, a publicação oficial só se daria até 1914, quando foi suspensa por ordem do secretário do Interior. A partir desse ano, algumas atas da Sociedade foram publicadas nos *Anais Paulistas de Medicina e Cirurgia*, revista médica surgida em 1913. Somente em 1918 a Sociedade conseguiu soerguer seu boletim, publicando-o com regularidade por largo espaço de tempo (ibidem).

No que tange ao modelo organizacional, especialmente às formas de admissão e deveres pecuniários de seus associados, a Sociedade de Medicina e Cirurgia de São Paulo muito se parecia com outras instituições similares surgidas anteriormente no país. A já citada Sociedade de Medicina do Rio de Janeiro é uma delas. Era composta por 25 sócios titulares e um número ilimitado de membros honorários e correspondentes. Os titulares deveriam ingressar na instituição indicados por um ou mais membros titulares; além da indicação deveriam apresentar trabalho científico. A instituição também cobrava uma mensalidade de seus membros, como forma de garantir sua manutenção. Em 1835, quando a Sociedade de Medicina do Rio de Janeiro passou a ser denominada Academia Imperial de Medicina e a contar com patrocínio e ingerência do Estado, o critério de seleção de seus sócios modificou-se para seguir a diretriz governamental. A Sociedade de Medicina e Cirurgia do Rio de Janeiro – outra sociedade carioca, fundada em 1886 – tinha um modelo organizacional mais aberto, procedendo ao recrutamento de novos membros sem a necessidade de apresentação de nenhum trabalho, bastando o convite de algum sócio.

A Sociedade de Medicina e Cirurgia de São Paulo conviveu com as duas formas de recrutamento. Como vimos, os estatutos indicavam a necessidade de apresentação de trabalhos para a admissão de sócios. Em 1907, em virtude de uma crise institucional que se tornara aguda no ano anterior, traduzindo-se na grande diminuição do número de associados e na extrema dificuldade da participação dos existentes na vida da instituição, foi proposta em assembléia uma mudança nos estatutos para dar fim à obrigatoriedade de apresentação de trabalho; a proposta foi rejeitada, sendo recolocada em assembléia geral no ano seguinte e novamente rejeitada. Somente em janeiro de 1910 seria aprovada uma reforma estatutária nesse sentido (ibidem). Contrariamente ao que observamos em relação às instituições cariocas, as formas de ingresso na sociedade paulista e suas mudanças não se relacionaram a determinado perfil institucional, mas à necessidade premente de atrair novos associados em um momento específico da instituição. Vale notar que a medida surtiu efeito; nos anos seguintes à sua aprovação, o número de associados duplicou.

3
A TRAJETÓRIA

Uma tentativa de periodização

A observação dos estatutos da Sociedade mostrou-nos que no período estudado não ocorreram grandes mudanças em seu modelo organizativo. De forma semelhante, grande parte de seus sócios mais atuantes permaneceu na linha de frente da instituição por um longo período. É o caso, por exemplo, de Pereira Barreto, fundador e presidente honorário perpétuo da instituição, que participou de suas reuniões com freqüência até a segunda metade da década de 1910, mantendo-se nos quadros da instituição até sua morte; Sérgio Meira, que ocupou cargos na diretoria da Sociedade da sua fundação até 1911; Artur Mendonça e Arnaldo Vieira de Carvalho, outros dois fundadores da instituição, que nela permaneceram seguramente até 1914; ou ainda Rubião Meira, que iniciou sua atuação na diretoria da Sociedade em 1903, como segundo-secretário, participando de diversas diretorias até 1914, quando se desligou da instituição.

Embora essas características possam dar uma idéia de homogeneidade durante o período em questão, o número e a temática das comunicações discutidas no plenário, o número de reuniões ocorridas nos diversos anos e a quantidade de sócios possibilitam uma observação dos principais percalços e venturas da trajetória da instituição. Um esforço para dividi-la em períodos nos levaria a três momentos bastante distintos: o primeiro – de sua fundação até 1899 – é o dos anos heróicos, momento em que vêm a lume as grandes iniciativas e as primeiras controvérsias. O segundo – de 1900 a 1909 – é um período de crise, em que a instituição diminui o ritmo de suas atividades, perdendo muito de seu brilho inicial. A partir de 1910, o interesse pela Sociedade volta a crescer, o que se traduz no aumento do número de sócios e de novos trabalhos. Em 1913, ano em que se encerra nosso estudo, em virtude do surgimento da Faculdade de Medicina, a Sociedade toma um novo impulso, ampliando ainda mais seu número de trabalhos e, em seguida, seu plantel de sócios.[1]

Tabela 1 – Número de sócios titulares por ano

Anos	1895	1898	1900	1901	1902	1904	1905	1907	1909	1910	1911	1912	1913	1914	1915	1916
Sócios	60	58	37	42	46	50	53	43	40	70	100	100	92	100	100	100

Fonte: Puech (1921); *Atas da Sociedade de Medicina e Cirurgia de São Paulo*.

---

1 Para a elaboração deste capítulo utilizamos os dados referentes ao número de sessões e trabalhos discutidos na Sociedade apresentados por Puech (1921). As informações sobre as reuniões foram extraídas diretamente da tabela por ele apresentada, que se refere aos anos sociais da instituição, iniciados em março e encerrados no fim de fevereiro de cada ano. Esse detalhe pode determinar pequenas variações em relação ao número real de sessões/anos. Em relação aos trabalhos discutidos, não levamos em conta as informações da tabela citada, que foi elaborada de acordo com as informações da diretoria da instituição. Para ampliar a exatidão da análise, utilizamos a listagem de trabalhos apresentada pelo autor no final de sua obra. Tal listagem não se volta somente para as comunicações escritas, englobando todas as comunicações verbais sobre temas específicos, transcritas nas atas, inclusive apartes a discussões que se caracterizassem como uma nova comunicação temática. Além disso, foram incluídas nessa listagem as conferências e os discursos, inclusive os que homenageavam pessoas e comemoravam efemérides. Também somos responsáveis pela categorização dos trabalhos em relação a doenças e especialidades médicas – com exceção da última tabela, em que a divisão por especialidades deve-se a Puech, que a fez levando em conta as diferentes seções em que se dividia a Sociedade no ano de 1920. Na maioria dos casos, a categorização foi elaborada segundo o título das comunicações, apresentadas na bibliografia elaborada por Puech (1921). Quando surgiam dúvidas, recorríamos às próprias comunicações, por nós coletadas nos boletins e nas atas das reuniões da instituição.

Os primeiros anos

Os primeiros anos da Sociedade de Medicina – 1895-1899 – mostram-se como um momento de grande entusiasmo e proficuidade que pode ser aferido segundo diversos aspectos. O tamanho da nova instituição é um deles. Seu núcleo inicial era composto por sessenta profissionais. Nos anos seguintes o número foi decrescendo, mantendo-se em torno de cinqüenta associados. Somente uma década mais tarde, o quadro de sócios conseguiria se ampliar de forma representativa e contínua (Tabela 1). A média de comunicações debatidas em plenário também atesta o que afirmamos: nesse período alcança a cifra de 45,6, mostrando-se elevada se comparada à do período imediatamente posterior (18,2). Da mesma forma que a observação precedente, somente no último período analisado essa média foi suplantada. A prosperidade da instituição também pode ser observada pelo número anual de sessões. A média para o período é 22, decrescendo a 14 no momento seguinte e voltando a se elevar no último período, quando atinge a ordem de 29 (ver Gráfico 1 e Tabela 1). Além disso, verifica-se forte entusiasmo de seus participantes, que se traduz no surgimento de diversas iniciativas, como a fundação de uma policlínica, a tentativa de implantação de um congresso médico etc.

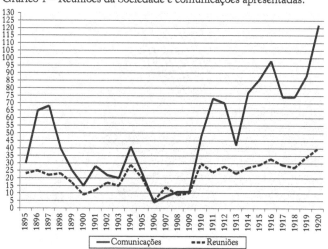

Gráfico 1 – Reuniões da Sociedade e comunicações apresentadas.

No que concerne aos trabalhos apresentados, observamos, na Tabela 2 e no Gráfico 2, que a cirurgia, em seus diversos aspectos, desponta como um dos principais campos de interesse na Sociedade. Das 228 comunicações efetuadas até 1899, 18,4% dedicavam-se a esse tema. Isso se justifica pela forte presença de cirurgiões nos quadros da instituição, sobressaindo entre eles os que também trabalhavam na Santa Casa, como Arnaldo Vieira de Carvalho, Alves de Lima e Carlos Botelho.

Outro ponto a destacar, na Tabela 2, diz respeito ao grande número de trabalhos sobre medicina legal, surgidos no ano de 1897. Tal aspecto relaciona-se à consulta feita por um advogado da cidade de Araraquara sobre a possibilidade de um sujeito acometido de determinada doença ter

Tabela 2 – Comunicações apresentadas à Sociedade (1895/1899)

Anos	Cirurgia	Higiene	Med. legal e interesses profissionais	Outros	Total
1895	6	1	4	19	30
1896	12	18	2	33	65
1897	9	7	16	36	68
1898	12	5	2	21	40
1899	3	7	3	12	25

Fonte: Puech, 1921.

Gráfico 2 – Comunicações apresentadas à Sociedade (1895/1899).

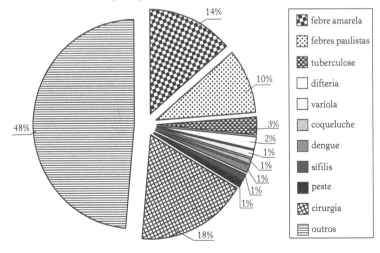

tido condições físicas de ter participado de um linchamento ocorrido na cidade. A consulta gerou discussões e um grande número de artigos. A primeira possibilidade de a Sociedade atuar como órgão consultivo mobilizou fortemente seus membros, que debateram durante longo tempo o tema, acabando por elaborar um parecer enviado ao judiciário local.

A respeito dos objetos de estudo, observamos forte predomínio de trabalhos relacionados às epidemias existentes no estado. Catorze por cento das comunicações apresentadas até 1899 versavam sobre a febre amarela, 10,08% sobre as febres paulistas,[2] 3,07% sobre a tuberculose. As estatísticas do Serviço Sanitário, apresentadas na Tabela 3, mostram que as quatro doenças eram importantes *causa mortis* no estado de São Paulo, e a atenção a elas atribuída pela Sociedade revela a preocupação da instituição com os problemas sanitários locais.

Tabela 3: Mortalidade por moléstias contagiosas (1895-1906)

	1895	1896	1897	1898	1899	1900	1901	1902	1903	1904	1905	1906
Febre amarela	81	788	321	3	4	2	0	2	9	0	0	0
Tuberculose	71	88	110	95	103	100	128	144	101	95	94	100
Febre tifóide	27	19	27	11	10	6	6	6	8	10	4	7
Malária	44	33	38	33	22	9	10	12	12	10	6	7
Coqueluche	8	5	9	7	11	8	13	18	9	8	26	6
Difteria	8	10	7	3	6	9	3	2	4	4	17	1
Influenza	3	4	2	6	8	13	19	16	6	12	14	6
Varíola	3	0	0	0	0	0	1	0	0	1	0	0
Escarlatina	0	4	0	0	0	0	2	0	0	0	0	0
Sarampo	5	1	4	7	0	8	4	1	0	0	28	5
Beribéri	0	1	0	1	0	1	0	0	0	0	0	0
Disenteria	12	15	18	25	15	15	12	18	20	13	4	15
Septicemia	6	3	3	5	6	2	9	5	15	5	6	3
Erisipela	1	2	1	1	0	1	2	1	1	2	2	3
Morféia	0	0	0	0	0	1	1	3	7	7	7	2
Sífilis	3	4	8	7	8	11	5	8	9	5	7	10
Hidrofobia	0	0	0	0	0	0	0	0	0	2	0	0

Fonte: Ribas (1907).

---

2 Em virtude das controvérsias sobre a identidade das febres paulistas, da malária e da febre tifóide existentes no período, optamos por relacionar os trabalhos referentes a essas três doenças no mesmo conjunto. Para uma comparação mais precisa com o quadro da mortalidade por doenças infecciosas, o leitor deve levar em conta, neste último, a soma das cifras relacionadas à febre tifóide e à malária.

Os trabalhos voltados para as questões de higiene relacionam-se às doenças infecciosas citadas, a suas formas de propagação e à etiologia. A elevação do número de trabalhos nessa área, em 1897, deve-se ao fato de nesse momento ter ocorrido uma grande discussão na Sociedade sobre a identidade das febres em São Paulo. Veremos essa questão em mais detalhes no próximo capítulo.

Durante o período em questão, a Sociedade foi dirigida por Pereira Barreto (1895-96), Carlos Botelho (1896-97), Miranda de Azevedo (1897-98), Matias Valladão e Guilherme Ellis.[3] Ressalte-se que os três primeiros também eram políticos e exerceram mandato parlamentar antes ou durante o período de sua presidência na Sociedade. Além desses membros das diretorias, a instituição contava com políticos em seu corpo de sócios, como Alfredo Zuquim, vereador pela capital. Apesar da relação próxima com o campo político, a Sociedade não auferiu nenhum benefício pecuniário do Estado nesse primeiro momento de sua história.

---

3 Barreto, Botelho e Valladão já foram apresentados. Augusto Cezar Miranda de Azevedo nasceu na cidade de Sorocaba em 1851; estudou no estado do Rio de Janeiro, matriculando-se na Faculdade de Medicina em 1874, onde se doutorou com uma tese sobre o beribéri. Exerceu a profissão inicialmente no Rio de Janeiro, transferindo-se em 1874 para o estado de São Paulo. Foi professor catedrático da cadeira de Higiene Pública da Faculdade de Direito de São Paulo, exerceu atividades de jornalista e voltou-se para a literatura. Ficou conhecido por seus trabalhos de divulgação das idéias darwinistas (Collichio, 1988). Por indicação do então ministro do Interior foi representante do Brasil no Congresso de Higiene de Budapeste, em 1896, lendo uma memória sobre a febre amarela escrita pelo controverso médico do Rio de Janeiro Domingos Freyre. Neste mesmo ano ocupava o cargo de vice-presidente da Sociedade de Medicina e Cirurgia de São Paulo. Como parlamentar, teve sua primeira legislatura estadual entre 1891 e 1892 pelo Partido Republicano Paulista. Fez parte do Congresso Constituinte de 1891. Sua terceira legislatura deu-se entre 1895 e 1897 pelo mesmo partido. Sua quarta e última legislatura foi entre 1898 e 1900, também pelo PRP. Apesar de suas várias legislaturas, sua participação nos debates sanitários restringiu-se ao ano parlamentar de 1896. Segundo Telarolli Junior (1996), "Azevedo era um político singular, por sua condição de socialista e por fazer a defesa da indústria no Estado de São Paulo, num momento em que a defesa da cafeicultura era praticamente uma unanimidade ..." (p.214). Azevedo foi o terceiro presidente da Sociedade, e por muitos anos um de seus mais atuantes participantes. Faleceu em março de 1907. Não conseguimos mais informações sobre Guilherme Ellis.

Além dos políticos, a instituição também contou, desde cedo, com diversos nomes de destaque na saúde pública em seus quadros. Sérgio Meira, um de seus fundadores e seu primeiro-secretário, como vimos, foi diretor do Serviço Sanitário; Arnaldo Vieira de Carvalho dirigia o Vacinogênico; Franco da Rocha dirigia o Hospital do Juqueri;[4] Vital Brazil e Vieira de Mendonça, que pertenciam aos quadros do Bacteriológico, também ingressaram na Sociedade em seus primeiros anos. Maria Alice Rosa Ribeiro (1993) utilizou esse perfil associativo para caracterizar a atuação da instituição em seus primeiros anos de atuação. A seu ver, os membros da Sociedade faziam parte da mesma elite que dirigia a saúde pública, não havendo por que ocorrer maiores contradições ou crises entre as duas instituições. Na verdade, a Sociedade seria quase uma extensão do Serviço Sanitário, uma espécie de braço acadêmico da saúde pública, pronta para ratificar suas doutrinas e colaborar com suas ações. Por isso, sua atuação expressou-se na elaboração de um discurso normalmente voltado para o Estado, mas de caráter cooperativo, sempre expresso em forma de conselhos.

Divergimos. Em nosso entender, a trajetória da instituição tem como marca a existência de um discurso bastante ambíguo. Por um lado, muitos membros da Sociedade insistiam na necessidade de distanciamento da instituição das questões de higiene e saúde relacionadas aos poderes públicos. Por outro, observa-se que, quase sempre, a Sociedade acabava infringindo essa "norma" e apresentando sua opinião sobre temas adstritos aos poderes públicos. Vejamos alguns exemplos.

Ainda em 1895, esta questão colocou-se em virtude de um projeto do legislativo estadual para a criação de um Instituto Pasteur na cidade. Pereira da Rocha, membro de uma comissão legislativa designada para elaborá-lo, pediu o aval de seus colegas da Sociedade para uma proposta de também produzir o soro antidiftérico no novo instituto, transformando-o em Instituto Pasteur e Roux. No plenário, a questão transformou-se em polêmica sobre a pertinência da intromissão da

---

4 Francisco Franco da Rocha nasceu em Amparo (SP), em 1864. Psiquiatra, foi fundador do Hospital do Juqueri, o qual dirigiu por longos anos (ver nota 18, p.48).

Sociedade nas questões adstritas aos poderes públicos. Matias Valladão, por exemplo, considerava que "a Sociedade não deveria intervir em questões afeitas ao poder legislativo; isso supõe impertinência aos poderes públicos, além de importar certa desautorização à repartição de higiene" (SMCSP, 1895a). Depois de muita insistência de Pereira da Rocha com a diretoria para que a proposta fosse colocada em discussão, ela entrou na pauta, mas só foi aceita depois que alguns médicos (Candido Espinheira e Coriolano Burgos) acrescentaram que o objetivo já fazia parte das intenções do Serviço Sanitário, tendo sido proposto por Silva Pinto, seu diretor (SMCSP, 1895c). A proposta ainda permaneceu alguns meses em discussão. Mesmo havendo opiniões contrárias, acabou sendo ratificada pelo plenário da Sociedade, em agosto de 1896, e enviada para o Legislativo estadual, com modificações. A alteração principal consistia em adendo, proposto por Miranda de Azevedo, pelo qual a moção passava a propor a criação de duas instituições: uma distante da cidade, dirigida exclusivamente à produção de soros e composta somente por técnicos preparadores, e outra voltada para o estudo bacteriológico das doenças do estado. A proposta inicial de Pereira da Rocha para criação do Instituto Pasteur e Roux foi aceita pelo Congresso estadual, sendo até mesmo determinado o lugar para sua construção. No entanto, houve críticas ao projeto, que foi considerado por alguns parlamentares uma intromissão desnecessária do Estado no setor da saúde, uma vez que a raiva e a difteria não eram doenças epidêmicas que causassem grande mortalidade na cidade (Teixeira, 1995; Telarolli Junior, 1996).

O mesmo tipo de questão geraria novas discussões alguns meses depois. Desta feita, tratava-se de proposta do médico Teodoro Reichert sugerindo que a Sociedade enviasse representação ao Executivo estadual, pedindo a proibição de comercialização do leite cru pelas ruas da cidade, como forma de impedir a contaminação pelos germes da tuberculose. Mais uma vez, a polêmica girou em torno da possibilidade de a Sociedade estar exorbitando suas funções ao dar aconselhamentos e propor ações aos poderes públicos. Apesar da controvérsia, a petição foi enviada à Comissão de Medicina, que solicitou aos médicos Carlos

Comenale, Inácio Resende e Tibério de Almeida um parecer oficial.[5] O parecer procurava mostrar que não havia dúvidas científicas sobre a ingestão de leite cru, se proveniente de vacas tuberculosas, poder transmitir a doença. Apoiado nessa assertiva, sustentava que todo o leite para consumo deveria ser fervido ou esterilizado. De forma semelhante àquela em relação à proposta de criação de um instituto anti-rábico, a Sociedade ignorou os escrúpulos de alguns sócios em se intrometer em questões relativas aos poderes públicos, elaborando um parecer que se caracterizava como um conjunto de conselhos, direcionados às autoridades públicas, que afirmava:

> a proteção do leite contra a fraude se tornaria efetiva pela criação de previsões legais e pela compenetração das autoridades dos seus deveres na repressão dos abusos. Em primeiro lugar seria de toda a conveniência facilitar a ação dos particulares perante os tribunais todas as vezes que demonstrassem estar o leite falsificado ou proceder de fonte suspeita. Em segundo lugar, a criação de laboratórios municipais para o exame analítico e de um corpo de veterinários para a cuidadosa inspeção das vacas. Os estabelecimentos que se fundarem, com todos os requisitos exigidos pela higiene, não poderiam gozar de regalias, a não ser o favor público, pela garantia da pureza do leite entregue ao consumo, atestada pelos laboratórios e pelos veterinários. (Resende, Comenale & Almeida, 1895)

Outro aspecto que evidencia a dubiedade da Sociedade diante das questões relacionadas à atuação governamental no campo da saúde diz respeito à pouca discussão e nenhuma deliberação sobre a autonomia municipal e o processo de centralização estadual das ações de saúde, ocorridos em 1896. Os conflitos entre os poderes municipais e estaduais pelo raio de ação de suas atividades, ensejados pelas epidemias de

---

5 As informações que obtivemos resumem-se ao médico Carlos Comenale (1855-1942). Italiano de Salermo, formou-se em Nápoles, transferindo-se em 1890 para São Paulo, onde fundou, junto com Felice Buscaglia, a primeira casa de saúde da cidade. Instalada na rua 25 de março, foi posteriormente transferida para a recém-inaugurada avenida Paulista, ocupando o prédio que posteriormente iria servir de sede ao Instituto Pasteur de São Paulo (Pereira, 2004).

febre amarela ocorridas no estado, a partir de 1895, puseram lenha na caldeira do processo de centralização estadual da saúde pública. Este chegaria ao auge com a reforma do Serviço Sanitário de 1896. Nesse momento, foram aumentadas as possibilidades de intervenção do poder estadual nas questões de saúde e saneamento dos municípios e regulados os limites de atuação dos dois poderes diante das doenças. A nova legislação transformava a Diretoria do Serviço Sanitário no órgão normativo de todas as atividades de saúde pública do estado. Além disso, o poder estadual passava a ter direito de tomar para si a responsabilidade pela saúde nos municípios em tempos de epidemias, criando, reformando ou inspecionando os serviços sanitários municipais (Mascarenhas, 1949; Castro-Santos, 1987; Tellaroli Junior, 1996). Embora o processo de discussões parlamentares que culminou com a reforma do Serviço Sanitário estivesse na ordem do dia dos profissionais de saúde pública e dos políticos no período em questão, o tema foi apresentado na Sociedade apenas algumas vezes, de forma marginal, no bojo de propostas para a profilaxia da febre amarela. Para os médicos Teodoro Nascimento e Esteves de Assis, por exemplo, a centralização do Serviço Sanitário era justificada "pela necessidade de agentes responsáveis à frente do serviço e pela precisa uniformização de medidas profiláticas, enérgica e cientificamente estabelecidas" (Nascimento & Assis, 1896). Já para Tibério de Almeida, a autonomia estava entre as principais qualidades indispensáveis a uma boa administração de saúde. Aliás, este último perseverou no objetivo de trazer essa questão para a Sociedade. Em diversos momentos, ele proferiu ao vento palavras conclamando seus colegas a discutir o assunto (Almeida, 1896b).

Em nosso entender, esses acontecimentos mostram que não havia uma posição homogênea, mas uma tensão entre duas posições diferenciadas que, tal qual um pêndulo, fazia o corpo societário da instituição oscilar entre a possibilidade de ingerência ou o alheamento em questões da saúde pública. No entanto, nesse primeiro período, as posições não ultrapassavam os limites de aconselhamentos, não chegando a se traduzir em críticas ou explicitação de divergências. Embora as duas posições tivessem persistido por todo o período estudado, a atuação tímida em relação às questões afeitas aos poderes públicos limitou-se apenas ao período inicial da trajetória da Sociedade, relacionando-se mais ao pouco tempo de sua existência do que ao perfil de seu corpo de sócios, pois, como veremos, em outros momentos, a despeito de uma renovação de seu quadro societário, a instituição pronunciaria pareceres e projetos sobre a saúde paulista, muitas vezes contrários à orientação dos serviços oficiais de saúde.

Um tempo de vacas magras

Se os primeiros anos da Sociedade foram marcados por intensa atividade e grande número de iniciativas, a primeira década do século XX foi um momento de dificuldades para a instituição, que teve seu número de sócios bastante diminuído, as reuniões espaçadas e poucos trabalhos apresentados em suas sessões. As fontes consultadas não dão informações suficientes para uma avaliação das causas que levaram a tal desinteresse. Alguns cronistas asseguram que ele se verificou em virtude da reforma estatutária, ocorrida em 1905, que passou a obrigar os pretendentes ao cargo de sócio titular à apresentação de um trabalho original, a ser julgado por uma Comissão da Sociedade (Puech, 1921; Pestana,1910). Tal medida dificultaria o ingresso de novos sócios, tanto pelo esforço individual que imputava aos pretendentes, como pela grande exposição pública que a apresentação e a avaliação do trabalho causavam. Não acreditamos que essa formalidade esteja relacionada ao início da crise – embora certamente tivesse contribuído para a manutenção do baixo número de sócios –, pois os problemas iniciaram-se muito antes do ano em que a medida foi implementada e não se relacionavam apenas à entrada de novos sócios, podendo também ser verificados na saída dos já existentes, no pouco comparecimento às reuniões etc.

O ano de 1900 marca o início das dificuldades, momento em que o número de sócios chegou a sua menor cifra. Dos sessenta inscritos no ano de sua fundação, somente 37 mantinham-se em seu quadro social, e naquele ano, por motivos desconhecidos, vários médicos desligaram-se da Sociedade. Para reverter a situação, em julho de 1900, a diretoria resolveu reduzir à metade a contribuição mensal – de 10$000, passou a ser de 5$000 (Puech, 1921). Embora tivesse se verificado um pequeno aumento no número de associados, o quadro geral não se modificou, e a participação nas reuniões manteve-se bastante baixa. Só para dar uma idéia, a eleição da diretoria para o ano social de 1901, que definiu o nome de Arnaldo Vieira de Carvalho para a presidência, foi feita com o quórum de apenas oito sócios. Aliás, seu discurso de entrega do cargo, em março de 1902, embora eivado de emoção e decepção, é uma fabulosa peça de oratória que caracteriza bem a situação à época.

> Passo gostosamente para mais fortes ombros encargos que sobre os meus pesavam. Faço com tanto mais satisfação quanto reconheço, com pesar, a esterilidade do meu ano de presidência.
>
> Nesse período, o resultado positivo de nossos trabalhos foi nulo, absolutamente nulo. Nada produzimos; nada de importante discutimos e, em nossas atas, nada arquivou-se que, como fruto que possa ser consultado por quem se interessar pelas ciências médicas em São Paulo.
>
> Se algum psicólogo procurasse descobrir a causa dessa esterilidade eu creio, meus colegas, que ele outra não acharia além da clássica e batida indiferença de latinos meridionais, rótulo impróprio da preguiça intelectual que gostosamente nos deixamos conduzir a um aniquilamento completo e absoluto.
>
> Outra explicação não há para nossa inatividade. Não nos faltam assuntos de importância; não nos falta inteligência. Entretanto, nada produzimos. ...
>
> Nós trabalhamos para a ciência; ela é que aqui nos reúne; a ela compete agradecer o fruto de nosso trabalho.
>
> Eu creio porém que, a vos agradecer no fim desse ano de trabalho, a ciência teria que repetir as palavras de D. Pedro I ao encerrar as sessões de um dos nossos parlamentos: – Agradeço-vos o pouco que fizestes e o muito que deixastes de fazer. Tenho terminado. (Carvalho, 1902)

As dificuldades institucionais tornar-se-iam mais agudas entre 1905 e 1906. No início deste biênio, a diretoria presidida por Rubião Meira, por motivos desconhecidos, demitiu-se, e foi realizado um novo processo eleitoral, que elegeu como presidente Oliveira Fausto. Em 1906, no segundo mandato de Arnaldo Vieira de Carvalho, a situação ainda era bastante difícil, com o constante cancelamento das reuniões agendadas, pela falta do quórum mínimo, exigido nos estatutos, para sua realização.

A despeito do desinteresse da maioria dos médicos pela instituição, alguns de seus sócios perseveraram na tentativa de soerguê-la, publicando chamadas quinzenais no jornal *O Estado de S. Paulo*, pedindo o comparecimento às sessões. Tal era o desespero com a situação que, ainda em 1907, alguns sócios tentaram sem sucesso reformar o artigo 25 do estatuto, que determinava o número mínimo de sete sócios para se proceder a uma sessão ordinária (SMCSP, 1907). No entanto, todas as iniciativas foram em vão, e somente em 1910 a Sociedade ganharia novo alento.

Apesar da crise crônica que se abateu sobre a Sociedade, o período observado também foi marcado pelo deslanche e por maior formalização de seu processo de institucionalização. Como vimos, no início de 1905, ainda na presidência de Diogo Faria, foram reformados seus estatutos e, finalmente, registrados em cartório, visto que até então a instituição não tinha existência jurídica. Ainda neste ano, na curta presidência de Rubião Meira, em conseqüência de um *lobby* por ele efetuado junto com seu filho Rubião Junior, presidente da Câmara dos Deputados, a Sociedade conseguiu obter uma subvenção do estado de São Paulo, pois em seus primeiros dez anos de funcionamento não contara com nenhum auxílio pecuniário estatal. Seus recursos eram provenientes das contribuições mensais dos sócios. Seus gastos também não eram de grande monta, restringindo-se inicialmente à produção de eventos comemorativos e à publicação de seus boletins, que, em 1898, por motivo de contenção de gastos, passaram a ser veiculados pela *Revista Médica de São Paulo*.

Como a instituição não possuía sede própria, em assembléia geral, reunida em 15 de março de 1905, o corpo de sócios aprovou uma resolução estipulando que 20% da então ampliada renda deveriam ser aplicados com a finalidade de futura aquisição de uma sede própria. Em janeiro de 1906, os membros da Sociedade resolveram intensificar o esforço para a compra da nova sede, investindo todo o montante recebido do governo. Tal medida deveria ser mantida até 1912, momento em que, segundo os cálculos da diretoria, já haveria soma suficiente para a compra de um edifício para a sede social. A resolução não foi vista com bons olhos por vários sócios, que a consideravam muito dura, um verdadeiro impeditivo para o brilho dos eventos solenes da instituição, momentos que geravam o maior volume de gastos. Apesar das vozes discordantes, capitaneadas por Afonso de Azevedo, a resolução foi mantida, especialmente por uma defesa intransigente de Sinésio Rangel Pestana (Puech, 1921).[6]

Procedendo à nossa análise quantitativa, observamos, no Gráfico 1, que a média de sessões ocorridas anualmente nesse período esteve muito baixa. Vimos que no período anterior ela era de 22 sessões por ano; neste, atingiu somente o número de catorze sessões por ano. Essa média ainda deve ser vista com cautela, pois está contaminada pelo grande número de sessões ocorridas no ano de 1904, em virtude de uma controvérsia sobre a possibilidade de utilização das águas do rio Tietê para consumo doméstico na cidade. Como veremos adiante, nesse momento cresceu o interesse pelas reuniões da Sociedade, importante fórum de discussão do problema. Situação inversa observa-se no ano de 1906, quando foram realizadas somente cinco sessões e discutidos quatro trabalhos.

No que tange aos temas discutidos, observamos algumas diferenças em relação ao período anterior. Uma delas diz respeito ao aumento da porcentagem e à maior variedade temática dos trabalhos voltados para doenças infecciosas (Gráfico 3). Essa dupla ampliação, por um lado, relaciona-se ao desenvolvimento dos saberes e das práticas ligados à microbiologia, disciplina ainda emergente no período anterior,

---

6 Sinésio Rangel Pestana nasceu no Rio de Janeiro em 30 de março de 1874. Formou-se na faculdade de medicina desse mesmo estado em 1897. No ano seguinte transferiu-se para São Paulo, indo trabalhar na Santa Casa da Misericórdia. Em 1907 foi nomeado chefe da Primeira Clínica de Mulheres desta instituição. Em 1910 passou a chefiar a Clínica de Crianças do asilo dos expostos. Em 1927, com a morte de Diogo de Faria, passou a diretor clínico dos Hospitais da Santa Casa. Foi extremamente atuante na Sociedade de Medicina e Cirurgia, onde ingressou em 1899. Ocupou o cargo de segundo-secretário em 1904 e, em 1905, foi eleito sócio benemérito da instituição. Em 1906 foi seu bibliotecário, vice-presidente em 1909 e, finalmente, presidente em 1910. Faleceu em 1962 (Lacaz, 1966).

que passa mais e mais a dar conta da identificação e da profilaxia de diversos males. Por outro, também mostra o constante interesse dos médicos da Sociedade em doenças que extrapolavam os limites da capital do estado. Os trabalhos sobre a ancilostomose refletem bem esse aspecto. Essa verminose predominantemente rural atacava sobretudo os imigrantes trabalhadores das fazendas de café e foi fruto de prolongadas discussões no ano de 1904.

A febre amarela e a tuberculose foram as doenças infecciosas mais discutidas. Em relação à primeira, observamos um grande interesse médico em seus mecanismos de propagação até o ano de 1902, período em que foram elaboradas as experiências para ratificação da teoria havanesa por Ribas e Lutz. A partir desse momento, o consenso em torno da aceitação dessa teoria cada vez mais foi ampliando-se e, conseqüentemente, diminuindo o interesse em pesquisas sobre sua forma de propagação – apesar de por alguns anos ainda ter sido grande o número de trabalhos que visavam à elaboração de um soro capaz de curar os acometidos pelo mal. Em relação à tuberculose, nota-se um grande número de estudos sobre a possibilidade de sua propagação pela ingestão do leite proveniente de vacas tuberculosas e sobre a pertinência de se proceder ao exame do gado de corte e leiteiro pelo uso de um produto biológico chamado tuberculina. A questão foi discutida com mais intensidade a partir de 1904, quando a prefeitura enviou à Câmara Municipal um projeto de lei que determinava o abate imediato das vacas tuberculosas. Tal projeto foi fonte de grandes controvérsias na imprensa, pois ia contra os interesses dos proprietários de estábulos. O debate rapidamente chegou à Sociedade, gerando um grande número de discussões (Ribeiro, 1993).

Outro aspecto, ainda no Gráfico 3, diz respeito ao aumento da porcentagem de trabalhos relacionados à cirurgia. Embora Arnaldo Vieira de Carvalho, um dos mais atuantes cirurgiões da Sociedade, tivesse apresentado poucos trabalhos no plenário na maior parte desse período, a porcentagem de comunicações nessa área elevou-se, pelas comunicações sobre casos cirúrgicos, trazidas por médicos da Santa Casa. Afonso de Oliveira Fausto, Delfino Pinheiro de Ulhoa Cintra e João Alves de Lima, todos cirurgiões daquela instituição, foram responsáveis por grande número de comunicações nessa especialidade.⁷ Segundo Meira (1937), estes médicos eram os príncipes da medicina em São Paulo e formavam um círculo matutino que se encontrava na Santa Casa para comentar casos clínicos. Certamente suas discussões ultrapassavam os limites da Santa Casa, rumo à Sociedade, pois nesse período eles foram bastante profícuos nesta última instituição. Tal fato também ressalta a forte relação entre as duas instituições, observada desde a criação da Sociedade.

Gráfico 3 – Comunicações apresentadas à Sociedade (1900/1909).

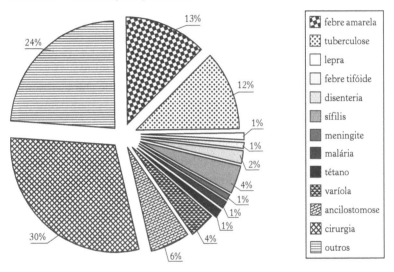

---

7 Sobre Afonso Régulo de Oliveira Fausto não temos informações. Delfino Pinheiro de Ulhoa Cintra era filho do Barão de Jaguará, fundador da primeira sociedade de Medicina. Médico e político, entrou na Santa Casa da Misericórdia de São Paulo como cirurgião, foi pediatra cirúrgico e, posteriormente, diretor da Seção de Pediatria. Faleceu quando ocupava o cargo de vice-presidente da Sociedade em 1911 (Meira, 1937). João Alves de Lima nasceu em Piracicaba em 1872. Formou-se em medicina em Paris, especializando-se em cirurgia. De volta ao Brasil, ingressou na Santa Casa da Misericórdia de São Paulo, onde chefiou por 36 anos a segunda clínica cirúrgica. Foi um dos fundadores e proprietário do periódico médico *Gazeta Clínica*. Foi também professor de clínica cirúrgica na Faculdade de Medicina de São Paulo, e seu vice-diretor por vários anos. Morreu em 1934 (Lacaz, 1966).

Tabela 4 – Comunicações apresentadas à Sociedade (1900/1909)

Anos	Cirurgia	Higiene	Med. legal e interesses profissionais	Outros	Total
1900	7	2	1	4	14
1901	9	3	0	16	28
1902	3	8	1	10	22
1903	6	7	0	7	20
1904	4	24	4	9	41
1905	7	6	1	9	23
1906	0	0	0	4	4
1907	3	0	0	5	8
1908	2	1	0	8	11
1909	0	0	0	11	11

Fonte: Puech (1921).

Em sentido contrário, na Tabela 5 verifica-se a diminuição dos trabalhos voltados para ginecologia e obstetrícia, em virtude da saída de Bráulio Gomes, Tibério de Almeida (falecido em 1905), Desiderio Stapler e Marie Rennotti da Sociedade, todos voltados para esta área da medicina.[8]

Ao dissertar sobre o primeiro período da trajetória da Sociedade, voltamo-nos para a existência de uma tensão referente à ingerência ou ao distanciamento das questões que pudessem se relacionar à esfera do poder público. No período agora examinado, embora a questão ainda se verifique, não se mostrava como empecilho para uma atuação mais firme da instituição. Aspectos que serão tratados em detalhes em tópicos subseqüentes demonstram esse quadro. Podemos agora exemplificar com as discussões sobre a utilização das águas do rio Tietê para o abastecimento da cidade. Neste caso, a Sociedade colocou-se em posição contrária a um parecer do Serviço Sanitário que ratificava o projeto. Outra iniciativa similar foi a campanha vanguardista de com-

---

8 Sobre o interessante fato de a Sociedade já contar com uma mulher em seus quadros desde seus primórdios, ver Mott (2000).

Tabela 5 – Comunicações apresentadas à Sociedade (1896-1920)

Anos	Anatomia e fisiologia	Microbiologia e parasitologia	Patologia clínica e terapêutica	Ginecologia e obstetrícia	Cirurgia	Dermatologia e sifilografia	Otorrinolaringologia	Radiologia, radioterapia e eletroterapia	Higiene	Medicina legal e interesses médicos	TOTAL
1895			15	3	6			1	1	4	30
1896			30	1	12	2			18	2	65
1897			30	6	9				7	16	68
1898			13	7	12		1		5	2	40
1899			6	2	3			4	7	3	25
1900			4	1	6				2	1	14
1901		2	10	1	8	2	2		3	0	28
1902			9		3	1			8	1	22
1903	1	1	5		6				7	0	20
1904			8		4		1		24	4	41
1905			4	1	7	1	4		6	1	23
1906			1				2			0	4
1907	1		3		3		1			0	8
1908		1	6		2				1	0	11
1909		3	2			6				0	11
1910		15	8	2	8	3	3	1	8	0	48
1911		15	29	1	9	5	1		9	4	73
1912		15	19	8	11	6	5		4	2	70
1913		6	7	4	4	3	8		10	0	42
1914	7	12	4	9	21	9	4	2	6	3	77
1915	5	12	8	9	32	2	2	3	8	5	86
1916	6	11	27	6	24	2	7	4	9	2	98
1917	3	11	24	2	22	1	4		5	2	74
1918	1	8	25	10	19	1	2		4	4	74
1919	4	9	21	4	28		9	1	4	8	88
1920	7	19	24	12	21	2	7	1	8	21	122
TOTAL	35	140	342	89	280	46	64	17	164	85	1262

Fonte: Puech, 1921.

bate à ancilostomose, pela educação sanitária, projetada pelo médico Ulisses Paranhos em 1904, e logo encampada e posta em prática pela Sociedade, antes mesmo do surgimento das iniciativas da saúde pública nesse sentido.

De volta ao futuro

O ano de 1910 marca o início de um período de renovação e ampliação da Sociedade. No mês de março, Sinésio Rangel Pestana recebeu das mãos de Sergio Meira a presidência da Sociedade. Seu discurso de posse dava conta da situação pela qual passava a instituição.

> Depois de longos cinco anos de quase esterilidade, vai a Sociedade de Medicina e Cirurgia de São Paulo arrastando ingloriamente a sua existência, sem realizar sessões, em meio à indiferença da classe e ao desamor de seus consócios, o que lhe torna pouco desejável a responsabilidade da direção. Por que chegou ela a essa lastimável situação? ... A vossa perspicácia deixamos a explicação do fenômeno. Todavia queremos lembrar-vos que são muito honrosas para a classe médica de São Paulo as tradições dessa casa, que foi sempre a sua legítima representante em nosso meio. (Pestana, 1910)

Um pouco antes da eleição de Pestana, em janeiro, resolvera-se em assembléia alterar os estatutos, acabando com a obrigatoriedade de apresentação de trabalho para ingresso de novos sócios. Tal medida mudou os rumos da instituição. De pronto fez crescer o quadro de sócios. Com o contínuo crescimento da cidade, a quantidade de consultórios médicos havia aumentado bastante. De forma semelhante, instituições médicas como hospitais, laboratórios e institutos do Serviço Sanitário haviam ampliado seu raio de atuação e seu quadro de pessoal. Assim, bastou um incentivo para que grande número de novos sócios ingressasse na Sociedade. Um variado contingente comporia esse conjunto. Além dos que atuavam na cidade, alguns médicos do interior do estado também se associaram; antigos sócios, como Rubião Meira e

Marie Rennotte,[9] que com o tempo haviam perdido o interesse pela instituição, voltaram à casa. Entre estes últimos também se encontravam ilustres personagens do campo médico, representantes de prestigiosas instituições, como Emílio Ribas e Vital Brazil. Só para dar uma idéia, em março de 1910 o quadro de sócios era composto por 48 membros; três meses depois esse número já se elevava a setenta.[10]

A ampliação do número de sócios aumentou a capacidade institucional de engendrar novas iniciativas. Uma delas foi a retomada da publicação independente dos boletins – então denominados *Archivos*. Por iniciativa de Sérgio Meira, acolhida pelo então secretário do Interior Carlos Guimarães, foi acertado que a gráfica do *Diário Oficial do Estado* imprimiria o periódico, que ficou a cargo de uma comissão de redação formada pelo próprio Sérgio Meira, Eduardo Marques e Enjolras Vampré.[11]

---

9 Nascida na Bélgica, em 1852, Marie Rennotte atuou inicialmente como pedagoga no interior de São Paulo. Posteriormente, graduou-se em medicina em 1892 na Filadélfia. Ao que tudo indica, foi a primeira mulher a praticar a medicina de forma contínua na cidade de São Paulo. Certamente foi a primeira a fazer parte da Sociedade de Medicina e Cirurgia. Além de médica e pedagoga, Rennotte teve importante atuação na defesa da maior participação das mulheres na vida social. Sobre esta personagem ver De Luca & De Luca (2003) e Mott (2000).

10 Entre março e julho de 1910 ingressaram na Instituição os seguintes médicos: Antonio Candido de Camargo, Antonio Ferreira França Filho, Arlindo de Carvalho Pinto, David de Vargas Cavalheiro, Domingos Rubião Alves Meira, Dorival Camargo Penteado, Edmundo Xavier, Erasmo do Amaral, Godofredo Wilkens, João Eduardo Corte Real, Mario Graccho Pinheiro Lima, Nicolau de Moraes Barros, Ovídio Pires de Campos, Remigio Gomes Guimarães, Teodoro da Silva Bayma, Vital Brazil Mineiro da Campanha, Carlos Mauro, João Priore, Vicente Graziano, Lauriston Job Lane, Francisco de Paula Peruche, Antonio Vieira Marcondes (SMCSP, 1910c).

11 Sérgio Meira já foi mencionado; sobre Eduardo Marques não conseguimos informações; Enjolras Vampre nasceu no Sergipe em 1885, doutorou-se em 1908 pela Faculdade de Medicina da Bahia com a tese *Considerações sobre as perturbações nervosas e mentais na peste bubônica*. Formado, viajou à Europa, onde freqüentou cursos de especialização em Paris e na Alemanha. Chegando em São Paulo em 1910 ingressou como médico do Hospital de Alienados do Juqueri. Em 1912, passou a dirigir a seção de Neuropsiquiatria do Instituto Paulista, cargo que ocupou até a morte. Na Faculdade de Medicina de São Paulo, regeu a cadeira de psiquiatria e moléstias nervosas, a partir de 1925; passou, por concurso, a professor catedrático de Neurologia, em 1935. Extremamente profícuo, publicou grande número de trabalhos em sua especialidade – muitos deles discutidos na Sociedade – e pertenceu a diversas associações médicas. Faleceu em 1935 (Lacaz, 1966).

O aumento da receita também facilitou a consecução de antigos objetivos. O principal levado a cabo nesse período foi a compra de um prédio para abrigar uma futura sede da Sociedade. Como vimos, em 1905 a instituição havia conseguido uma subvenção anual do governo do estado. Sinésio transformaria a idéia de compra do prédio em sua principal bandeira de luta. Ainda em abril de 1910, ele apresentou à Assembléia Geral da Sociedade um pedido de aprovação para a compra de um antigo prédio, situado no n. 6 da rua do Carmo, que, reformado, poderia abrigar a instituição. Como a Sociedade não possuía recursos suficientes para pagar todo o imóvel, a idéia era usar os recursos existentes e hipotecar o prédio. A diretoria imaginava construir futuramente, também sob hipoteca, um novo prédio, que teria parte de suas dependências alugada a fim de gerar renda suficiente para o pagamento da hipoteca. Ao findar seu mandato, em março de 1911, Pestana cumprira seu objetivo. A Sociedade havia comprado e liquidado todo o valor referente à compra, à hipoteca e aos custos judiciários da transação. Além disso, o prédio havia sido alugado, gerando renda mensal de 300$000 para a Sociedade. Seu discurso de entrega do cargo mostra o júbilo pelo conseguido e o objetivo futuro da instituição.

> Dentro de poucos anos poderemos tornar uma realidade esse nosso desejo, porquanto a nossa renda representada pelo auxílio do governo, pelo aluguel do prédio e pela contribuição dos sócios, é mais ou menos de Rs. 15:000$000 anuais. Digamos, para aumentar, que nossa despesa se fixe em Rs. 5:000$000 e teremos um saldo anual de Rs. 10:000$000. Portanto em três ou quatro anos, teremos acumulado quantia necessária para dar início à construção, pagando o restante em prestações anuais de Rs. 10:000$000. (Pestana, 1911)

Nos anos seguintes, se sucederiam Rangel Pestana, Rubião Meira e Nicolau Moraes de Barros.[12] Estas diretorias deram continuidade ao

---

12 Nicolau Morais de Barros nasceu em Piracicaba em 1876; formou-se na Faculdade de Medicina do Rio de Janeiro, em 1902. Especializou-se em ginecologia e obstetrícia em Viena. Voltando ao Brasil, trabalhou na Maternidade de São Paulo. Presidiu a cátedra de clínica ginecológica da Faculdade de Medicina de São Paulo, a partir de 1921, após concurso prestado para ocupar a vaga aberta com a morte de Arnaldo

processo de expansão verificado em 1910. Em relação ao quadro social houve um contínuo crescimento, com o número de associados atingindo o limite estatutário de cem, em 1912. Em relação às reuniões, também nota-se uma freqüência anual bastante elevada, se comparada a outros períodos – média de 26,2, diante de catorze do período anterior (ver Tabela e Gráfico 1). No que tange aos trabalhos apresentados, também observamos no Gráfico 1 uma grande elevação, atingindo-se em 1911 o número recorde de 73 comunicações.

Quanto às especialidades médicas, vemos na Tabela 5 um grande crescimento dos trabalhos laboratoriais no campo da microbiologia, o que é compreensível em virtude do intenso desenvolvimento da disciplina, trabalhada nos diversos institutos biomédicos do estado. Ressalte-se que dos 51 trabalhos apresentados nesse período, 31 (60,7%) foram elaborados por Antonio Carini, diretor do Instituto Pasteur de São Paulo. Como em 1896 e 1904, o campo da higiene recebeu grande atenção no ano de 1913. Desta vez, as questões momentosas eram a identificação da varíola ou alastrim e uma epidemia desta primeira que aportou na cidade à época.

Em relação à temática das discussões, verifica-se o grande espraiamento dos objetos de análise. Nesse momento, as atenções voltam-se para grande gama de questões médicas, sendo importante assinalar a existência de diversas comunicações relacionadas à veterinária, em sua maioria apresentadas por Antonio Carini, e a observação de novos microrganismos, em sua maioria protozoários. É impossível não registrar a importância desse pesquisador no processo de soerguimento da Sociedade. Entre os anos de 1910 e 1913, ele foi o sócio que mais apresentou e discutiu trabalhos na instituição, e foi responsável por um sopro de renovação em suas atividades ao levar para as reuniões trabalhos relacionados a diversos campos da biomedicina, como a parasitologia médica e veterinária, a protozoologia e também os relatórios que mostravam as atividades do instituto que presidia.

Vieira de Carvalho. Também trabalhou na Enfermaria Clínica Ginecológica da Santa Casa da Misericórdia de São Paulo, onde foi responsável pela instalação do primeiro aparelho de radioterapia no Brasil. Faleceu em 1959 (Lacaz, 1966).

No que se refere às doenças discutidas, apenas a sífilis, a varíola ou alastrim e a lepra recebem maior atenção. Mesmo assim, o número de trabalhos a elas dedicados não foi grande. Sobre a sífilis foram feitas treze comunicações (4,1%); nove sobre varíola/alastrim (2,9%); e quatro sobre a lepra (1,2%). Os trabalhos relativos à sífilis em sua maioria enfocavam os possíveis efeitos deletérios do "614" ou "Salvarsan", arsenobenzol cicatrizante das úlceras sifilíticas, sintetizado pouco antes pelo químico alemão Paul Erlich e de larga utilização contra a doença. A varíola e o alastrim já discutimos. Quanto à lepra, embora fosse uma doença de grande morbidade no país desde os tempos coloniais, somente em 1910 tornou-se alvo de maior interesse do campo médico, pelo desenvolvimento do paradigma de isolamento de doentes em instituições médicas específicas.[13]

No cômputo geral, já não se nota o gigantesco interesse pelas principais doenças epidêmicas que atacavam o estado. Pelo contrário, no período em pauta foram elaborados estudos sobre diversa gama de enfermidades, sem uma distinção visível. Acreditamos que o controle de diversas doenças epidêmicas que atacavam o Estado, sobretudo a cidade de São Paulo, como a febre amarela, a peste bubônica e a varíola, fez que o interesse pelas discussões desses temas desvanecesse. No entanto, essa hipótese não dá conta de toda a questão, pois a tuberculose continuou sendo uma das grandes *causa mortis* no Estado, e nem por isso foi alvo de grande número de estudos. Os autores que se voltaram para a atuação estatal em saúde relacionam o desinteresse por essa doença a diversos fatores; entre eles podemos destacar sua maior incidência nas camadas pobres da sociedade, o fato de que, com exceção de sua fase aguda, ela não impedia a atividade da força de trabalho e mesmo sua caracterização simbólica de peste da civilização, doença do progresso e das grandes cidades (Costa, 1985, Telarolli Junior, 1996). Nenhuma dessas explicações mostra-se adequada a nosso caso.

---

13 Segundo Telarolli Junior (1996), o interesse pela doença traduziu-se em projetos legislativos prevendo recursos para a construção de instituições de isolamento. Em 1913 foi apresentado um primeiro projeto, não aprovado, autorizando um crédito de 500 contos para a Santa Casa de São Paulo, a ser utilizado na construção de um hospital de morféticos. Somente em 1917 foi aprovado o primeiro desses projetos.

Em nosso entender, a pouca discussão de trabalhos sobre o tema na Sociedade relacionou-se a certo consenso na classe médica sobre as medidas a ser utilizadas em relação à doença, não havendo controvérsias ou novidades científicas a ser discutidas neste campo. A melhoria das condições de alimentação, habitação e trabalho das classes mais desfavorecidas e a construção de sanatórios eram as ações a ser tomadas para controlar a doença (Mota, 2001).

Este último período examinado mostra-se como o início de uma etapa mais longa, em que se verifica um desenvolvimento da instituição ainda maior e sua afirmação como espaço de discussão das questões médicas no Estado. Uma rápida observação do Gráfico 1 indica que o número de trabalhos apresentados na instituição eleva-se em relação direta com a ocorrência de grandes controvérsias ou discussões mobilizadoras. Assim, 1896 e 1897 são marcados pelas discussões sobre a febre amarela e a febre tifóide; 1904, pela polêmica sobre o abastecimento de água na cidade; 1911, pela controvérsia sobre a identificação da varíola ou alastrim. A partir de 1913, observamos que a Sociedade vai passar por alguns anos de contínuo crescimento do número de trabalhos apresentados em plenário. De forma semelhante, o número de reuniões anuais, com poucas exceções, estabiliza-se em seu limite regimental. Tais aspectos atestam que o ponto de chegada de nosso estudo é o momento de consolidação da instituição. A organização do Primeiro Congresso Médico Paulista, pela Sociedade, em 1916, e a retomada da publicação de seus boletins – descontinuados em 1914 – dois anos depois também atestam esse processo, que chega a seu ápice em 1920 com a inauguração de sua nova sede.

Acreditamos que esse processo está relacionado ao surgimento da Faculdade de Medicina do Estado. Instalada pela lei n.1357, de 19 de dezembro de 1912, a Faculdade começaria a funcionar no ano seguinte. Para dirigi-la foi nomeado Arnaldo Vieira de Carvalho, que obteve ampla liberdade para organizá-la. Sem contar com sede própria, a faculdade foi inicialmente instalada na Escola de Comércio Álvares Penteado, onde começaram a ser ministradas provisoriamente as primeiras aulas. Em 1914, passou a funcionar na rua Brigadeiro Tobias, aí permanecendo até a década de 1930 (Camargo, 1984; Nadai, 1987;

Mota, 2001). Quando de sua criação, Arnaldo convocou para a instituição importantes médicos da Sociedade. É o caso de Celestino Bourrol e Ovídio Souza Campos. O primeiro, contratado pela Faculdade ainda em 1913, era personagem destacado na Sociedade, em que atuou como primeiro-secretário em 1912, vice-presidente em 1916 e presidente em 1917. O segundo também fez parte de diversas diretorias: foi bibliotecário em 1912 e 1913, primeiro-secretário em 1914, vice-presidente em 1917 e presidente em 1918. Carini foi outra importante figura da Sociedade que passou a fazer parte dos quadros da Faculdade, a partir de 1915. Além deles, outros professores – como Rafael Penteado de Barros, Benedito Montenegro, Sérgio Meira Filho, Geraldo de Paula Souza, Afonso Bovero e Emille Brumpt – contratados para a Faculdade, nesse período, ingressaram nos quadros da Sociedade ou passaram a freqüentá-la, apresentando trabalhos e participando de suas discussões, em vitalizante processo de retroalimentação das duas instituições.

4
VIVENDO EM SOCIEDADE

Neste capítulo nos voltaremos para iniciativas institucionais e questões do campo médico que marcaram a trajetória da Sociedade e tiveram grande repercussão ou recorrência em diversos momentos. Os aspectos que observaremos nem de longe esgotam a multiplicidade de temas discutidos na instituição, no entanto os escolhemos, e a eles nos restringiremos, por acreditarmos que contribuem suficientemente para a compreensão do processo de institucionalização da Sociedade no contexto do campo médico paulista; os capítulos seguintes tratarão dos temas que mais mobilizaram a instituição no período estudado, gerando maior número de comunicações e artigos e ampliando a audiência e o número de sessões realizadas.

Dois motivos levaram-nos a apresentar esse conjunto separadamente dos capítulos que se seguirão. O primeiro diz respeito à natureza desses temas. Os que compõem este capítulo caracterizam-se como iniciativas institucionais ou questões mais gerais do campo médico, que muitas vezes movimentavam a Sociedade por longo tempo; as discussões apresentadas nos capítulos vindouros tratam de temas e momentos específicos; aspectos pontuais, mas também de grande relevância na trajetória da Instituição. O segundo aspecto vincula-se à menor complexidade e ao pequeno número de fontes relativas a estas primeiras discussões, que faz que sua apresentação e sua análise sejam de diferente porte das seguintes.

Questões profissionais

A discussão que mais mobilizou a Sociedade no ano de sua criação não se referia a questões de saúde ou doença, mas ao direito de cobrança judicial de honorários médicos de pacientes inadimplentes. O problema foi fruto da revogação de uma prerrogativa conquistada pelos médicos em 1810: o direito de cobrança executiva de seus honorários, até mesmo com a garantia de penhora dos bens do paciente omisso e liquidação do processo de uma forma sumária, que se reduzia a citação judicial, arbitramento homologado ou modificação pelo juiz e, finalmente, sentença demandando o pagamento.

Em 1808, com a vinda da Corte para o Brasil, o governo português recriou em terras brasileiras os tribunais portugueses relacionados às questões médicas, que já tinham jurisdição sobre a colônia. A Provedoria-mor de Saúde era responsável pela fiscalização dos navios que chegavam a nossos portos e a Fisicatura-mor era voltada para a regulamentação e a fiscalização das diversas atividades profissionais, à época ligadas à saúde. O alvará de 22 de janeiro de 1810 instituiu o Regimento da Fisicatura-mor para orientar seus representantes no cumprimento de suas funções. Após a Independência, o regimento da Fisicatura-mor foi adotado pela lei brasileira de 20 de outubro de 1923. Ele definia em seu artigo 1º as atribuições e a jurisdição do físico-mor e de seus delegados, os juízes comissários firmando, no parágrafo 34, que os médicos cobrariam honorários perante os juízes, e que a cobrança seria feita por via executiva, procedendo arbitramento. Uma lei de 30 de agosto de 1928 aboliu o lugar de físico-mor, determinando que as causas que até então se processavam em seu juízo passariam à justiça ordinária. Segundo os juristas que emitiram parecer sobre a questão para a Sociedade, a mudança não implicava a eliminação da prerrogativa, mas a mudança de fórum de jurisdição para a justiça comum. O fim dos privilégios determinado pela Constituição republicana não implicava a eliminação desse sistema. Os privilégios referiam-se aos de nascimento, foro de nobreza ou prerrogativas por títulos honoríficos, e não se relacionavam a privilégios de causas em que se compreendiam também processos executivos por honorários advocatícios, que não haviam sido modificados.[1]

Para os médicos, o referido direito justificava-se pela natureza de seu trabalho, em que a exigência de efetuar determinados procedimentos, com a máxima urgência, e a importância de manutenção do segredo profissional – como forma de proteger os direitos individuais dos clientes – dificultavam os acordos e impossibilitavam a apresentação de provas. No entanto, o Tribunal de Justiça de São Paulo deu fim a essa prerrogativa no estado, alegando que ela ia contra o preceito da Constituição republicana, que acabava com os privilégios pessoais. Tal procedimento de pronto criava dificuldades para os médicos nas contendas sobre pagamentos de honorários. Logo a questão transformou-se em conflito entre médicos e magistrados.

O problema veio à baila quando começaram a surgir sentenças do Tribunal de Justiça do Estado isentando algumas pessoas do pagamento de honorários considerados injustos. Tais sentenças feriam os interesses dos médicos, que viam na ação do Tribunal de Justiça intromissão nos assuntos relativos apenas a seu campo profissional. A Sociedade prontamente reuniu os médicos da capital para protestar contra as decisões do Tribunal de Justiça. A primeira reação veio do presidente da Sociedade de Medicina, Luiz Pereira Barreto, que, em julho de 1895, proferiu discurso sobre o tema criticando a intromissão dos juristas em assuntos médicos e afirmando o preceito liberal de que "a cada classe, a plena liberdade na esfera de sua ação". O ponto que mais irritava os médicos era o fato de as cobranças executivas de honorários médicos terem sido extintas mas perdurasse a cobrança executiva de honorários advocatícios. A alocução terminava agradecendo aos juristas a oportunidade de aumentar a união dos médicos paulistas e foi encampada por 62 colegas que assinaram sua transcrição, publicada no *Boletim* da Sociedade (Barreto, 1895, p.13). O discurso de Pereira Barreto surtiu

---

1 A bibliografia sobre as instituições de saúde na colônia é vasta. Sobre a Fisicatura ver, por exemplo, Machado (1978), Santos Filho (1991) e Pimenta (1998). As informações sobre a legislação e suas mudanças encontram-se nos pareceres jurídicos sobre a questão. *Boletim da Sociedade de Medicina e Cirurgia de São Paulo*, ano 1, n.7, p.23, jan. 1896.

rápido efeito, e foi marcada uma reunião aberta a toda a classe médica para a discussão do problema.

No decorrer das concorridíssimas reuniões, realizadas nas dependências da Sociedade, os médicos criaram uma comissão para estudar o problema mais detidamente. Suas conclusões apontavam para a necessidade de consultar o Legislativo estadual sobre a possibilidade de criação de um tribunal privativo, composto por membros da classe médica e presidido por um juiz, responsável pelas ações de cobrança, para arbitrar as contendas relacionadas a honorários.

Nas reuniões que se seguiram, em meio a forte radicalização dos médicos, foi aprovado um regulamento para a comissão, que passou a denominar-se Conselho Médico Executivo. A proposta inicial previa, entre outras coisas, que o Conselho ficaria responsável pela proibição imediata da prestação de atendimento médico a clientes em dívidas e aos juízes do Tribunal de Justiça – preservando-se as exceções para casos de extrema gravidade, autorizados por escrito pelos membros do Conselho – e pela reprovação pública dos médicos que não levassem ao conhecimento do Conselho o nome dos clientes em dívidas (SMCSP, 1895d). Tais propostas não vingaram, mas o Conselho não se esvaeceu, transformou-se em fórum corporativo dos médicos. Seu regulamento caracterizava-o como uma comissão da classe médica, por ela eleita para representar e conciliar seus interesses em suas relações com a sociedade em geral. Suas principais atribuições eram:

> Tomar conhecimento das notas de honorários, impugnadas pelos clientes; sancioná-las ou modificá-las do modo mais eqüitativo; quando sancionadas ou modificadas essas notas, tratar de sua cobrança amigável; levar ao conhecimento do corpo médico os nomes de todos os indivíduos remissos no cumprimento do dever, do mesmo modo indicar o nome daqueles que tiverem solvido seus débitos; tomar conhecimento de todas as questões de ordem profissional que interessem à classe médica; promover a criação de uma sociedade beneficente médica; convocar a assembléia geral da classe médica, sempre que julgar conveniente aos seus interesses como classe médica. (SMCSP, 1895c)

Além dessas atribuições mais gerais, o regulamento do Conselho fixava punições a clientes e médicos que não cumprissem suas obrigações profissionais e pecuniárias. Elas visavam defender o corpo médico, mesmo contra os colegas contrários a suas decisões. Lia-se no segundo e no terceiro parágrafos, do artigo 12, por exemplo, que os clientes que não atendessem às deliberações do Conselho seriam considerados negligentes, e que nenhum médico lhes prestaria serviço enquanto não tivessem acertado seus débitos – excetuavam-se nesses casos as possíveis emergências. Já o artigo 13 afirmava que não gozariam dos benefícios das atividades do Conselho os médicos que não respeitassem suas deliberações (ibidem).

O Conselho funcionou por algum tempo, da mesma forma que a queda-de-braço com o Judiciário, que também se manteve. Em uma tentativa de ratificar suas posições perante a sociedade, os médicos paulistas encomendaram a respeitados juristas de São Paulo e da capital federal pareceres sobre o tema. Estes, na maioria das vezes, eram favoráveis aos médicos e foram publicados na imprensa como forma de desagravo da corporação.[2] No entanto, a partir dos primeiros meses de 1896, no final do mandato de Pereira Barreto, a questão saiu do âmbito da Sociedade. Pelas atas vê-se que as questões relacionadas a honorários passaram a ser transferidas diretamente para os representantes do Conselho Executivo. Da mesma forma, a pendência jurídica não voltou a ser debatida, nem as atividades do Conselho constavam mais dos boletins.

É interessante o fato de que as questões relativas a honorários não voltaram a ser discutidas em plenário por todo o período estudado. Outros aspectos ligados às condições de trabalho da classe médica também não foram tema de muito interesse. Ainda em 1895, Sérgio Meira voltou-se para a criação de um montepio para a classe médica. No entanto, sua proposta não foi discutida, nem teve nenhuma continuidade na Sociedade. Em 1902, em seu já citado discurso de despedida da presidência da instituição, Arnaldo Vieira de Carvalho, insistindo na existência de um processo de proletarização da profissão, pela expan-

---

2 *O Estado de S. Paulo* de 8 de março de 1896 publicou os pareceres dos jurisconsultos visconde de Ouro Preto, conselheiro José da Silva Costa, Candido de Oliveira, Lafayette Rodrigues Pereira e João Antonio de Souza Ribeiro.

são das cooperativas médicas, fez severa crítica ao fato de a Sociedade manter-se alheia ao tema. Sua observação arguta dava conta das transformações que ocorriam na profissão médica e iriam ampliar-se ainda mais a partir das duas primeiras décadas do século XX, com o desenvolvimento da indústria farmacêutica e de todo um arsenal tecnológico e empresarial que cada vez mais transformaria os médicos em profissionais assalariados.

Em seu discurso interessante e bastante atual dizia:

> A nossa Sociedade tem por fim tratar dos interesses materiais e científicos da classe médica. Pois bem, descuramos de todos eles. Nenhum de vós deixou de perceber a feição especial que vai tomando a clínica em São Paulo. Em cada canto dessa cidade surge uma sociedade beneficente, uma cooperativa, um grêmio, uma repatriadora, etc. Todas essas associações ... têm em seus estatutos disposições sobre socorros médicos a seus sócios ... Para isso elas contratam um ou mais médicos, mediante parca remuneração ... Esses médicos se obrigam a atender ... aos sócios das citadas sociedades. Firmado o contrato ficam ambas as partes, médicos e sócios, impando de satisfação. O médico porque além da clínica própria vai ver sua clientela imensamente aumentada com as inúmeras relações que o novo cargo lhe proporcionará. Os sócios por disporem pela módica quantia de 3 mil réis mensais, a qualquer hora, de um bom e caritativo médico.
>
> Mas não há bem que não se acabe. Correm alguns meses, começa o médico a se aperceber de que clientes antigos, magníficos pagadores de visitas, fizeram-se inscrever como sócios da sociedade que o contratou ... Por outro lado, os sócios notam que as visitas do médico de partido são rapidíssimas ... e o médico custa muito a atender aos chamados, e parece que eles sempre receitam a mesma coisa (dizem os sócios). Começa o descontentamento. A sociedade quer mudar de médico ... Aparece um médico novo ... necessitado, que saltando por cima da ética procura a sociedade ... e se propõe a fazer por menos o mesmo serviço. É imediatamente aceito ... Está desbancado o primeiro médico da sociedade. Mais tarde, pelo mesmo mecanismo será alijado o segundo e assim por diante. ...
>
> Sabeis aonde vamos parar, se não tomarmos medidas prontas, continuando esse estado de coisas? Ao mais abjeto proletariado médico. E como está em nossas mãos remediar esse mal; como não devemos consentir que a sociedade brasileira, zelando louvavelmente dos seus interesses, faça-o sacrificando a classe médica, causa pasmo que nenhum de nós procurasse tratar desse assunto. (Carvalho, 1902)

Apesar do libelo de Arnaldo Vieira de Carvalho, o assunto não voltou a discussão.

Em 1911, Rubião Meira assumiu a presidência da Sociedade com a bandeira de travar uma luta sem tréguas contra o charlatanismo que, a seu ver, campeava na cidade de São Paulo, obstruindo a ação dos médicos e desonrando a categoria. Em seu discurso de posse, conclamava os colegas a também cerrar fileiras em sua luta contra o inimigo que merecia um enérgico combate da Sociedade e do governo (Meira, 1913). Pelo que vimos, parece que o objetivo de Rubião Meira não se coadunava com o da maioria de seus colegas. Na primeira reunião da Sociedade sob a sua presidência, foi escolhida uma comissão para elaborar um relatório sobre o exercício ilegal da medicina na cidade, composta por Carlos de Castro, Celestino Bourrol e França Filho. Na sessão de 16 de junho de 1911, eles apresentaram seu relatório. O texto, bastante genérico, não chegava a fazer um diagnóstico sobre a situação, no entanto apontava algumas medidas que, na opinião de seus autores, dificultariam o exercício ilegal da medicina em São Paulo. A primeira delas referia-se à necessidade de fazer-se cumprir as leis sobre o tema já em vigor. Além disso, propunha a proibição de anúncios e vendas de remédios com fórmulas secretas, a proibição aos farmacêuticos do exercício da clínica e que o governo estadual autorizasse a diretoria do Serviço Sanitário a cobrar multa dos infratores (Castro, 1911). Como de outras vezes, o relatório não chegou a ser discutido, o que mostra a inexistência de interesse no assunto.

Em relação às discussões sobre o papel dos médicos na sociedade, alguns aspectos precisam ser ressaltados. O primeiro diz respeito à questão dos honorários, surgida ainda em 1895. Como vimos em capítulo precedente, embora possa parecer inusitada a discussão de honorários em uma sociedade científica, o perfil das sociedades médicas não a exclui de sua pauta de discussões, uma vez que ela envolve interesses científicos, profissionais e de consultoria ao Estado em questões de saúde pública. No tocante ao papel da instituição para a profissão médica, esse tipo de questão torna-se ainda mais pertinente, uma vez que a defesa da prática profissional de seus membros, principalmente no que tange à sua auto-regulamentação, constitui sua obrigação. A querela com o Judiciário ainda aponta para outro campo de ação da instituição, a organização e a defesa dos interesses profissionais de seus membros perante o Estado.

No entanto, apesar de as questões profissionais fazerem parte das preocupações da Sociedade, sobretudo em seus primeiros anos, observamos que, de forma geral, esses aspectos foram poucas vezes apresentados e discutidos em plenário. No período que se estende entre a fundação da Sociedade e 1913, elas foram tratadas somente sete vezes – em um total de 643 trabalhos discutidos –, das quais cinco ocorreram entre 1895 e 1900, uma em 1904 e uma em 1911.[3] A pequena e decrescente incidência do tema, que acabou por mostrar-se residual no universo de discussões, é o reflexo invertido do processo de profissionalização dos médicos, que ampliavam mais e mais o reconhecimento social de suas práticas.

Sociedade e Policlínica

A Sociedade de Medicina e Cirurgia de São Paulo também foi uma instituição voltada para o exercício da medicina e sob seus auspícios foi criada a Policlínica de São Paulo. A idéia era antiga – pode ser observada desde as reuniões preparatórias para a organização da instituição – e surgiu como proposta em plenário ainda em 1895, sendo logo aceita e posta em prática, e a nova instituição passou a funcionar em uma dependência da sede da Sociedade de Medicina, na rua São Bento. A princípio, a Policlínica não passava de um único consultório, onde médicos da Sociedade prestavam consultas gratuitas. As poucas despesas do consultório ficavam a cargo dos próprios médicos, que, em vez

---

3 Referimo-nos às seguintes comunicações: Carvalho, Amâncio: "Código de deontologia médica" (15/7/1897); Almeida, Tibério de: "Jurisprudência médica" (26/8/1896) e "Atentados contra a liberdade profissional no exercício da medicina" (22/5/1896); Burgos, Coriolano: "Charlatanismo na medicina" (19/8/1897); Carvalho, Arnaldo Vieira de: "Charlatanismo na medicina" (15/3/1897); Castro, Carlos de; Bourrol, Celestino e França Filho: "Relatório sobre o exercício ilegal da medicina" (15/6/1911) (Puech, 1921).

de receberem pelos serviços prestados, contribuíam com uma quantia de 5$000 para a manutenção da nova instituição. Quando do estabelecimento da Policlínica, começaram a dar consultas os seguintes médicos: Luiz Pereira Barreto, Sérgio Meira, Matias Valladão, Evaristo da Veiga, Jaime Serva, Coriolano Burgos, Orêncio Vidigal, Faria da Rocha, Candido Espinheira, Miranda de Azevedo, Evaristo Bacellar, Vieira de Mello, Arnaldo Vieira de Carvalho (Puech, 1921, p.12).

A Policlínica visava proporcionar serviços médicos aos pobres e, na medida do possível, fornecer gratuitamente remédios, de acordo com as prescrições elaboradas em seus consultórios. Seus médicos prestavam serviços gratuitamente à instituição, que também não cobrava por nenhum procedimento médico. Os relatórios da instituição assinalam que o objetivo de seus organizadores era transformá-la em uma entidade médica cuja especificidade seria o elevado grau de atendimento domiciliar, em detrimento do serviço de consultório. Imaginava-se que tal diretriz, além de diminuir os gastos com os consultórios, favoreceria os doentes com dificuldades para se apresentar em sua sede (Valladão, 1897).

Em fevereiro de 1896, Carlos Botelho, então presidente da Sociedade, decidiu ampliar a instituição. Foi então escolhida uma comissão composta por Luiz Pereira Barreto, Sérgio Meira e Inácio Resende, para efetivamente deslanchar a ampliação da Policlínica. Em pouco tempo, foram organizados os diferentes consultórios, nomeados os médicos chefes de serviços e elaborados os estatutos, que organizavam a instituição de acordo com seus diferentes serviços médicos. Sua direção ficava a cargo de uma congregação composta pelos chefes de serviços. Em sua rotina, a instituição era chefiada por um diretor eleito pela congregação para um mandato anual (SMCSP, 1896i e 1896j). Embora se caracterizasse como uma instituição autônoma, tanto no que concerne à administração como no que diz respeito às finanças, a Policlínica, durante todo o período estudado, teve uma vida institucional bastante próxima à Sociedade. Sua direção sempre foi confiada a médicos da Sociedade, e várias vezes foram elaborados acordos de cooperação mútua para dar conta de objetivos ou problemas vivenciados por cada uma das instituições.

Voltemos à história da Policlínica. Ainda em 1896, Carlos Botelho decidiu alugar, com recursos próprios, um imóvel para instalar adequadamente a Policlínica. Situada na travessa da Sé, esquina com a rua do Carmo, a nova sede contava com oito diferentes serviços de atendimento: moléstias internas em geral (clínica geral); doenças nervosas; cirurgia geral; vias urinárias; doenças de olhos, garganta e ouvidos; doenças de pele; doenças de mulheres e doenças de crianças. Estes foram confiados à responsabilidade de alguns membros da Sociedade.

Em 7 de março de 1896, a Policlínica foi oficialmente inaugurada, e teve como diretor o médico Matias Valladão. Ainda em dezembro de 1896, a instituição passou a contar com uma subvenção estadual de 12:000$000 anuais, iniciativa do médico e parlamentar Miranda de Azevedo, que no ano seguinte assumiria a presidência da Sociedade de Medicina. A subvenção estadual permitiu a ampliação das atividades da Policlínica. Além desse orçamento, a instituição algumas vezes contou com diferentes ingressos financeiros oriundos de doações. Paulo Cesar Ribeiro, diretor fundador do *Jornal do Commercio*, foi um desses patrocinadores. Durante alguns anos, ele manteve uma campanha de recolhimento de donativos para a fundação e manutenção de uma creche para crianças pobres na cidade. Em 1897, por motivos pessoais, resolveu deixar o país e transferir os recursos arrecadados em benefício da Policlínica. Outras importantes figuras da sociedade paulista também efetuavam doações à Policlínica, conquistando assim o título de sócio benfeitor (SMCSP, 1896j; Valladão, 1897).

Em seu primeiro ano de funcionamento, a Policlínica atendeu a quase dois mil enfermos, a maior parte deles no setor cirúrgico, dirigido pelo médico Arnaldo Vieira de Carvalho (Valladão, 1897). O segundo maior contingente de pacientes foi atendido na pediatria, seguida pela clínica médica. Em 1897, Arnaldo Vieira de Carvalho passou a dirigir a Policlínica, cargo que exerceria até o ano de 1906. Uma de suas primeiras atividades foi implantar na instituição um serviço de vacinação antivariólica, transformando-a em um posto avançado do Instituto Vacinogênico (Valladão, 1897; Puech, 1921).

Segundo Borges (1959), a Policlínica foi mais que uma instituição de assistência médica, pois apresentou reconhecida prioridade no campo da medicina laboratorial e criou uma interface entre as pesquisas realizadas em seu laboratório e os debates ocorridos na Sociedade. A documentação estudada não nos possibilita ratificar a parte inicial dessa assertiva, no entanto sabemos que grande número de trabalhos oriundos de observações e procedimentos médicos efetuados na Policlínica era discutido na Sociedade.

Embora a história da Policlínica seja de nosso interesse, por ser ela fruto de uma iniciativa da Sociedade, observamos que desde logo ela se transformou em uma entidade autônoma. Por isso, vamos nos centrar nos pontos de interseção das duas instituições: suas instalações físicas.

O prédio da Policlínica, inaugurado em 1896, era bastante amplo e de manutenção onerosa. Mensalmente Carlos Botelho desembolsava 600$000 para o pagamento de seu aluguel. Nesse mesmo período, a Sociedade de Medicina funcionava na rua São Bento, em salas alugadas, e realizava suas sessões na Faculdade de Direito. Para amenizar os custos de manutenção da Policlínica e, ao mesmo tempo, prover a Sociedade de Medicina de um espaço mais amplo, as duas instituições firmaram um acordo, pelo qual a Sociedade transferiu sua sede para duas salas do prédio da Policlínica, passando a pagar um aluguel mensal de 100$000. Como vimos, a partir de julho desse mesmo ano, a Policlínica obteve uma subvenção mensal de 1:000$000 do governo do estado. Aumentada sua saúde financeira, passou a ceder gratuitamente duas salas do andar do edifício que ocupava à Sociedade de Medicina (Puech, 1921).

Tal situação manteve-se até 1914, quando a Policlínica, passando por dificuldades financeiras, resolveu desfazer-se de suas dependências, deixando a Sociedade na iminência de perder sua sede. Para contornar o problema, a Sociedade passou novamente a pagar aluguel à Policlínica pelas salas utilizadas. Com a renda proveniente do aluguel, foi possível à Policlínica manter sua sede (ibidem).

Um pouco antes disso, quando em 1910 a Sociedade comprou um prédio para instalar sua futura sede, a Policlínica, com o intuito de permanecer com sua sede próxima à Sociedade, adquiriu os terrenos contíguos ao prédio por ela comprado. Em 1912, Matias Valladão, então diretor da Policlínica, e Nicolau Moraes Barros elaboraram um acordo para reunir os bens das duas instituições visando à construção de um novo prédio de propriedade comum. Este abrigaria as duas instituições e seria construído com contribuições proporcionais ao patrimônio de cada uma das associações. No ano seguinte foi lavrado o contrato, mas até 1918, quando por força da legislação caducou, nada havia sido feito para sua execução (ibidem).

A Sociedade e a Policlínica permaneceram no mesmo endereço até 1917, quando, em virtude da desativação da sede da Policlínica, foi transferida para as dependências da Santa Casa da Misericórdia, lá funcionando por três anos. Somente em 1919 a Sociedade voltaria a ter sede própria, período em que, após transpor vários entraves burocráticos, as duas instituições conseguiram colocar em marcha o projeto de sede conjunta iniciado em 1912. Em 27 de novembro de 1919, finalmente a Sociedade e a Policlínica inauguravam sua nova sede (ibidem).

Um congresso médico em São Paulo

Com o objetivo de consolidar-se como instituição representante da classe médica paulista e ampliar seu reconhecimento para fora do estado, a Sociedade intentaria, a todo custo, patrocinar a reunião de um congresso médico nacional no estado de São Paulo. A iniciativa deu-se ainda no ano de sua criação, mas acabou sendo frustrada por falta de verbas.

Os congressos científicos foram uma atividade típica da ciência dos países europeus no século XIX, também ocorrendo com freqüência nas Américas. A indissociabilidade entre as investigações científicas e as atividades profissionais no campo médico potencializou o surgimento dessas iniciativas no período. Como já observamos, ao tratar das sociedades médicas surgidas no país no fim do século XIX, a organização dos primeiros congressos médicos brasileiros deveu-se à Sociedade de Medicina e Cirurgia do Rio de Janeiro. Eles foram conseqüência da crescente institucionalização do campo médico e dos graves problemas de saúde pública que assolavam o país. Os primeiros deles aconteceram entre 1888 e 1890, na capital do império e em Salvador. Na assembléia final deste último, ficou acertado que São Paulo deveria sediar o evento de 1891. Para tanto, foram escolhidos os dois únicos médicos paulistas que estavam no evento – Carlos Botelho e o Barão de Jaguará – para compor a comissão responsável por sua organização, a ser chefiada por este último (Almeida, 2003a). Seria a primeira vez que um estado que não contava com uma faculdade de medicina o faria. No entanto, os médicos paulistas não conseguiram levar a cabo a empreitada. De forma semelhante, a Sociedade carioca também não conseguiu organizar novos congressos nos anos seguintes. Com o surgimento da Sociedade de Medicina e Cirurgia de São Paulo, a idéia de um congresso em São Paulo foi retomada.

Em dezembro de 1895, Bettencourt Rodrigues propôs a retomada da iniciativa, que deveria coincidir com uma exposição industrial prevista para acontecer na cidade em 1899.[4] A proposta foi aceita imediatamente, sendo escolhida uma comissão para executá-la. Era composta por Carlos Botelho, então presidente da Sociedade, Cesario Motta Junior e o próprio Bettencourt Rodrigues. Logo a comissão organizadora mudou a data do Congresso para outubro de 1897 e transformou-se em comissão executiva, incorporando novos membros. A comissão era assim composta: Carlos Botelho – presidente (presidente da Sociedade); Sérgio Meira – secretário (secretário da Sociedade); Arnaldo Vieira de Carvalho – tesoureiro; Bettencourt Rodrigues; Miranda de Azevedo; Matias Valadão; Luiz Pereira Barreto; Tibério de Almeida; e Cesário Motta.[5]

Tratava-se de elaborar um congresso nos moldes dos anteriores, que congregasse médicos de todo o país e também do exterior, sendo também de interesse dos farmacêuticos, naturalistas, engenheiros sanitários e representantes de outras categorias profissionais ligadas às artes

---

4 O médico português Antonio Maria de Bettencourt Rodrigues nasceu em 1854. Clinicou alguns anos no Brasil e retornou a Portugal, onde faleceu em 1933.

5 As informações sobre o referido congresso encontram-se nos *Boletins da Sociedade de Medicina e Cirurgia de São Paulo*, publicados entre fevereiro de 1895 e dezembro de 1896.

médicas. Para seus organizadores, além da importância científica, a empreitada tinha cunho regionalista e era vista como uma oportunidade de colocar o estado de São Paulo em pé de igualdade com outras regiões que já tinham realizado esse tipo de evento. O *Boletim* da Sociedade, de agosto de 1896, estampava em sua primeira página, em letras grandes, uma chamada sobre o evento.

> A Sociedade de Medicina e Cirurgia de São Paulo empenha-se vivamente na realização do 4º Congresso Médico Brasileiro que deverá ter lugar nessa capital em outubro de 1897. Esta simples declaração deve sobremodo interessar a todo aquele que sabe compreender as inefáveis vantagens destes convívios de homens de letras. Se fosse necessário salientar o valor dessas reuniões bastaria lembrar que sempre nestas agremiações ilustradas as mais brilhantes descobertas científicas têm recebido a consagração dos sábios, e suas magistrais discussões sancionam as resoluções dos problemas litigiosos em ciências. Este congresso está subordinado a um plano geral que tem presidido a organização dos três outros congressos brasileiros; dois dos quais foram celebrados no Rio de Janeiro e o terceiro na capital da Bahia. (SMCSP, 1896h, p.1)

Durante o segundo semestre de 1896, a organização do congresso foi o principal tema de discussões da Sociedade. Para caracterizar o congresso como uma continuidade dos eventos anteriores, a Sociedade de Medicina e Cirurgia de São Paulo enviou Cesário Motta ao Rio de Janeiro para obter informações sobre os congressos anteriores e elaborar um plano de organização do evento em conjunto com a Sociedade de Medicina e Cirurgia daquele estado.

O primeiro entrave a ser vencido era conseguir apoio financeiro, por isso foi procurado o presidente do estado, Campos Salles, que prometeu patrocínio ao evento, o qual abriria em sessão inaugural. Em virtude de sua boa vontade, Campos Salles foi eleito presidente de honra da comissão organizadora e acertou mandar mensagem definindo os recursos para o congresso a ser votada no Legislativo.

Depois de algumas reuniões, foi elaborado o programa do congresso. Nele observa-se a primazia das questões relacionadas às doenças que atingiam mais fortemente o estado, em particular a febre amarela e a febre tifóide. Todos os grandes temas relacionados à medicina da época também estavam contemplados no programa, em especial os ligados às questões de raça e aos conhecimentos microbiológicos. Os trabalhos deveriam dividir-se em onze seções, organizados pelos componentes das comissões executiva e consultiva. Em pouco tempo estava montada a grade de componentes das mesas, que contava com quase a totalidade da elite médica paulista.[6]

Ainda em outubro de 1896, parecia que algo não ia muito bem na organização do congresso. Textos publicados nos boletins da Sociedade indicavam a constante preocupação com o aporte de recursos e a sempre presente justificativa perante os poderes públicos da importância do evento, sobretudo por seu grande alcance no campo da prática médica e pela solução de problemas que obstaculizavam o desenvolvimento do estado.

A sociedade paulista firmará o mais formal atestado de sua fraqueza intelectual, se não robustecer esse empreendimento utilíssimo a todos os respeitos e devemos supor que os ingentes esforços da corporação médica (a menos favorecida neste certame a que se ligam questões do mais palpitante interesse social e econômico) serão vantajosamente secundados, na parte que lhes for aplicável, pelos recursos dos poderes constituídos. Qual-

---

6 As sessões do congresso ficaram assim compostas: 1. Epidemiologia, higiene pública e privada e engenharia sanitária – Pereira Barreto, Silva Pinto, Sergio Meira, Miranda de Azevedo, Cochrane, Teodoro Sampaio, Alfredo Lisboa, Ramos de Azevedo, Victor Freire e Schaumann; 2. Medicina – Arthur de Azevedo, Bettencourt Rodrigues, Clemente Ferreira, Matias Valadão, Pedro de Resende e Tibério de Almeida; 3. Cirurgia – Amarante Cruz, Arnaldo Vieira de Carvalho, Carlos Botelho, Buscaglia e Monteiro Viana; 4. Ginecologia e obstetrícia – Espinheira, Braulio Gomes, Mello Barreto, Inácio de Resende, Pereira da Rocha e Maria Rennote; 5. Dermatologia e sifilografia – Teodoro Richert, Erasmo do Amaral e Viriato Brandão; 6. Medicina legal e antropologia criminal – Amancio de Carvalho, Alcantara Machado, Candido Motta, Franco da Rocha e Homem de Mello; 7. Biologia geral – Adolfo Lutz, Mendonça, Odilon Goulart, Pulsen e Bonilha de Tolledo; 8. Climatologia e etnografia – Bernardo de Magalhães, Cesário Motta, Oliveira Fausto O. Derby Hora de Magalhães e Von Ihring; 9. Demografia e geografia médica brasileira – Jayme Serva, Evaristo da Veiga, Faria da Rocha, Gualter Pereira e Marcolino Fragoso; 10. Farmacologia, matéria médica e hidrologia médica brasileira – Puiggari, Caramuru, Queiroz, Luiz; Pessanha e Lôeffgren; 11. Arte dentária – Hauson, João Pedro, Baungarten.

quer subvenção será largamente compensada pela incondicional dedicação dos congressistas; sem querer encarecer os trabalhos das mais diversas seções ... é força confessar que os estudos projetados pela seção de higiene, o vasto programa traçado pela comissão de epidemiologia valem bem mais, mas muito mais! do que tudo quanto o Estado possa facultar em auxílio material ou pecuniário. (Meira, 1896, p.10)

Em dezembro, todos os detalhes do evento já haviam sido definidos. Data, local, visitas, convidados, tudo estava acertado, no entanto descobriu-se que o dinheiro do governo não viria. O projeto, apoiado pelo presidente do estado, tinha passado pela Câmara estadual, mas não fora votado no Senado. Para alguns membros da Sociedade, a falta de tempo impediu a discussão do projeto; para outros, não se tratava de exigüidade de tempo nem de agenda lotada, e sim de falta de boa vontade, uma vez que o projeto já se encontrava no Senado havia algum tempo. As fontes não nos autorizam nenhum juízo a respeito. O que importa é que sem os recursos o evento tornava-se inviável, e mais uma vez deixou de ser realizado em terras paulistas, para novamente se realizar, somente em 1900, na cidade do Rio de Janeiro. Aos partícipes da fracassada empreitada só restaram o lamento e as críticas.

> Todos lembram-se dos titânicos esforços da Sociedade para levar a efeito um congresso médico nesta cidade. Sonhamos para o Estado de São Paulo um programa de congresso que correspondesse à notoriedade deste torrão, que atraísse a visita de sábios estrangeiros, que fosse prenhe de resultados práticos para a resolução das questões de higiene que tanto nos interessam ... mas apontou-se o dia, aquele que tantas ilusões noturnas desvanecem, e reconhecemos que foi de fato um sonho sob o qual a Sociedade de fato debateu-se. Mandou quem menos podia na ciência; mandou quem mais podia fora dela. (Botelho, 1897, p.7)

Somente em 1907 São Paulo conseguiria sediar um Congresso Brasileiro de Medicina e Cirurgia. Este, no entanto, não foi organizado pela Sociedade. Vivenciando um momento de crise, a instituição, que tanto se empenhara para produzir um evento do tipo anos antes, pouco teve a apresentar em 1907. Os responsáveis pelo evento foram três

Quadro 1 – Programação das Seções para o 4º Congresso de Medicina e Cirurgia.

Epidemiologia e higiene
1. História epidemiológica da febre amarela em São Paulo
2. Saneamento do Estado de São Paulo. Medidas urgentes e de ocasião. Trabalhos a efetuar. Lazaretos e quarentenas
3. Higiene das cidades e das habitações
4. Higiene alimentar, falsificação de bebidas, legislação repressiva
5. Profilaxia das moléstias transmissíveis
6. Determinação do lençol d'água da Cidade de São Paulo

Medicina
1. Febre amarela; etiologia; meios de propagação; formas clínicas e tratamento
2. Febre tifóide. Impaludismo, formas clínicas, anomalias, pneumopaludismo
3. Terapêutica empírica e terapêutica indígena
4. Beribéri, ancilostomíase
5. Mal de engasgo (*Dysphagia brasiliensis*)
6. Enterites na infância. Sua freqüência em São Paulo. Tratamento

Cirurgia
1. História e estatística da cirurgia em São Paulo. Operações feitas; processos adotados; modificações introduzidas em processos estrangeiros. Resultados
2. Cirurgia abdominal e pelviana
3. Antissepsia cirúrgica
4. Cálculos vesicais, sua freqüência, processos operatórios – Resultados comparativos
5. Afecções oculares mais freqüentes. Casos raros. Resultados das operações oftalmológicas

Ginecologia e obstetrícia
1. Causas que concorrem para a freqüência das afecções uterinas em São Paulo
2. Puericultura, vantagens, inconvenientes
3. Valor da laparotomia contra a peritonite pelviana
4. Condições patogênicas da eclâmpsia puerperal. Seu tratamento
5. Formas clínicas da endometrite. Curetagem uterina. Suas indicações e perigos

Dermatologia e sifilografia
1. Regulamentação da prostituição sob o ponto de vista da profilaxia das moléstias venéreas
2. Lepra e seu tratamento no Brasil
3. Sífilis e casamento

Medicina legal
1. Criminalidade segundo as raças e as zonas; fatores individuais, sociais e mesológicos do crime – Estatística e crítica
2. Capacidade civil do surdo-mudo
3. Loucura na raça negra

Biologia geral e microbiologia
1. Micróbios patogênicos observados entre nós. Considerações sobre os processos patogênicos que produzem
2. Estudo da flora bacteriológica de São Paulo
3. Estudo anatômico, histológico, químico e bacteriológico sobre a febre amarela

Climatologia e etnografia
1. Colonização. Nas diferentes zonas geográficas, qual a raça que oferece melhores condições ou elementos biológicos de adaptação, resistência e fixação

Continua

Quadro 1 – *Continuação*.

2. Tendência à formação de um tipo étnico nacional, independente do elemento indígena. Caracteres gerais. Variações e modificações segundo as latitudes 3. Em que grau concorre a fusão das raças para o desenvolvimento das psicoses *Demografia* 1. Aptidão e imunidade mórbidas segundo a raça, a idade e o sexo, mormente com relação a doenças do país. Dados demográficos 2. Elementos fornecidos pela demografia para a distribuição geográfica das moléstias	3. Qual a influência da altitude e outras condições climatéricas na evolução das epidemias de febre amarela *Farmacologia, matéria médica* 1. Bases para a organização da farmacopéia nacional 2. Hidrologia médica brasileira 3. Organização de um horto e herbário de plantas medicinais brasileiras *Odontologia* 1. Cárie dentária, freqüência, causas e meios de combatê-la 2. Males resultantes do abuso e imperícia na extração dos dentes 3. Higiene da boca. Quando se deve começar a dar atenção aos dentes.

personagens muito bem posicionados no campo médico: Emílio Ribas, Victor Godinho e Vital Brazil. O primeiro foi o presidente de sua comissão organizadora, o segundo o secretário-geral e o último o tesoureiro. Os três assumiram toda a produção do evento, desde o convite dos colegas que participariam das mesas até a obtenção de fundos governamentais para sua execução – que desta vez contou com a contribuição do Legislativo paulista, que doou 30:000$000 para a realização do evento. Couberam à Sociedade apenas o envio de alguns de seus membros, o consolo de ter seu presidente perpétuo como orador oficial do congresso e o de saber que os estatutos e regimentos do evento eram os elaborados em 1897, quando da fracassada tentativa anterior.

Quase dez anos depois, em 1916, finalmente a Sociedade conseguiria sediar um congresso médico, o I Congresso Médico Paulista. O evento originou-se de uma representação assinada por mais de uma centena de médicos. A Sociedade de Medicina encampou a idéia e empenhou-se para sua realização junto com diversas outras instituições médicas (Almeida, 2003). A comissão organizadora foi composta por Oliveira Fausto, Franco da Rocha, Sylvio Maia, Vital Brazil, Ayres Neto, Alsino Braga, Xavier da Silveira e Américo Brasiliense, e presidida por Arnaldo Vieira de Carvalho, que naquele momento também dirigia a Faculdade de Medicina de São Paulo. Seus estatutos definiam que seria composto por onze seções dedicadas a especialidades biomédicas: medicina geral; cirurgia geral; obstetrícia; ginecologia; dermatologia e sifilografia; oftalmologia; otorrinolaringologia; pediatria; farmacologia; medicina legal e antropologia; biologia geral; higiene, demografia e engenharia sanitária e odontologia. Entre os temas oficiais do congresso, destacavam-se as endemias e as epidemias que assolavam o estado, como a tuberculose, a lepra, a disenteria, a febre tifóide e a ancilostomose. Também faziam parte da temática o desenvolvimento da cirurgia no estado, os efeitos do tratamento antiofídico na mortalidade no estado, a assistência aos mortos etc. No campo da higiene, as discussões voltaram-se sobretudo para os diversos aspectos da higiene urbana, como as formas de construção de moradias e o abastecimento de água, e para as questões relacionadas aos imigrantes, como a forma de seu acolhimento, acomodação e trabalho nas fazendas (Primeiro Congresso Médico Paulista, 1916).

Presidido pelo próprio Arnaldo Vieira de Carvalho, o evento realizou-se em dezembro, congregando um número impressionante de médicos do estado e vários convidados de outras regiões. Mais de novecentos profissionais haviam se inscrito para o evento e, embora não se saiba quantos realmente participaram, sabe-se que ele contou com pelo menos 94 trabalhos e oito conferências, apresentados em suas seis seções científicas. Para atingir um número tão grande de inscrições, a comissão organizadora havia nomeado, em cada estado da Federação, um delegado encarregado de obter adesões ao congresso (Almeida, 2003a). Além de médicos, participaram do encontro engenheiros, parteiras, veterinários, dentistas e farmacêuticos. Entre os eventos que acompanharam o congresso, foi elaborada uma exposição de higiene com produtos farmacêuticos, alimentícios e químicos e instrumentos médicos nacionais e estrangeiros.

A pesquisadora Marta de Almeida (2003a), que em sua tese de doutorado voltou-se para os congressos médicos latino-americanos e brasileiros, afirma que o Congresso Médico Paulista de 1916 foi um congresso estadual de dimensão nacional. Sua assertiva tem como base o tamanho do evento e a grande participação de profissionais das mais variadas regiões do país em suas atividades. Desse modo, o evento paulista ultrapassaria a dimensão dos congressos regionais organizados localmente por instituições com limitada inserção nacional – como o ocorrido em Pernambuco em 1909 –, vinculando-se à tradição dos congressos médicos brasileiros já organizados pela Sociedade de Medicina e Cirurgia do Rio de Janeiro (ibidem). Finalmente, a Sociedade conseguia colocar de pé seu antigo projeto.

Combatendo a ancilostomose

A ancilostomose, também conhecida como amarelão, opilação ou cansaço, é uma verminose intestinal que existia de forma endêmica no interior do Brasil, desde longa data. Sua forma de propagação foi fonte de grandes controvérsias, que só se arrefeceram no início do século XX, com o desenvolvimento dos saberes microbiológicos. Estes mostraram que ela é provocada por um verme denominado *ancilostoma duodenal*, que seus portadores expelem pelas fezes, causando a infestação ou reinfestação pelo contato com a água ou a terra onde as larvas ficam depositadas (Souza, Souza, Maria & Neves, 1982). Em São Paulo, a incidência da doença era maior nas zonas agrícolas, e os imigrantes italianos, os principais acometidos. Sua manifestação debilitava os organismos por meio de sintomas como anemia profunda, perturbações no apetite, cansaço e outros problemas.

A situação preocupava os cafeicultores, as autoridades responsáveis pela imigração e a própria colônia italiana, uma vez que ela era um dos principais motivos de repatriamento de colonos (Ribeiro, 1993). No entanto, o controle da doença na zona rural tinha como obstáculos a falta de médicos, a dificuldade de levar a cabo medidas higiênicas que impedissem as constantes reinfestações dos moradores das áreas infectadas e, também, o desinteresse das oligarquias em pôr em prática qualquer medida de defesa de sua mão-de-obra que implicasse custos (Castro-Santos, 1987). Em 15 de abril de 1904, Ulysses Paranhos, jovem médico do Instituto Pasteur, apresentou em plenário um projeto para a profilaxia da doença.⁷ Seu estudo voltava-se para a grande freqüência da doença no estado, os estragos que ela produzia nas populações das zonas rurais e as medidas necessárias para combatê-la. Como não existiam estatísticas oficiais sobre a prevalência da doença no interior, o estudo tomava por base as informações obtidas nas enfermarias da Santa Casa, onde 10% dos doentes internados no ano anterior estavam anêmicos em virtude da ação do ancilostoma. O projeto propunha duas estratégias de ação: uma tinha como base a educação sanitária e previa uma grande distribuição de panfletos à população, sobretudo aos habitantes dos campos, explicando em linguagem simples e acessível a forma de contaminação pelo verme e aconselhando medidas higiênicas para a proteção contra a doença. A outra era endereçada ao Serviço Sanitário, que deveria colocá-la em prática com a atuação de seus delegados. Previa a construção de fossas nas áreas rurais e a proibição do lançamento de fezes no solo próximo às habitações; a notificação dos casos de ancilostomose para a tomada de medidas específicas pelos médicos; a inspeção periódica das habitações coletivas; a utilização de exames de fezes em casos suspeitos e o isolamento dos portadores (Paranhos, 1904).

O trabalho de Paranhos teve péssima acolhida por alguns membros da Sociedade, que viram na proposta do jovem médico um arrebatamento típico da juventude, desprovido do discernimento necessário.

---

7 De tradicional família baiana, Ulysses de Freitas Paranhos era filho de Manuel de Freitas Paranhos e Carolina Julia Pereira dos Santos Paranhos. Nasceu na cidade de São Paulo em 15 de abril de 1880 e iniciou seus estudos de medicina na Faculdade da Bahia, transferiu-se para o Rio de Janeiro e mais tarde voltou à Bahia, onde finalmente concluiu o curso. Iniciou seu trabalho em saúde pública na segunda enfermaria de homens da Santa Casa da Misericórdia, onde, sob a orientação de Artur Mendonça, se especializou em microbiologia. Atuou desde a fundação no Instituto Pasteur de São Paulo, e, ao lado de Azuren Furtado e posteriormente de Antonio Carini, desenvolveu importantes pesquisas no campo da microbiologia, em particular as relacionadas à úlcera de Bauru. Em 1912 fundou o Laboratório Paulista de Biologia, instituição científica e de produção de medicamentos que acabaria por se transformar em uma das mais importantes indústrias farmacêuticas nacionais. Fora do campo estritamente médico, fundou a Sociedade Paulista de História da Medicina, da qual foi o primeiro presidente, sempre reeleito, até a sua morte (Pestana, 1954; Teixeira, 1995).

A comissão escolhida para julgá-lo, formada por Artur Mendonça, Rubião Meira e Pereira da Rocha, formulou um parecer que considerava a iniciativa de Paranhos utópica, afirmando que, em virtude de a doença atingir toda a zona rural do estado, as medidas propostas eram impossíveis de ser realizadas. No entender da comissão, mesmo que se conseguisse fazer chegar as brochuras à população, em razão da rudeza daquela gente, a leitura dos panfletos seria inócua. Para terminar, o parecer dava um crédito ao Serviço Sanitário, que haveria de saber como resolver o problema.

> Não querem estas considerações dizer que a comissão entende que deve cruzar os braços diante de uma moléstia que, realmente, vem dia a dia mais se incrementando. Não. A Sociedade de Medicina e Cirurgia confia na suprema direção do Serviço Sanitário, que há de saber como enfrentar o mal quando for oportuno e tiver reunido elementos de combate em estado de realizá-lo, com esperanças de êxito e condições de sucesso. (Mendonça, Meira & Rocha, 1904)

O documento parece ressuscitar a antiga dubiedade diante da possibilidade de opinar em relação às atividades da saúde pública. Na verdade, porém, o que acontecia é que o trabalho de Paranhos havia atingido frontalmente um dos membros da comissão. No ano anterior, Rubião Meira ingressara na direção da Seção de Estatística Demógrafo-Sanitária do Serviço Sanitário de São Paulo. Segundo Alves (1999), nos anos em que ele esteve à frente da seção, empenhou-se ao máximo em transformar a interpretação dos dados de estatística sanitária em verdadeiros manifestos em favor do Serviço Sanitário. Embora mostremos que essa assertiva nem sempre se coaduna com os dados existentes – veremos isso em relação à controvérsia sobre a identidade do alastrim à varíola –, nesse momento a ação de Meira seguia a afirmativa observada. Assim, aceitar o texto de Paranhos era aceitar, também, que o Serviço Sanitário e, em particular, a seção que dirigia não estavam cuidando do assunto como deveriam. Vejamos como no final do parecer isso fica bem demarcado.

> O dr. Paranhos disse que até agora [a direção do Serviço Sanitário] tem se conservado silenciosa e inerte. Não é assim, entretanto, porque o passo

inicial já foi dado quando se começou a organizar, do ano passado para cá, a estatística dos casos fatais da ancilostomose nas diversas localidades do Estado. Destarte se poderá ao cabo de algum tempo ter conhecimento das zonas mais flageladas, mais atacadas, e naturalmente as primeiras em que deverão ser utilizados os recursos profiláticos, capazes de diminuí-la e enfraquecer a sua violência ainda mais. O relatório apresentado este ano ao governo pelo dr. Diretor do Serviço Sanitário contém a primeira iniciativa para a resolução do problema, exposto pelo distinto colega, que mostra a necessidade de uma campanha contra o morbus. (Mendonça, Meira & Rocha, 1904)

Ao contrário do esperado, o parecer não deu fim à discussão. Na sessão seguinte, Alberto Seabra saiu em defesa de Paranhos, reafirmou a importância de sua iniciativa e propôs um adendo ao parecer oficial que efetivasse algumas ações em relação ao problema.[8] Para Seabra, a Sociedade deveria adiantar-se às medidas do Serviço Sanitário que estariam por vir e entrar em contato com os diretores e chefes de serviços dos hospitais da capital e do interior, solicitando a distribuição dos tais panfletos sobre a doença aos doentes anêmicos e pedindo a internação dos opilados e sua manutenção nos hospitais enquanto oferecessem risco de disseminar o mal. Além disso, propunha que as informações sobre a doença também fossem levadas aos empresários para que soubessem da importância dos exames médicos de seus funcionários. Suas postulações foram aceitas e apresentadas como um aditamento ao parecer anterior.

Uma questão e dois pareceres. Na sessão seguinte, a discussão sobre o rumo a ser dado foi acalorada. Embora o adendo de Seabra já fosse consensual, ficava a dúvida em relação a como agir. A discussão sobre os procedimentos a ser tomados reativou a questão da ingerência da

---

8 Alberto de Melo Seabra nasceu em 5 de fevereiro de 1872 na cidade paulista de Tatuí. Formou-se na Faculdade de Medicina do Rio de Janeiro em 1895, indo residir em Sorocaba. Trabalhou no Hospício do Juqueri e na Santa Casa da Misericórdia. Foi um dos fundadores do Instituto Pasteur de São Paulo, da Universidade de São Paulo e da Academia Paulista de Letras. Dedicou-se quase que exclusivamente à higiene, e nos últimos anos de sua vida voltou-se para a homeopatia. Faleceu em 11 de agosto de 1934 (Meira, 1937).

Sociedade em assuntos relacionados aos poderes públicos. Só que dessa vez a noção de independência institucional estava bastante fortalecida, sendo mediada, principalmente, pela autoridade científica ou, nas palavras dos médicos, pelo prestígio institucional que a forma de atuação poderia acarretar.

O Dr. Sérgio Meira entende que a Sociedade não deve apelar para os poderes públicos porque sempre que tal fez deu-se mal, o governo fez ouvidos de mercador. A Sociedade intervindo nas decisões do governo sem ser consultada perde seu prestígio, porque não sendo instituição oficialmente reconhecida, o governo pode não atender aos seus conselhos ... A Sociedade resolve como muito bem entende, emite sua opinião sobre uma questão dada, e o governo e mais interessados, se quiserem que a aceitem. Assim ela tem feito mais de uma vez e desse modo manteve sempre grande prestígio ...

O Dr. Mendonça discorda das opiniões do Dr. Meira e acha que a Sociedade pode, sem desprestigiar-se, dar conselhos científicos ao governo e este pode aceitá-los ou não. (SMCSP, 1904a)

A discussão acabou com a aceitação da proposta de Sérgio Meira de confecção de um novo parecer. Para tanto foi escolhida uma nova comissão, composta pelo próprio Sérgio Meira, por Alberto Seabra e Viriato Brandão. Em 1º de julho de 1904 foi apresentado o novo parecer. Era diametralmente oposto ao primeiro, aceitava as medidas de polícia sanitária a ser sugeridas ao Serviço Sanitário, sugeria aos médicos a retenção dos opilados nos hospitais enquanto oferecessem perigo à saúde pública e, em lugar das brochuras, que considerava de pouca eficácia, propunha a elaboração de cartazes, a ser impressos com custos da própria instituição. A possibilidade de contribuição prática para um problema de saúde pública animava tanto os responsáveis pelo parecer que seu final era pura poesia.

Dir-se-ia que léguas interplanetárias isolam o pensamento especulativo da ação prática. Pois bem, senhores, transponhamos esse abismo fazendo com que outros o transponham também. Esforcemo-nos para fazer cair os frutos já amadurecidos da árvore da ciência a fim de que os sabo-

reiem aqueles que têm fome e sede de verdade. Trabalhemos para fazer penetrar na prática corrente as aquisições definitivas da ciência, e a profilaxia da opilação é uma destas.
Façamos a transformação dessa crisálida. Que ela passe de verdade teórica, de conhecimento puramente de livro ao estado de verdade encarnada, tangível, e que se incorpore à realidade objetiva dos acontecimentos da vida prática. (Seabra, Brandão & Meira, 1904)

A animação não foi em vão. Logo foram arrecadados recursos entre os sócios e confeccionados os cartazes (Ribeiro, 1993). Além de ser a primeira vez que a Sociedade intentava uma ação de ordem prática no campo da saúde pública, também era a primeira iniciativa nesse sentido organizada por uma entidade profissional. A idéia também frutificou. No ano seguinte, o governo encampou as preocupações com a ancilostomose. Ao criar a Comissão para o Combate ao Tracoma no Estado de São Paulo, atribuiu a seus funcionários a disseminação das informações sobre a profilaxia e o tratamento da ancilostomose. Os 25 postos rurais de combate ao tracoma a ser criados também passariam a distribuir panfletos com esclarecimentos sobre a doença. Dois anos depois, a Comissão Contra o Tracoma foi extinta e com ela extinguiu-se também a campanha contra a ancilostomose. Em 1911, com o soerguimento da Comissão Contra o Tracoma, a distribuição dos panfletos contra a ancilostomose voltou a ser feita mas, segundo Ribeiro, sempre de forma precária e sem atingir grande número de pessoas (ibidem).

Mais importante que a continuidade ou eficácia da ação da Sociedade, nosso interesse na iniciativa verifica-se por ela caracterizar-se como uma intervenção institucional, de ordem prática, em um problema de saúde pública. Não que somente nesse momento a instituição mostrasse interesse pelos aspectos práticos de resolução desse tipo de problema. Várias vezes pudemos observar iniciativas nesse sentido. A criação da Policlínica em 1896, o apoio à criação de uma liga contra a tuberculose em 1900 e diversas tentativas de criação de uma instituição médica de atendimento gratuito a crianças pobres são algumas delas. No entanto, estas últimas caracterizam-se como atividades de cunho filantrópico também apoiadas por diversos outros setores da sociedade à época. Em uma perspectiva diferente, a campanha contra a ancilostomose mostra-se como uma atuação direta no campo da saúde pública, posta em marcha a despeito de qualquer posicionamento das autoridades governamentais em saúde.

Quadro 2 – Texto do cartaz contra a ancilostomose confeccionado pela Sociedade de Medicina e Cirurgia de São Paulo em 1904.

> **Aviso**
>
> A opilação ou amarelão é uma moléstia muito comum entre os trabalhadores do campo.
>
> Os seus sinais principais são: amarelidão da pele, anemia profunda, apetite esquisito, perturbações do estômago, do intestino, cansaço.
>
> Quando a moléstia está adiantada aparecem novos sintomas: palpitações do coração, dificuldade para dormir, falta de ar, inchação das pernas, etc.
>
> É fácil evitar essa doença grave e que mata muitas vezes. Basta para isso compreender a maneira pela qual a doença pega. Ela é produzida por vermes que habitam o intestino humano e dele sugam o sangue. Esses vermes põem ovos muito pequenos, invisíveis, mas que não podem se desenvolver no intestino por causa do calor.
>
> Rejeitados com as evacuações, os ovos podem então se desenvolver, porque o calor externo não é tão grande. Desenvolvendo-se eles transformam-se em larvas, também invisíveis e que vivem perfeitamente bem nas águas paradas e na terra úmida.
>
> Onde está a larva está o perigo
>
> As larvas penetram no interior do nosso corpo por meio da água de bebida, pelas poeiras, pela lama que agarra os trens de cozinha, às mãos, aos pés, ao corpo dos trabalhadores, dos oleiros.
>
> Depois que as ditas larvas entram em nosso corpo viram nos tais vermes, que produzem o amarelão ou opilação.
>
> Está claro, portanto, que para evitar esta moléstia basta fazer o seguinte:
> a) Tomar banhos todos os dias.
> b) Lavar as mãos com todo o cuidado antes de comer.
> c) Beber água fervida.
> d) Lavar bem lavadinhos os trens de cozinha.
> e) Comer verduras somente quando bem cozidas.
> f) Não fumar quando estiver trabalhando, a fim de que a mão infeccionada não toque na boca.

Fonte: Ribeiro (1993, p.194).

A Sociedade e o ensino médico

Em 1891, Miranda de Azevedo sugeriu ao governo estadual a criação de uma escola de medicina e cirurgia – projetos 14 e 15 – onde além do ensino médico pudessem ser realizadas todas as pesquisas médicas exigidas pelas ciências (Nadai, 1987). Em 24 de novembro de 1891, Américo Brasiliense, então presidente do estado de São Paulo, sancionou a Lei n.19, que autorizava a criação de uma faculdade no estado. Seu primeiro artigo assinalava: "Fica criada uma academia de medicina, cirurgia e farmácia nesta capital, fazendo parte do plano geral de organização do ensino superior do Estado".[9] Não obstante a grandiloqüência do texto, que parecia anunciar o início de um processo de reestruturação do ensino superior paulista, de imediato não foi dada nenhuma iniciativa. Em 1896, o governo paulista retomou a iniciativa. Alfredo Pujol, então secretário do Interior, nomeou uma comissão para elaborar projeto para a organização da faculdade. Era composta pelos membros da Sociedade Luiz Pereira Barreto, Carlos Botelho, Odilon Goulart, Inácio Marcondes Resende, Francisco de Paula Souza Tibiriçá, João Francisco de Paula Souza e Francisco Franco da Rocha. Nada indica que tenha havido uma indicação puramente institucional, talvez tenham sido escolhidos membros do corpo médico por sua reputação no campo, ou por motivos outros que não conhecemos. Mesmo assim, a Sociedade prontamente passou a apoiar a iniciativa.

No entanto, os notáveis não conseguiram consenso sobre a proposta a ser apresentada. As divergências entre os componentes cindiram a comissão em dois grupos, que elaboraram projetos diferentes, ambos voltados para a formação geral dedicada ao desenvolvimento das ciências médicas, em detrimento da formação de especialistas. A maior divergência relacionava-se à duração do curso e sua estrutura. O projeto elaborado por Pereira Barreto, Odilon Goulart, Carlos Botelho e Franco da Rocha previa a duração de sete anos. Uma parte prática seria desenvolvida em hospitais a partir do segundo ano e o quinto e o sexto

---

9 São Paulo. *Coleção de leis e decretos do Estado de São Paulo*, 1889-1891, t.I, p.234. Apud Nadai (1987).

anos seriam reservados a estágios. O outro projeto, elaborado por Paula Souza, Francisco Tibiriçá e Marcondes Resende, propunha um curso com seis anos de duração e seriação semestral com habilitação em medicina, farmácia e obstetrícia (Nadai, 1987, p.176).

Para a imprensa leiga essas divergências eram vistas como um conflito que acabaria por inviabilizar a implantação da faculdade. A Sociedade saiu em defesa da iniciativa de criação da faculdade e, também, da diversidade de posicionamentos de seus sócios, afirmando a importância da liberdade de opinião.

> Em qualquer caso a divergência de opiniões não tem o valor que a imprensa comercial e política julga ter, como que explorando no conflito de idéias a inexeqüibilidade da criação da faculdade. Não há dúvida de que cada pessoa, conforme o patrimônio intelectual que possui, pode ter um critério sobre qualquer questão científica, mas isto apenas significa o modo de apreciá-la e não de contestá-la.
>
> Criar hoje uma faculdade médica, na altura da ciência atual, é o que ninguém contesta, porque é preciso que as questões de patologia comparada, patologia intertropical e tantas outras sejam de preferência aqui investigadas, como o têm sido nos países estrangeiros todas aquelas que mais de perto interessam .... Assim pensando, entendemos que se a comissão divergiu quanto à questão disciplinar, isto em nada concorre para demonstrar uma indisciplina mental da classe médica, e muito menos desacordo quanto à necessidade da instituição. (SMCSP, 1896l, p.12)

Os dois projetos foram enviados a Alfredo Pujol, que os mandou ao Congresso estadual para que fossem apreciados; o que não chegou a acontecer. Segundo Nadai (1987), o desinteresse do Legislativo pela proposta foi surpreendente, pois tudo fazia crer que, naquele momento, o Congresso e a imprensa apoiavam a faculdade. Ainda segundo a autora, nos anos seguintes, a situação se modificaria em virtude de uma crise financeira que se abateu sobre o estado. Rapidamente, a falta de recursos faria arrefecer os debates sobre a instalação de uma faculdade estadual que, na visão do Executivo estadual, seria mais oportuna se cogitada em outra época (Nadai, 1987). Assim, mais uma vez a criação da faculdade foi postergada.

Em 1900, a proposição de criação de uma faculdade de medicina no estado de São Paulo surgiria na própria Sociedade. Tudo indica que a iniciativa relaciona-se ao surgimento da Faculdade de Farmácia no ano anterior. Fundada em 12 de outubro de 1898 e inaugurada em fevereiro do ano seguinte, a Escola Livre de Farmácia era uma instituição particular, mas em curtíssimo espaço de tempo passou a contar com largo financiamento do estado de São Paulo, que também passou a fiscalizá-la.[10] A faculdade tinha como diretor Bráulio Gomes, e entre seus catedráticos Odilon Goulart, ambos partícipes atuantes da Sociedade.

Na Sociedade, a proposta de criação de uma faculdade de medicina foi sugerida, inicialmente, pelo médico Queiroz Mattoso, em setembro de 1900, e rapidamente encampada por diversos atores do campo médico. Ainda em setembro, a *Revista Médica de São Paulo* apresentava editorial enaltecendo a iniciativa e mostrando a existência de grande consenso em relação à necessidade de uma instituição de ensino médico no estado.

A proposta apresentada pelo Dr. Queiroz Mattoso à sociedade de Medicina e Cirurgia de São Paulo, sobre a criação de uma escola Médico-cirúrgica nesta capital, veio satisfazer a uma necessidade que de há muito aqui se faz sentir. Não é de hoje que se fala em São Paulo na organização de um instituto de ensino médico. ... O governo mantendo sempre nos seus orçamentos a verba votada pelo Congresso e nomeando até comissões para a organização do respectivo projeto; o povo insistindo por uma tal instituição, por todos os meios ao seu alcance, a imprensa emprestando todo o apoio das suas colunas à idéia de tal melhoramento. Depois da idéia da Faculdade de Medicina apareceu a da criação da Escola Politécnica, em seguida a do Ginásio do estado e, por último, a da organização da Escola

---

10 "No mesmo ano de sua instalação, Candido Motta apresentou o Projeto n.4/1899 na Câmara dos deputados, reconhecendo-a como instituto de ensino superior e pedindo ao poder público subvenção pecuniária. E a Lei n.665, de 6.9.1899, aprovava o subsídio, bem como a colocava sob fiscalização do Estado. Foi essa instituição – originariamente de caráter privado, mas que gozou de todas as regalias dos demais institutos de ensino superior do Estado, tendo, inclusive, servido de parâmetro para as demais escolas de farmácia e odontologia – anexada à USP, depois de ser definitivamente transferida para a alçada estadual" (Nadai, 1987, p.178).

Livre de Farmácia. Todas essas organizações são já uma realidade. A Faculdade de Medicina continua, entretanto, ainda em projeto, apesar dos bons desejos do governo, da população e da imprensa. (*Revista Médica de São Paulo*, 1900)

Logo foi escolhida uma comissão para redigir o projeto. Era composta por Matias Valadão, Miranda de Azevedo, Luiz Pereira Barreto, Emílio Ribas, Bonilha de Toledo, Pereira da Rocha, Diogo de Farias e Alves de Lima (SMCSP, 1900). Quinze dias depois se deu a primeira reunião da comissão, que, após acertos iniciais, esboçou o projeto da nova faculdade, indicando entre os principais médicos do estado os responsáveis pelas cadeiras a ser oferecidas. A nova instituição deveria seguir o modelo da Escola Livre de Farmácia, caracterizando-se como uma instituição privada, financiada por verbas governamentais.

Em seguida, foi designada uma subcomissão para redigir os estatutos da nova instituição, e outra incumbida de solicitar donativos privados, sobretudo subvenções públicas, para garantir sua instalação. Ainda em outubro de 1900, alguns deputados acordes com a proposta da Sociedade apresentavam à Câmara um projeto autorizando o governo a auxiliar a instalação da faculdade de medicina com a quantia de 10:000$000.[11] No entanto, o projeto foi duramente criticado, em especial por consignar uma quantia aparentemente muito baixa para o funcionamento de uma faculdade de bom nível. Não conseguimos informações que nos possibilitassem avaliar se a recusa ao projeto relacionou-se também a questões políticas. Sabemos apenas que seu maior crítico, Antonio Mercado, apresentou um substitutivo ao projeto, determinando que primeiro a faculdade se organizasse e mostrasse ter sólidas bases de sustentação para depois o estado vir a subsidiá-la e fiscalizá-la (Nadai, 1987). Apesar do entusiasmo inicial e de ter à frente importantes figuras da medicina e da política, como Emílio Ribas e Luiz Pereira Barreto, a negativa do Legislativo funcionou como um balde de água fria, estancando a iniciativa em seu nascedouro.

---

11 O Projeto n.85/1900 era assinado por Esteves da Silva, Carlos Vilalva, Estevam Marcolino, Fontes Jr., Gomes Nogueira, Manuel Bento, Rangel Junior, Emygdio Piedade e José Vicente (Nadai, 1987, p.180).

A idéia de uma faculdade de medicina em São Paulo, no entanto, não foi esquecida, ressurgindo várias vezes em momentos e locais diferentes[12]. Em 1910, ela retornaria com força total, em virtude de o governo federal ter sancionado uma lei reorganizando o ensino, que permitia a criação de instituições de ensino superior privadas em igualdade de condições com as faculdades oficiais.[13] Logo foram surgindo diversas faculdades livres em todo o país, que ministravam os mais diversos cursos. Em São Paulo não seria diferente: foram criadas faculdades que, além de ministrar os cursos que também eram oferecidos pelas faculdades oficiais existentes, procuravam suprir a demanda de cursos superiores não coberta pelo estado. Entre elas destaca-se a Universidade de São Paulo, surgida em 1911, que contava com uma Faculdade de Medicina onde trabalharam reputados médicos que também compunham o quadro da Sociedade, como Antonio Carini, Vital Brazil, Ulisses Paranhos, Matias Valadão, Arthur Mendonça[14] (Teixeira, 1995i, Guimarães, s.d.).

A criação das escolas livres e, em particular, da escola de medicina da Faculdade de São Paulo acabou dividindo o campo médico paulis-

---

12 Sobre o desenvolvimento do ensino médico em São Paulo, ver Silva (2003). Seu minucioso trabalho mostra que mesmo antes do estabelecimento do ensino médico formal, com a criação da Faculdade de Medicina do Estado, em 1912, existia um ambiente acadêmico formado por instituições hospitalares e de pesquisa biomédica, que atuavam fortemente na formação profissional dos médicos. Seria o consenso dessas instituições em torno dos conhecimentos experimentais que possibilitaria o surgimento de um projeto de ensino oficial vitorioso em 1912.

13 A lei n.2356, de 13.12.1910, reorganizou o ensino fundamental e superior na República. O decreto n.8.659, de 5 de abril do ano seguinte, consolidou a lei orgânica do ensino e deu novos regulamentos às faculdades de medicina e de direito. Essa legislação objetivava a desoficialização do ensino superior na República, de acordo com o princípio da liberdade profissional consagrado na Constituição republicana (Pereira, 1912).

14 É importante distinguir essa faculdade privada de sua homônima Universidade de São Paulo (USP), fundada em 1934, em que o governo estadual estava sob a interventoria de Armando Salles de Oliveira. Como veremos, a primeira instituição teve vida curta, ao passo que a USP transformou-se em uma das maiores universidades nacionais, sendo hoje responsável por uma grande parcela da pesquisa e do ensino universitário do país. Sobre a primeira Universidade de São Paulo, ver Sadi (s.d.).

ta. Alguns reputados médicos do estado ingressariam nessas instituições acreditando em sua viabilidade; outros viam-nas como um perigo para a profissão, uma vez que poderiam estabelecer suas próprias estruturas de ensino e validar seus diplomas. Outros, ainda, as acusavam de fábricas de diplomas, argumentando que não tinham nem capacidade física nem massa crítica que permitissem seu funcionamento. A despeito da qualidade do ensino dessas escolas, elas se constituíam numa ameaça ao monopólio da autoridade científica dos médicos formados pelas academias oficiais. Também por isso, vários deles propugnavam a volta à situação anterior.

Os periódicos médicos do estado, no período, mostram a intensidade da controvérsia. A *Revista Médica* publicou, em 1912, uma extensa série de artigos do médico Antonio Pacífico Pereira que analisavam os vários aspectos da reforma de ensino e em particular da autonomia das faculdades. Seu trabalho era simpático à reforma embora indicasse a necessidade de regulação social das novas instituições em vias de formação (Pereira, 1912). Já a *Gazeta Clínica* moveu uma forte campanha contra as novas faculdades. Seus editoriais acusavam a Universidade de São Paulo e suas congêneres de serem fábricas de doutores, argumentando que as faculdades privadas eram, na verdade, fachadas de agências de venda de diplomas aos que não queriam passar pelas agruras da formação acadêmica. Os que defendiam a liberdade de ensino escreviam à revista argumentando contra o monopólio estatal do ensino. Muitas vezes evocavam o princípio positivista da liberdade de profissão como base de suas iniciativas. Seus adversários replicavam dizendo que os defensores do ensino livre estavam distorcendo os ideais positivistas em causa própria. Além disso, queriam demonstrar que o diploma dessas universidades não tinha valor legal.

A discussão ampliou-se ainda mais em fins de 1912, quando o governo estadual encetou o processo de criação da Faculdade de Medicina do Estado, que funcionaria no ano seguinte. Sua criação aumentou a temperatura dos debates entre os partidários do ensino livre e os defensores de uma faculdade oficial, ultrapassou os limites das revistas médicas em direção às páginas da imprensa diária, nas quais permaneceu por longo tempo. Somente em 1915 as discussões sobre o ensino médico privado começaram a perder força. Nesse momento, o governo sancionou uma nova lei que reorganizava o ensino fundamental e superior, e regulamentava a validação dos diplomas das escolas livres. De tão severa, a nova legislação acabou por inviabilizar a manutenção desses estabelecimentos.[15]

Para nosso trabalho, o mais interessante nesse processo é a total ausência da Sociedade de Medicina nas discussões. Entre 1911 e 1912, Rubião Meira acumulava os cargos de editor da *Gazeta Clínica* e de presidente da Sociedade. Na primeira instituição, ele voltava todas as suas armas contra as faculdades particulares, escrevendo uma série de editoriais e transcrevendo artigos jornalísticos contrários a essas instituições. Na Sociedade, o assunto não era tema de discussões, passando totalmente ao largo do plenário da casa. O único momento em que a questão veio a público foi em 1914, quando alguns sócios propuseram uma moção de felicitação à Faculdade de Medicina da Universidade de São Paulo pela prerrogativa de revalidar seus diplomas perante o governo federal; e ao sócio Antonio Carini, por ter sido designado diretor da nova instituição. A primeira parte da moção foi vetada por iniciativa de Rubião Meira, que via nela um apoio à faculdade particular em detrimento da oficial (SMCSP, 1914).

Embora o fato mostre a posição de um dos membros da instituição diante das faculdades livres, mostra também o esforço da Sociedade em resguardar-se de emitir opinião oficial sobre o tema. Como a iniciativa não se desdobrou em discussões, parece indicar que os outros sócios também não estavam interessados em envolver-se no assunto. Acreditamos que essa era posição da Sociedade porque vários membros

---

15 Tratava-se da lei n.11.530, de 18 de março de 1915. "Por essa legislação as instituições particulares de ensino, para terem seus diplomas validados deveriam ... passar por um rigoroso inquérito sobre a sua forma de funcionamento. O artigo 14 previa que para essas escolas conseguirem a validação de seus diplomas deveriam, entre outras coisas, estar funcionando regularmente há mais de 5 anos, ter um programa mínimo dos cursos ministrados aprovados pelo Conselho, ter como forma de ingresso rigorosos exames vestibulares, possuir bons laboratórios, ter um corpo docente escolhido por concurso público, etc., a falta de qualquer dos requisitos impossibilitava a validação dos diplomas pelo Conselho" (Teixeira, 1995, p.139).

prontamente aderiram aos novos estabelecimentos. Antonio Carini, Ulysses Paranhos e Vital Brazil, por exemplo, estavam entre os primeiros professores da citada Universidade de São Paulo. Por outro lado, nosso já bem conhecido Arnaldo Vieira de Carvalho foi a principal figura na organização da faculdade oficial, que passou a dirigir quando de sua fundação. Nesse contexto, polarizado entre o ensino livre e a faculdade oficial, qualquer posicionamento sobre o tema colocaria em risco a coesão do grupo ou, mesmo, os interesses individuais dos atores em um momento de grande incerteza. Identificados com uma posição, eles poderiam ser estigmatizados pelos defensores do projeto concorrente e ver fechadas as portas para a conquista de novas posições no campo.

5
AS FEBRES PAULISTAS

Vários estudos contemporâneos voltam-se para a análise do processo de redefinição dos saberes médicos operados por meio do desenvolvimento da microbiologia, e evidenciam como esse novo paradigma alterou as práticas profiláticas, as formas de terapêutica, e mesmo o conceito de doença.[1] Os autores que se debruçaram sobre esse processo acrescentam que os espaços prioritários em que ele se deu, os laboratórios, tomariam o lugar das clínicas e dos consultórios na produção de vasta gama de novos saberes sobre as doenças, transformando-se em locais privilegiados de pesquisas médicas, espaços preferenciais de produção de verdades científicas, com o poder de definição de novos diagnósticos e formas de profilaxia e terapêutica para antigos males.[2]

---

1 Um texto bastante interessante, relacionando o desenvolvimento da medicina laboratorial, baseada na microbiologia, às práticas de saúde pública, foi escrito por Juidith Walzer Leavitt. Tratando exatamente do caso da febre tifóide nos Estados Unidos, ela mostra que, diferentemente do que afirmam alguns autores, a bacteriologia muitas vezes não simplificou as atividades de saúde pública nem permitiu aos que a aplicavam simplesmente deixar de levar em conta o contexto social em que as questões de saúde estavam inseridas (Leavitt, 1979).
2 Ver, por exemplo, Salomon-Bayet (1986). Nesta coletânea, além da organizadora, Bernard P. Lecurey, Jacques Leonard, Viviane Thévenin, Robert Carvais e Bruno Latour fazem uma análise do legado da assim denominada revolução pasteuriana. Em estudo, hoje clássico, sobre a história da saúde pública, George Rosen (1994) também se dedica ao tema, discutindo a "era da bacteriologia e suas conseqüências".

No entanto, esse processo – facilmente observado no Brasil, a partir dos primeiros anos da República, com o surgimento de diversos institutos de pesquisa biomédica – não se deu de maneira homogênea, nem mesmo ficou imune à resistência de outras práticas médicas, que começavam a ser vistas como ultrapassadas ou improfícuas.

A controvérsia sobre as febres paulistas, ocorrida em 1897 na Sociedade de Medicina e Cirurgia de São Paulo, insere-se em tal contexto, em que o desenvolvimento dos saberes bacteriológicos começava a jogar por terra formas de classificação de doenças e processos terapêuticos havia muito utilizados pelos clínicos. A discussão também é um bom momento para se observar o perfil da Sociedade em relação às diversas especialidades que compunham o campo médico. Mostraremos que, diferenciando-se de outras instituições médicas paulistas surgidas no período, a Sociedade de Medicina era composta por um grupo de formação profissional e socialização científica bastante heterogêneas. No momento da polêmica sobre as febres paulistas, em que ficam claras as diferenças entre os grupos e o jogo de forças a eles relacionado, essa heterogeneidade será o fator de maior importância na dinâmica e no desenlace da controvérsia.

As discussões travadas na Sociedade diziam respeito à classificação de uma enfermidade causadora de estados febris de longa duração, debilitamento e, em alguns casos, diarréias e outros sintomas. Esse quadro clínico era, em suas diversas formas de apresentação, classificado genericamente como "febres paulistas", sendo muito comum em habitantes do estado e, principalmente, da cidade de São Paulo. De etiologia até então indeterminada, as febres na maioria das vezes eram vistas pelos médicos como formas da malária – à época chamada de febre palustre – ou, em alguns casos, como febre tifóide.

O desenvolvimento das técnicas de diagnóstico dessas doenças, geradas pelos avanços da bacteriologia, fez que aos poucos as febres paulistas deixassem de ser vistas como formas da malária e passassem a ser classificadas como febre tifóide. Tal processo – que pode ser observado em período mais longo, pelo declínio da incidência das febres paulistas e pelo incremento da febre tifóide nas estatísticas do estado ao longo dos primeiros anos do século XX – implicava a necessidade de rearranjo de diversos discursos e a mudança de posições no campo médico.[3] Naquele momento, respeitados clínicos, muito reconhecidos por seus diagnósticos e suas opiniões sobre a doença, repentinamente viam sua autoridade científica abalada com os novos diagnósticos de base bacteriológica. No caminho inverso, microbiologistas até então pouco conhecidos começavam a ter suas opiniões validadas, alcançando importantes posições no campo médico. Durante mais de um ano, eles se digladiaram em intermináveis discussões sobre o tema na Sociedade de Medicina, avançando e recuando em suas posições — muito mais pelo poderio da autoridade científica dos defensores de cada opinião nos diversos momentos do que pelo surgimento de novas evidências que parecessem jogar por terra as opiniões adversárias.

Febre e febres

Durante muitos anos, as febres foram uma dor de cabeça para os médicos. Analisando o nascimento da clínica moderna, Foucault (1987) voltou-se para a análise do problema, afirmando que, no fim do período clássico – início do século XIX –, a medicina teve grandes dificuldades em tratá-lo. Neste momento, o saber médico encontrava-se encerrado em uma *episteme* que priorizava o olhar anatomopatológico, voltado para os diferentes órgãos do organismo e suas lesões visíveis e, em segundo plano, valorizava a análise dos sintomas dos estados mórbidos.[4] Nesse contexto, a medicina viu-se paralisada diante da questão

---

3 Sobre a incidência de doenças na cidade de São Paulo entre as últimas décadas do século XIX e o início do século XX, ver Alves (1999). Especificamente sobre a incidência de febre tifóide em São Paulo no início do século XX, ver Pestana (1918).

4 Foucault analisa a constituição dos saberes segundo o conceito de episteme. Esta seria uma categoria globalizante que configura uma disposição na qual se integram os conjuntos de saberes de determinada época. Evitando as categorias de progresso, orientação para a verdade, ou de julgamento de saberes passados por critérios do presente, Foucault volta-se para a descontinuidade pela análise das diversas epistemes que se sucedem no tempo histórico. Sua periodização dos saberes contempla um período posterior ao Renascimento, situado entre o século XVII e o início do século XIX, que ele denomina clássico (Foucault, 1987).

das febres, que, pela falta de uma sede orgânica, tinha sua análise dificultada. O médico francês François Broussais, no início do século XIX, daria encaminhamento à questão. Seu estudo retornava aos postulados de Bichat sobre o caráter simpático das febres, que, a seu ver, nada mais eram que a forma observável de inflamações tissulares[5] (ibidem).

No decorrer do século XIX, a questão ainda permaneceu viva, embora a teoria de Broussais tivesse rapidamente se desvanecido. Com o desenvolvimento da fisiologia experimental, tendo por base os trabalhos de Claude Bernard, as febres começaram a ser vistas como efeitos de alterações do sistema nervoso, o qual, em última análise, seria o responsável pela regulação da temperatura corporal.[6] Ao mesmo tempo, foi alterando-se a forma de ver sua causa, que passou a compreender dois aspectos diferenciados. Os estados febris, observados em várias situações, considerados como reações imediatas a um processo mórbido, localizado em algum ponto definido do organismo. Já as febres essenciais ou pirexias eram relacionadas a agressões do meio, representadas de forma não-específica pelos miasmas (Entralgo, 1976).

---

5 O termo simpático refere-se a uma relação fisiológica entre dois órgãos afastados. Foucault (1987) viu nos trabalhos de Bichat a ruptura com as formas de obtenção de conhecimento da clínica baseada somente nos sintomas. Broussais teria dado equilíbrio à nova racionalidade anatomopatológica reformulando os conceitos de visibilidade das lesões. Em uma perspectiva diferenciada, Ackerknecht (1986) atribuiu a Broussais a responsabilidade por uma real ruptura com os preceitos anatomopatológicos vigentes até então. A seu ver, embora Bichat tivesse tido papel destacado no desenvolvimento da anatomia, ele não rompeu totalmente com a importância dada aos sintomas, procurando uni-los à observação das lesões. Somente os trabalhos de Broussais transfeririam a importância atribuída aos sintomas para as lesões, de uma perspectiva localista.

6 O médico francês Claude Bernard (1813-1878) é considerado o pai da fisiologia experimental. Seus trabalhos sobre as secreções digestivas e o papel do pâncreas na digestão das gorduras (1848 1856) levaram-no à descoberta da função glicogênica do fígado e ao isolamento da glicose. Bernard descobriu ainda o papel do sistema nervoso simpático na regulação das taxas de glicose sanguínea. Alguns de seus estudos também se voltaram para a questão das febres, indicando a ação dos nervos periféricos na calorimetria. Ele afirmava ter conseguido isolar a influência desta inervação sobre a função termométrica. Posteriormente, vários outros pesquisadores procuraram estabelecer mais precisamente essa influência (Entralgo, 1976).

No Brasil do início do século XIX, os médicos voltaram-se essencialmente para o estudo das febres, que, relacionadas às condições climáticas do país, foram categorizadas como entidades centrais de nossa nosologia. Segundo Ferreira (1996),

> De todas as epidemias registradas, foram as de febres intermitentes ocorridas na província do Rio de Janeiro entre 1829 e 1835 que mais mobilizaram os médicos na então recém-criada Sociedade de Medicina do Rio de Janeiro. Essa preferência teve razões políticas e científicas. A epidemia ameaçava a capital do Império, fazendo aumentar a tensão social já elevada pela grave crise política que resultaria no fim do regime liderado pelo Imperador Pedro I. Por outro lado, a temática febres [como vimos] era objeto de uma insolúvel polêmica científica. (p.103)

O primeiro grande compêndio brasileiro sobre o tema foi elaborado, ainda na primeira metade do século XIX, pelo médico português Francisco de Mello Franco (1829) e voltava-se para as condições ambientais relacionadas às febres, seus sintomas, classificação e terapêutica. Tinha como base o princípio da irritabilidade de Broussais, que, no entender do autor, era o resultado da reação da força vital contra os inimigos – os miasmas – que atacavam o organismo.

No último quartel do século XIX, vários conjuntos de sintomas eram classificados como febres essenciais. Ao contrário de outras doenças, em que o aumento de temperatura era visto como um sintoma coadjuvante, nesses males a febre era tida como o aspecto central, a essência da doença. Sua duração, sua intensidade e sua periodicidade, acrescidas de sintomas de diversas ordens, determinavam sua classificação em diversas formas diferenciadas. Em 1877, o eminente clínico carioca João Vicente Torres Homem escreveu um livro sobre o tema, que se transformaria na bíblia dos médicos nacionais.[7] Em *Estudo clínico sobre as febres do Rio de Janeiro*, ele admitia a existência de uma

---

7 João Vicente Torres Homem nasceu no Rio de Janeiro, em 23 de novembro de 1837. Estudou medicina na Faculdade de Medicina do Rio de Janeiro, onde mais tarde seria professor, chegando ao cargo de catedrático. Foi também médico da Santa Casa da Misericórdia e da Casa de Saúde de Nossa Senhora da Ajuda (Ferreira, 1994).

multiplicidade dessas febres e estudava principalmente seus sintomas e sua relação com o clima; a seu ver, por seus excessos, causava a grande incidência destes estados mórbidos e a modificação de suas características originais.

Torres Homem (1877) afirmava ser pequena a incidência da febre tifóide na cidade do Rio de Janeiro. No entanto, outras febres de origem palúdica – relacionadas ao miasma causador da malária – reinavam na cidade e, por sua semelhança com a tifóide, eram fonte de confusão para os clínicos desavisados.[8] Uma delas era a febre remitente paludosa tifóidea, uma doença causada pela ação combinada de miasmas relacionados à febre tifóide e da malária. Por sua experiência clínica, ele aconselhava o uso de quinino em sua terapêutica. Seu trabalho foi aceito pela grande maioria dos médicos do período. E, mesmo quando suas postulações sobre a etiologia miasmática já começavam a ser suplantadas pelo desenvolvimento dos saberes microbianos, seu estudo ainda era fonte de influência de diversos médicos (Santos Filho, 1991).

Nesse período, no estado de São Paulo, os médicos também defendiam a existência de uma multiplicidade de pirexias essenciais. A principal delas ficou conhecida, na época, como febre paulista, mas também era denominada febre remitente e tifo malárico. Entre as camadas populares, por sua grande incidência, dificuldade de diagnóstico e amplitude do período de adoecimento, era chamada de febre quilométrica, febre renitente ou febre cansa-médico (Lutz, 1936). Segundo a maioria dos médicos da época, o mal nada tinha de estranho, sendo apenas uma forma de malária modificada pelo clima. Assim, seu tratamento deveria ser feito à base de quinino, produto largamente utilizado contra a doença.

---

8 Segundo Lycurgo Santos Filho: "Chamou-se tifo-malárica um tipo de febre criado por notáveis médicos do século XIX. No sábio professor barão de Torres Homem, a febre tifo-malárica teve o seu maior apologista no Brasil. Descrito com abundância de sintomas, provado e comprovado, pelo emprego da quinina, esse tipo de febre desapareceu com o advento da era microbiana" (Santos Filho, 1991, p.187).

Voltemo-nos agora para as duas enfermidades que nos interessam mais prontamente: a malária e a febre tifóide. Antes disso, uma observação: com o advento da microbiologia, a noção de febre essencial foi, cada vez mais, perdendo força, em favor da aceitação da febre como um sintoma proveniente da reação a uma infecção específica.

Febre tifóide ou malária?

Desde tempos imemoriais, a malária vem provocando estragos em diversos grupamentos humanos, tendo sido encontradas referências a febres que, possivelmente, podiam ser causadas pela doença em vestígios de várias sociedades do mundo antigo. Hipócrates foi o primeiro a descrever suas manifestações, categorizando as febres causadas pela malária em diferentes tipos, de acordo com sua periodicidade e sua intensidade. O quadro clínico da doença é bem conhecido desde a modernidade. Sua forma clássica tem como principal sintoma a febre intermitente, algumas vezes seguida de graves complicações, como a anemia e a hipertrofia do baço – esplenomegalia –, levando em alguns casos ao óbito (Álvaro et al., 1982). O quinino, utilizado para a terapêutica da doença na Europa desde o século XVII, origina-se da quina peruana, ou cinchona, que começou a ser utilizada na Europa a partir do século XVII.[9]

No século XIX a doença esteve relacionada aos terríveis miasmas palúdicos, emanações deletérias provenientes das matas e dos pântanos. O desenvolvimento da microbiologia trouxe profundas modificações para seu diagnóstico. A descoberta do parasita transmissor – o

---

9 A origem da utilização do quinino contra a malária é desconhecida, sabendo-se apenas que ele era usado pelos índios peruanos desde os tempos das grandes descobertas. Segundo Roberts (1993, p.26), "O tratamento da malária com o quinino foi o primeiro uso bem-sucedido de um composto químico contra uma doença infecciosa. A substância ativa antimalárica da casca da quina, o quinino, só foi isolada em 1820 (pelos químicos franceses Pierre Joseph Pelletier e Joseph Bienaimé Caventou); a fórmula química não era conhecida com certeza até 1908, e a síntese laboratorial só foi realizada em 1944".

plasmódio – pelo médico francês Charles Louis Alphonse Laverran, na Argélia, em 1878, possibilitou a precisão do diagnóstico da doença, pela observação microscópica de seu agente etiológico. Em poucos anos, novos estudos elucidaram aspectos importantes da biologia do parasita, como seu ciclo de reprodução nas células, a forma de multiplicação no sangue e a relação dos diferentes tipos de plasmódio com as várias formas de febre diagnosticadas nos acometidos (Benchimol, 1999).

Essa nova realidade, resultante da descoberta de Laverran, retirava a importância científica de grande número de trabalhos de cunho higienista que, segundo condições telúricas, atmosféricas, geológicas e hídricas, conferiam a determinada região o caráter de malarígena. Essa característica passava agora a ser relacionada, exclusivamente, à descoberta de doentes infectados com o plasmódio. Em 1894, o pesquisador inglês Patrick Manson, famoso por seus estudos sobre o ciclo da filariose, propôs que o plasmódio, tal qual a filária, podia se reproduzir em um ciclo, abrindo a possibilidade de o mosquito ser seu hospedeiro.

Assim como a malária, a febre tifóide também era havia muito conhecida, tendo sido descrita pela primeira vez por Hipócrates e reconhecida como doença específica em 1659, quando Thomas Willis descreveu seus sintomas, discriminando-a de um grande número de outras doenças similares. No entanto, seria somente na segunda metade do século XIX que iriam se desenvolver os estudos sobre sua transmissão. Em 1826, o médico francês Trousseau deu um grande passo na descrição da doença, distinguindo-a de outras enfermidades intestinais, com base na especificidade de suas lesões anatomopatológicas. Também estudou detalhadamente a inflamação das glândulas de Peyer e de Brunner. Três anos mais tarde, seus estudos foram confirmados por Pierre Louis, que descreveu detalhadamente as lesões *post-mortem* deixadas pela febre tifóide, em especial a hipertrofia e a ulceração das placas de Peyer (Saraiva-Gomes, 1991).

Contudo, foi na segunda metade do século XIX que os conhecimentos sobre a especificidade e a transmissão da doença mais se ampliaram. Em 1850, Jenner deu fim à confusão que se estabelecia entre a febre tifóide e o tifo, e demonstrou diferenças entre as manifestações cutâneas e as lesões anatomopatológicas das duas doenças. Em relação à transmissão, trabalhos elaborados a partir de 1853 pelo médico inglês Willian Budd evidenciaram que o agente causador da febre tifóide era expelido pelas fezes e que o leite e a água contaminados eram importantes fontes de transmissão da infecção. Em 1880, o bacteriologista alemão Karl Joseph Eberth, por meio de exames histopatológicos, identificou o bacilo, que depois levaria seu nome, em órgãos de doentes vitimados pela febre tifóide. Quatro anos depois, o agente da doença seria isolado em meio de cultura (Saraiva-Gomes, 1991; Bier, 1994).

Esse conjunto de descobertas facilitou a elaboração de um diagnóstico mais preciso das duas doenças. No entanto, até os últimos anos da década de 1890, um problema ainda se colocava: a dificuldade da comprovação anatomopatológica do diagnóstico em função de a febre tifóide ter, na maioria das vezes, uma evolução benigna. Por sua vez, a malária tinha seu diagnóstico clínico ratificado pela existência de plasmódios no organismo dos doentes, no entanto não era fácil determinar se uma região era malarígena, pois sempre havia a possibilidade de existência de casos importados. E o fato de a malária, assim como a febre tifóide, ter como sintoma clínico mais comum o estado febril intermitente tornava difícil a individualização das duas enfermidades.

Voltemos a nossa questão.

Na última década do século XIX, estes novos conhecimentos começariam a transformar as maneiras de se ver a doença, também em São Paulo. Desde o fim dos anos 1880, alguns médicos já suspeitavam que as febres paulistas poderiam ser de origem tifóide, não se relacionando com a infecção palustre. Ainda em 1890, o médico Sá Leite declarou ter tratado vários doentes das chamadas febres paulistas com sucesso, na Santa Casa da Misericórdia de São Paulo, sem fazer uso da menor parcela de quinino. Sem saber, ele dava os primeiros passos no diagnóstico diferencial da doença em relação à malária.

Em 1894, Adolpho Lutz, inconformado com o fato de, apesar das evidências contrárias, alguns médicos permanecerem diagnosticando as febres de São Paulo como malária, resolveu voltar-se para a questão. A seu ver, esses diagnósticos tinham como base antigas concepções miasmáticas que viam a malária como uma febre palustre associada a fatores ambientais diversos e não se sustentavam por desprezar as especificidades da doença. A inexistência de formas típicas de malária nas regiões onde surgiam os casos de febres paulistas tornava inviável o diagnóstico desses males como formas malarígenas. Além disso, não era encontrado o agente etiológico da malária nos locais em que se verificavam os casos diagnosticados como febres paulistas.

Com base nas observações clínicas de enfermos, Lutz avaliou a doença como febre tifóide. Tal enfermidade já era sua velha conhecida, pois a estudara na Europa, quando efetuava sua residência médica em Viena, chegando a contraí-la em 1878 na cidade de Leipzig (Lutz, 1936). Lutz passou a postular a inexistência das chamadas febres paulistas, que nada mais seriam que formas diversas da febre tifóide. No entanto, sua opinião não foi aceita por grande número de médicos e foi duramente criticada na imprensa. Assim, a discussão permaneceu em aberto.

A Sociedade de Medicina e as febres

Na Sociedade de Medicina, a questão das febres paulistas aportou em julho de 1896, em um editorial do *Boletim*. O texto versava sobre o diagnóstico da doença e reafirmava as opiniões de Lutz sobre o tema. Ou seja: as febres paulistas nada mais eram que febre tifóide e, por isso, a administração de quinino nesses casos era inútil e prejudicial. O teste diagnóstico de Widal[10] era tido como a forma ideal para a identifi-

---

10 Desde sua descrição em 1896, a reação de soroaglutinação de Widal foi um parâmetro importante para o diagnóstico da febre tifóide. "O soro dos doentes de febre tifóide contém anticorpos dirigidos contra os antígenos O e H de *S. typhi* ou de outras salmonelas envolvidas no processo infeccioso. A pesquisa destes anticorpos, que constitui a reação de Widal, faz-se por meio da aglutinação em presença de suspensões bacterianas adequadas" (Bier, 1975, p.525). No período em questão o teste era feito com a utilização de uma gota do soro do sangue do doente misturada a dez gotas de caldo de cultura pura do bacilo. Olhando ao microscópio o pesquisador observaria – ou não – os bacilos aglutinarem-se e ficarem imóveis, demonstrando a ação do soro contra os agentes específicos da doença.

cação da doença. Na verdade, o artigo tentava mostrar a importância do diagnóstico, recém-descoberto, na identificação da doença. Somente no ano seguinte a doença voltaria a ser discutida na Sociedade. Nesse momento, Lutz havia conseguido isolar o agente etiológico da febre tifóide em fezes de pacientes atacados pelas febres paulistas, o que reforçava sua antiga opinião. Para dirimir qualquer possibilidade de dúvida, ele enviou três culturas do bacilo isolado para o próprio Eberth – que primeiro descrevera o agente etiológico da doença. O diagnóstico foi reafirmado pelo bacteriologista alemão. Para corroborar sua opinião, Lutz elaborou uma coleção anatomopatológica com base nas autópsias realizadas no Instituto. A seu ver, ela mostrava, de forma definitiva, que a enfermidade em questão era a febre tifóide.

> Esta coleção de observações anatômicas – sem dúvida a mais rica que existe sobre nossas febres – prova de um modo absolutamente inequívoco que as nossas febres de longa duração, quando terminadas pela morte, sempre, e sem exceção, apresentam os caracteres anatômicos e bacteriológicos da febre tifóide legítima. (Lutz, 1897a, p.407)

Em 1º de fevereiro de 1897, o médico Desidério Stapler apresentou um trabalho no plenário da Sociedade que assegurava a existência de febre tifóide em São Paulo. Sua afirmação tinha por base a sintomatologia, as peças anatomopatológicas e as culturas do bacilo de Eberth, enviadas anteriormente à Sociedade por Lutz. Seu artigo também se voltava para a profilaxia do mal e atribuía à Sociedade o papel de advertir o público sobre as formas de prevenção contra a doença.

> O diagnóstico da febre tifóide para o médico é de certa importância, ao doente porém é indiferente. ... O que porém para o público em tais circunstâncias é mais importante é não adoecer de tifo. E creio novamente que a Sociedade de Medicina e Cirurgia tem o dever de tomar a iniciativa. Pelos jornais diários devemos advertir ao público de não usar senão água filtrada .... Entre nós não se pode negar que temos uma epidemia. Prevenir a população seria o primeiro passo. Em segundo lugar, devemos influir sobre as autoridades, para colocar filtros em todas as casas. Para não embaraçar, neste caso, as classes mais pobres, o governo devia encomendar uma quantidade grande de filtros e vendê-los a preço de custo. Seria tam-

bém de grande importância mandar examinar todas as fontes da Cantareira, se contêm bacilos de tifo, e não deviam ser usadas aquelas em que se encontrasse os mesmos. Devia-se nomear uma comissão de médicos da Sociedade, encarregando-os da instrução do público, como também de fazer as propostas necessárias às autoridades competentes. (Stapler, 1897, p.17)

Dois aspectos saltam aos olhos nesse artigo. Um deles é o fato de Stapler apresentar grande preocupação com a profilaxia da doença. Preocupação esta que se voltava tanto para ações no âmbito do estado como para práticas de educação em saúde a ser efetuadas, também, pela Sociedade. Esse tipo de iniciativa várias vezes seria sugerido pelos membros da Sociedade. No entanto, como vimos, somente uma vez foi levado a cabo pela instituição no período estudado.

O outro ponto importante é que o autor se refere à existência de uma epidemia de febre tifóide na cidade. Embora os dados da demografia sanitária mostrem o aumento de óbitos pela febre tifóide em 1897, em uma análise retrospectiva nota-se que o incremento do índice de mortalidade da doença devia-se ao fato de alguns clínicos começarem a diferenciar a febre tifóide de outras febres reinantes na cidade.[11] Mas isso não conta, o que interessa é a preocupação de Stapler com a amplitude da doença, aspecto que reafirma a sensibilidade da Sociedade em relação aos problemas de saúde pública que atacavam o estado.

Voltemos à questão. O trabalho de Stapler reacendeu as discussões sobre a febre tifóide. Tal foi o interesse dos associados no assunto que o presidente da casa determinou que, enquanto o tema estivesse em pauta, as reuniões ordinárias passariam a ser semanais e não mais quinzenais, como de hábito.

Durante meses a fio, a discussão manteve-se. Logo vários outros trabalhos vieram a lume. O segundo a escrever foi Carlos Vasconcellos, que em extenso artigo reafirmava as opiniões de seus colegas. As febres existentes no estado seriam febre tifóide e não malária; assim, não

---

11 Segundo o *Anuário Demográfico* da Seção de Estatística Demógrafo-Sanitária do Serviço Sanitário do Estado de São Paulo, o número de óbitos/ano por febre tifóide foi: 1894: 135; 1895: 93; 1896: 187; 1897: 223. Ver Alves (1999).

deveriam ser tratadas com quinino. Vasconcellos baseava suas opiniões em observações e procedimentos advindos da bacteriologia. Da mesma forma que seu antecessor, ele dava grande valor aos trabalhos do pessoal do Instituto Bacteriológico, reafirmando a autoridade científica desses técnicos no trato com o tema.

> Deixemos, porém a palavra ao benemérito Instituto Bacteriológico de São Paulo que dirigido por talentos de superior cultura, indiscutível competência e provada probidade científica tem feito protocolar todas as peças do processo patológico e comprovar as suas investigações pelo mais competente dos juízes em tal assunto, o sábio professor Eberth. Que nos seja permitido dizer desta tribuna que sem os trabalhos dos eminentes colegas deste estabelecimento, a quem rendemos o mais sincero preito de homenagem, a solução da momentosa questão ficaria indefinidamente no terreno especulativo. (Vasconcellos, 1897, p.36)

Vale ressaltar que, em fevereiro de 1897, momento no qual se iniciava a discussão, as conclusões elaboradas no Instituto Bacteriológico eram largamente aceitas. Alguns cronistas chegam a afirmar que o próprio Lutz teria ido à Sociedade apresentar seu trabalho (Borges, 1959; Antunes, 1992). As atas das reuniões não retrataram esse fato, o que o torna bastante improvável. No entanto, Artur Mendonça, assistente de Lutz, defendia as opiniões dos pesquisadores do Instituto nas reuniões da Sociedade.

De qualquer forma, o que se observa, nesse primeiro momento de discussões, é a busca de aliados com alto grau de autoridade científica. Não podemos esquecer que Lutz e o Instituto Bacteriológico vinham, havia alguns anos, obtendo sucesso no diagnóstico de surtos epidêmicos, caracterizando-se como a instituição biomédica de maior prestígio científico da cidade. Assim, não nos parece inesperado que, nos primeiros momentos da discussão, suas posições fossem aceitas e reiteradas até por pesquisadores que não partilhavam os conhecimentos microbiológicos.

Seria desnecessário e tedioso relatarmos todo o conjunto de artigos e discursos sobre o tema, pois a maioria deles assume tom professoral, citando exagerado número de autores estrangeiros para tentar convencer seus oponentes. Outros prendem-se a detalhes de diagnósticos de casos clínicos. Como bem demonstrou Latour (1989), a análise dos textos científicos demonstra importantes aspectos sobre os contendores e sobre o então jogo de força, mas, para sermos mais sintéticos, evitaremos utilizar essa metodologia. Procuraremos fazer uma breve caracterização das posições em jogo, apresentar seus defensores e analisar alguns motivos relacionados a suas escolhas.

Os médicos Desidério Stapler, Carlos Vasconcellos, Artur Mendonça, Bettencourt Roiz e Bernardo Magalhães colocaram-se a favor da existência de febre tifóide endêmica na cidade, apresentando suas posições em artigos lidos na tribuna da Sociedade ou em discussões no plenário.[12] Carlos Vasconcellos havia sido professor de patologia médica da Faculdade de Medicina do Rio de Janeiro e, naquele momento, exercia a clínica em São Paulo (Meira, 1937). Bernardo Ribeiro Magalhães era um dos mais afamados médicos da cidade; como vimos, quando da fundação da *Gazeta Clínica*, tornou-se seu redator-chefe. Artur Mendonça, como dissemos, era assistente do Instituto Bacteriológico e braço direito de Adolpho Lutz nas pesquisas laboratoriais. Desidério Stapler havia trabalhado como chefe de serviço do Instituto Sanitário de Viena. Sobre Bettencourt Roiz não temos nenhuma informação.

Quadro 3 – Médicos que se posicionaram em relação à controvérsia sobre as febres paulistas.

Adeptos da febre tifóide	Adeptos da malária	Adeptos de uma nova doença
Desidério Stapler	Odilon Goulart	Bettencourt Rodrigues
Carlos Vasconcellos	Canuto do Val	Bráulio Gomes
Artur Mendonça	Teodoro Reichert	Miranda de Azevedo
Bettencourt Roiz		
Bernardo Magalhães		
Aurélio Portugal		

12 Os artigos têm como referência: Stapler (1897); Vasconcellos (1897); Mendonça (1897); Magalhães (1897). As discussões foram registradas nas atas das sessões de 18 e 21 de abril, 2, 10 e 15 de maio de 1897. *Boletim da Sociedade de Medicina e Cirurgia de São Paulo*, ano 2, n.23, maio 1897.

Como vimos, Desidério Stapler e Carlos Vasconcellos corroboravam as opiniões de Lutz, ou seja, as bases bacteriológicas que sustentavam a discussão. O primeiro abordava a dificuldade de se proceder ao diagnóstico diferencial da febre tifóide pela possível confusão com outras enfermidades, principalmente a malária. Para resolver o problema, apontava para a bacteriologia, mostrando que a descoberta do bacilo de Eberth, a reação de Widal e um tipo específico de exame de sangue, desenvolvido por Paul Erlich, podiam resolver a questão (Stapler, 1897).

Carlos Vasconcellos avançava um pouco mais; seu trabalho procurava demonstrar ainda que a doença não podia ser confundida também com outros tipos de febres, à época classificadas como febres climáticas (Vasconcellos, 1897). Artur Mendonça obviamente também comungava com as opiniões anteriores, pois era ele mesmo o responsável pelas autópsias elaboradas no Instituto Bacteriológico e pelas peças anatomopatológicas levadas à Sociedade (Mendonça, 1897). Bettencourt Roiz partia de observações clínicas, mas chegava à mesma conclusão dos colegas, propondo tratar-se de um tipo característico de febre tifóide, denominado febre tifóide sudoral de Jaccoud. Bernardo Magalhães, pela observação dos estudos clínicos e dos trabalhos de bacteriologia e anatomia patológica, considerava que as febres da cidade de São Paulo não passavam de um tipo de febre tifóide, modificada pelo meio. Sua principal postulação era a ineficácia do uso de quinino na terapêutica dessas pirexias (Magalhães, 1897).

Odilon Goulart, Canuto do Val e Teodoro Reichert acreditavam que os casos caracterizados como febre paulista nada mais eram do que formas de malária, mostrando-se críticos às opiniões provenientes de preceitos bacteriológicos.

Para Odilon Goulart, havia as duas manifestações mórbidas na cidade: malária e, em menor número, febre tifóide. Seu trabalho era uma crítica contundente à "rápida aceitação", por parte de diversos médicos, das explicações bacteriológicas e anatomopatológicas. Embora não fosse contrário a tais explicações, assegurava que elas ainda careciam de um universo de pesquisa com amplitude suficiente para sustentar as conclusões apresentadas. Assim, afirmava que o fato de não se ter encontrado o hematozoário de Laverran nos doentes examinados não era suficiente para afirmar-se a inexistência de malária na cidade. De forma semelhante, as poucas autópsias elaboradas no Instituto Bacteriológico não poderiam ser utilizadas como prova de que todos os casos com sintomatologia semelhante eram de febre tifóide e não de malária (Goulart, 1897).

Canuto do Val fechava questão com as concepções higienistas. A seu ver, "no estudo das febres reinantes em São Paulo, deve-se ter em conta, ao lado da observação clínica, as condições etiológicas favoráveis ao desenvolvimento das moléstias" (Val, 1897, p.41). Como condições etiológicas têm-se as condições de solo e temperatura, que, em seu entender, eram favoráveis ao surgimento da malária. Já as observações clínicas apontavam para a existência de casos de malária que, se fossem mal curados, apresentariam manifestações semelhantes às da febre tifóide sem, contudo, ser casos desta doença. Para curar o mal, sua recomendação era explícita: quinino. Seu trabalho em muito se assemelhava ao tratado sobre as febres de Torres Homem e, embora não afirmasse a origem miasmática da doença, também não incorporava as recentes postulações dos microbiologistas sobre sua etiologia.

Teodoro Reichert acreditava na existência das duas doenças na cidade, posição que tinha por base sua experiência de vários anos como clínico. Seu artigo apresentava o histórico de dois casos de pirexias, que ele sustentava ser um de febre tifóide e outro de malária, pela especificidade dos sintomas (Reichert, 1897).

Miranda de Azevedo, ex-presidente da Sociedade, Bettencourt Rodrigues e Bráulio Gomes imaginavam tratar-se de uma nova doença. Bettencourt Rodrigues – que deixou informações mais precisas sobre suas idéias – considerava o exame clínico superior aos dados de origem bacteriológica e anatomopatológica quanto à grande maioria das doenças e em especial à febre tifóide. Acreditava na existência das duas doenças na cidade, mas a despeito dessa observação postulava que a febre em questão deveria ser classificada como uma nova doença. Suas conclusões tomavam por base a sintomatologia dessas febres, que ele considerava específica. A seu ver, as febres paulistas tinham a peculiaridade de ter quase sempre um início brusco, com temperaturas altas (atingindo de 39 a 40 graus) já nos primeiros três dias, fato raro em relação à febre tifóide, que se iniciava com uma fase de mais de uma semana de febre baixa. No decorrer da doença, os acometidos pela febre paulista também não apresentavam estados febris similares aos dos acometidos pela tifóide. Os primeiros traziam um traçado calorimétrico totalmente irregular, que já se iniciava de forma aguda; os segundos, curvas calorimétricas regulares e pouco acentuadas, tendendo à hipotermia no período de convalescença. Vários outros aspectos facilmente observáveis pelo clínico apontavam a diferença entre os dois males.[13] Em relação à etiologia da doença, duvidava da especificidade do bacilo de Eberth para a febre tifóide; condenava também o teste de Widal, acrescentando que qualquer outro germe com afinidade com esse bacilo poderia provocar, no soro, o poder de aglutinar culturas do bacilo (Bettencourt-Rodrigues, 1899).

Bráulio Gomes também apostava na existência de uma nova pirexia, ao lado da igualmente existente febre tifóide. Em seu entender, a malária era muito rara ou ausente na cidade. Seus argumentos contra a identificação das febres paulistas com a febre tifóide advinham de observação clínica que realizou. Ao tratar uma mulher acometida pela chamada febre paulista, logo notou que a sintomatologia era bastante diferente da causada pela malária. Como sua paciente também apresentava forte prisão de ventre, sintoma que parecia incompatível com a febre tifóide, Bráulio Gomes reforçou a hipótese de estar diante de uma nova doença. Fiel defensor da bacteriologia, ele várias vezes assegurava que em pouco tempo os bacteriologistas iriam encontrar um

---

13 Segundo Bettencourt Rodrigues (1899), também eram características diferenciais das duas doenças: "diarréia na febre tifóide; prisão de ventre na febre paulista. Sudação nesta última, pele seca indicante dos tifóicos. ... Na febre tifóide, albumina, delírio, abatimento, fenômeno de ataxia e adinamia, língua seca e fuliginosa, lábios enegrecidos, descamados, inércia mental e vegetativa, prostração, definhamento, [tudo] em desacordo e contraste com o que se observa na febre paulista, em que, nos casos de marcha regular e normal, ... o doente se mantém num estado geral satisfatório, sem diarréia, sem delírio, língua úmida e branca, falando bem e raciocinando, embora descrente e irritado com a ineficácia da terapêutica".

novo microrganismo responsável pelas febres. Deixemos seu próprio texto esclarecer:

> As febres de que nos ocupamos são estas longas, fatigantes para o doente e para o médico, que se eternizam, zombam de todas as medicações, cujo quadro sintomático é um verdadeiro disparate e que finalmente terminam pelo restabelecimento do doente! São estas as febres que durante cinco anos observei em Campinas e que nunca observei no estado do Rio [de Janeiro] quando lá cliniquei. Creio, pois, que um novo micróbio chama a postos os nossos bacteriologistas. (Gomes, 1897)

Miranda de Azevedo já havia se voltado para o tema no Congresso de Medicina de Budapeste, em que representou o Brasil. Ele sustentava a existência das duas doenças no estado de São Paulo, mas as febres paulistas não podiam ser incluídas em qualquer das duas classificações. Em seu entender, havia em São Paulo:

1º A febre palustre de diversas formas cuja causa é o plasmódiun de Laverran;
2º A febre tifóide modificada segundo o clima, que é confundida com a febre remitente e com outras formas de infecção palustre;
3º Uma febre diferente das febres paulistas e da febre tifóide, e que deve ter uma outra causa produtora;
4º A febre remitente biliosa, a qual tem uma outra causa que o plasmódiun de Laverran. (Azevedo, 1897)

Para ele, as febres paulistas eram a doença caracterizada no terceiro tópico. Os diferentes sintomas clínicos observados por seus colegas Bettencourt Rodrigues e Bráulio Gomes faziam que elas tivessem de ser vistas como uma nova entidade nosológica, já observada em outros países quentes e que estava à espera de uma elucidação etiológica (SMCSP, 1897a).

Em 3 de novembro de 1897, a Sociedade decidiu nomear uma comissão para elaborar um parecer sobre a questão das febres, formada por Carlos Vasconcellos, Tibério de Almeida, Bernardo Magalhães, Artur Mendonça e Bonilha de Toledo. Por sua composição, já era possível antever o resultado do parecer. Afora o médico Tibério de Almeida, que não escreveu nenhum artigo sobre o tema, nem teve seu nome citado nas atas das reuniões em que foi discutida a questão, todos os outros membros da comissão eram sabidamente a favor da existência da febre tifóide no estado e na capital, da inexistência da malária na cidade de São Paulo e da ineficácia do quinino no tratamento dessas febres. Bonilha de Toledo também não havia emitido opinião sobre o tema até então, mas sua condição de microbiologista pesquisador do Instituto Bacteriológico deixa clara sua posição.[14]

Na reunião de 1º de dezembro de 1897, a comissão apresentou seu parecer sob a forma de alguns itens, voltados para os diferentes aspectos das pirexias, desde as sintomatologias mais encontradas até o sucesso ou insucesso das terapêuticas da época (SMCSP, 1897a). O relatório era, evidentemente, a favor da febre tifóide, reconhecia e identificava a sintomatologia intestinal, o mesmo curso febril, a mesma epidemiologia e acentuava o malogro dos medicamentos antimaláricos.

1 – Que na capital de São Paulo se podem observar todas as modalidades clínicas de pirexias.
2 – Que as pirexias denominadas febres paulistas não constituem entidade nosológica nova ou desconhecida no país.
3 – Que essas pirexias são modalidades clínicas de tifo abdominal, provadas pelas observações detalhadas, pelo exame anatomopatológico, pelas culturas bacteriológicas e pelo tratamento.
4 – Que as pirexias revestem em geral as formas benignas ou graves, atenuadas ou completas do tifo abdominal europeu.
5 – Que em geral essas pirexias revestem-se de maior benignidade aqui em São Paulo.
6 – Que nem por observação, nem pelo exame bacteriológico, nem pela anatomia patológica, se demonstrou a natureza palustre da pirexia denominada – Febres Paulistas.
7 – Que pelas condições topográficas da natureza geológica do terreno, o impaludismo não existe na Capital ou suas manifestações são por tal forma atenuadas que não pode constituir uma característica do solo malarial.

---

14 José Martins Bonilha de Toledo ingressou como assistente do Instituto Bacteriológico em 1896.

8 – Que as pretendidas febres paulistas cedem, francamente, sem a aplicação de quinino e seus sucedâneos.
9 – Que essas pirexias obedecem pela sua evolução, duração, períodos e marcha de temperatura ao tipo clínico febre Tifóide.
10 – Que um primeiro ataque dessas pirexias confere imunidade absoluta, ao contrário do que sucede com as febres palustres em que o primeiro ataque dispõe a reincidências.
11 – Que o tratamento a seguir em tais casos deve ser aconselhado para as diversas formas de febre tifóide ou melhor diríamos – a expectação armada.
12 – Que o sulfato de quinino, máxime na dose que é empregado, não aproveita nem quanto à evolução, nem quanto à duração da moléstia. Ao contrário ... pode dar lugar a fenômenos graves favorecendo as intoxicações secundárias ... (SMCSP, 1897a)

Como de hábito, apresentado o relatório, o "adiantado da hora" impediu sua discussão. Na sessão seguinte ela seria inevitável. Posto em pauta, o parecer seria violentamente criticado. Muitos médicos se indignaram com o caráter inflexível do documento, que não fazia nenhuma concessão a postulações discordantes. Para o médico Bráulio Gomes, tratava-se de um parecer de ferro. Ele e Sérgio Meira seriam os principais críticos do documento, acrescentando que a comissão não havia levado em conta as opiniões dos médicos Bettencourt Rodrigues e Odilon Goulart, e só considerara as opiniões do grupo que era contrário à existência de malária na cidade. Teodoro Reichert também se mostrou contrário ao parecer. A favor apartearam Artur Mendonça, Desidério Stapler e Carlos Vasconcelos. Miranda de Azevedo, presidente da sessão, decidiu então desmembrá-lo, e fez uma votação item por item. Com essa medida, inverteram-se as posições, obtendo vantagem os críticos do parecer (SMCSP, 1897b).

Na votação nominal, os dois primeiros itens foram prontamente aceitos, o que colocava por terra a opinião dos partidários da existência de uma nova entidade mórbida. O terceiro item – a postular, com base em exames bacteriológicos e anatomopatológicos, que a febre paulista era, na verdade, febre tifóide – foi rejeitado por quinze votos contra oito. Essa definição alterava todo o sentido do parecer, prejudicando vários itens seguintes (4, 5, 8, 9 e 12). Os itens 6 e 7 – que afirmavam que nem pelo exame bacteriológico nem pela anatomia patológica havia se demonstrado a natureza palustre da pirexia denominada febre paulista e a inexistência de malária na capital do estado – também foram rejeitados, recebendo somente oito votos favoráveis. Igualmente foram rejeitados os itens 10, 11 e 12, propugnando que os casos em questão eram de febre tifóide, em virtude de sua não-reincidência, e que o quinino não deveria ser utilizado para o tratamento dessas pirexias (ibidem).

Encerrada a votação, Miranda de Azevedo, que presidia a sessão, nomeou uma comissão para fazer a síntese do que fora decidido, constituída por Clemente Ferreira, Arnaldo Vieira de Carvalho e Antonio Campos Sales. Como se poderia esperar, ao contrário da maioria do plenário, Miranda de Azevedo não aceitava a segunda postulação do parecer (segundo a qual as febres paulistas não eram uma nova entidade mórbida). Por isso, registrou em separado a sua posição sobre o problema – a mesma apresentada no Congresso de Budapeste, sugerindo a necessidade de novos estudos bacteriológicos sobre o tema. A seu ver,

> A estas pirexias que se tem dado o nome de febres paulistas precisam ser estudadas sob o ponto de vista bacteriológico, como tem sido feito o estudo clínico por colegas distintos como os drs. B. Rodrigues, Bráulio Gomes e outros ... (ibidem)

A votação a seco, sem discussão, fez que todo o debate anterior ficasse reduzido a assertivas sobre a existência de todas as modalidades clínicas de febres na cidade; e que as febres paulistas não constituíam uma doença nova ou desconhecida no país. O resultado da votação, no entanto, deve ser visto mais por sua força negativa do que por sua positividade. Portanto, ele mostrava a recusa da aceitação da identificação das febres paulistas com a febre tifóide e indicava que as primeiras poderiam ser formas de malária. Como aconteceria várias outras vezes, o assunto não voltou a ser discutido. Mas, apesar de nunca ter sido redigido um parecer final, em substituição ao que fora retalhado, para o campo médico paulista a dessemelhança entre as febres paulistas e a febre tifóide – e a identificação das primeiras com as formas malarígenas – ficou consignada como posição oficial da Sociedade, sendo muitas vezes citada em textos que narram a história das doenças e da medicina no estado.

Um pouco de discussão

Os textos de memorialistas que se voltaram para esse acontecimento normalmente afirmam o contra-senso da votação do parecer diante das evidências já apresentadas pelo pessoal do Instituto Bacteriológico. Aliás, segundo esses trabalhos, o tempo provaria que os pesquisadores do instituto estavam do lado da verdade científica, pois pouco a pouco a mortalidade por febres paulistas foi caindo nas estatísticas do Serviço Sanitário, em contraposição à mortalidade por febre tifóide a ampliar-se cada vez mais (Pestana, 1918; Borges, 1959; Antunes, 1982).

O pesquisador do Instituto Bacteriológico Bruno Rangel Pestana, escrevendo sobre a febre tifóide em São Paulo, em 1918, afirmava:

> Travou-se uma longa discussão na Sociedade de Medicina e Cirurgia de São Paulo, sem que os partidários das febres paulistas apresentassem novas provas contra os fatos científicos documentados pelo mencionado estabelecimento (Instituto Bacteriológico). (Pestana, 1918, p.102)

O médico Durval Borges escreveu, com algum sarcasmo, que, na "memorável noite de democracia e de ciência", a decisão da Sociedade pendera para a identificação da febre paulista com a malária. A seu ver, isso se dera porque, "devido à posição que alguns dos clínicos tinham assumido durante tanto tempo, a malária contava com adeptos apaixonados, que se lançaram na mais veemente cabala científica de que se tem notícia"[15] (Borges, 1959, p.28).

---

15 Relatando o processo de votação do parecer, o autor afirma que, finda a votação, "Lutz guardou suas peças, arquivou seus bacilos e voltou ao Instituto Bacteriológico para aguardar que o tempo também votasse" (Borges, 1959, p.28). É necessário afirmar que a forte imagem construída por esse autor não condiz com a realidade. Adolpho Lutz não estava na Sociedade durante a votação, tampouco participou diretamente do processo de discussões que a antecedeu.

Alguns historiadores também seguem essa forma de análise. Para Stepan,

> o estudo das febres paulistas por Lutz levou-o a um choque com vários médicos da cidade, já que sua classificação baseada em organismos causadores contrariava as classificações tradicionais baseadas em sinais e sintomas clínicos. (1976, p.133)

Depois de relatar o processo de votação levado a cabo na Sociedade, a autora enxerta em seu texto uma citação do próprio Lutz, que afirmava:

> os médicos de São Paulo tinham pouca inclinação para formar uma opinião objetiva sobre os assuntos médicos do dia. Em vez disso, se opunham sistemáticamente a todo progresso, baseando suas idéias em trabalhos de autores que não eram competentes ou estavam superados. (Lutz, apud Stepan, 1976, p.133)

Ao fazer sua a afirmação de Lutz, Stepan acaba comprando a idéia de que os clínicos paulistas tinham uma posição retrógrada diante das novidades da ciência.

Os trabalhos de Stepan e de outros baseiam-se em opiniões de Adolpho Lutz, consignadas em seus relatórios e artigos sobre a doença. Stepan e Borges também utilizam o texto da filha de Lutz, Berta, afirmando que a Sociedade de Medicina e Cirurgia de São Paulo muitas vezes incentivou críticas às inovações bacteriológicas feitas por médicos de grande reconhecimento, voltados para outras concepções de medicina (Lutz & Lutz, 1943). Ao tomar como base, de forma acrítica, a posição de personagens envolvidos na controvérsia, tais análises acabam por se mostrar pouco isentas, pendendo para o lado dos adeptos da bacteriologia. Além disso, esses autores acabam caindo na armadilha de julgar um evento de acordo com outros que ocorreram posteriormente. O fato de a posição de Lutz ter posteriormente sido aceita pelo campo científico não retira a coerência das posições que, naquele momento, navegavam em sentido contrário.

Outra posição é a de José Leopoldo Antunes. Em seu entender,

> O conflito configurou importante momento da história das ciências biomédicas no Brasil. Posto que estava em questão a afirmação da microbiologia perante as classificações nosológicas tradicionais, baseadas em sinais e sintomas clínicos, que não aceitavam a concepção de microorganismos causadores dos fenômenos patológicos. (Antunes, 1982)

A afirmação aponta para o alvo, mas não o acerta, pois, embora o conflito realmente colocasse frente a frente a microbiologia e as classificações nosológicas de base clínica, o problema não era a recusa da origem microbiológica das febres paulistas, por parte do grupo contrário à identificação destas com a febre tifóide, mas, antes, o fato de esses cientistas entenderem que as pesquisas de base microbiológica realizadas até então não autorizavam a conclusão dos microbiologistas do Instituto Bacteriológico.

Outra forma de ver o fato é a de Benchimol (2003) e Almeida (2003a). Para estes autores, o litígio em questão estava relacionado a uma espécie de estranheza das práticas terapêuticas usuais da clínica médica diante da bacteriologia. A nova medicina e seus arrogantes defensores acabavam por ameaçar a atuação dos clínicos no campo médico, assim como o próprio prestígio social deles. Parecia ainda indicar que o arsenal de saberes e técnicas utilizados nos consultórios e hospitais desde os tempos imemoriais poderia não mais dar conta do tratamento de diversos estados mórbidos.

> As convicções daquela classe médica em querer manter seu *status quo* como médicos de tradição clínica, e a dos bacteriologistas, em se identificarem como vanguarda iluminada da medicina, compuseram um dos pivôs para se compreender tais combates, comumente classificados como científico *versus* pré-científico, ou como moderno *versus* atrasado pelas abordagens mais convencionais acerca do processo de lutas pela supremacia do saber médico. (Almeida, 2003a, p.89)

Concordamos com os dois autores, que, a nosso ver, reformulam a questão, até então apresentada como resistência de velhos saberes ultrapassados a um novo conhecimento de caráter científico e de indiscutível eficácia. Com eles passam a ser levadas em conta as questões relativas a interesses, autoridade científica e posicionamento no campo médico. Gostaríamos, contudo, de acrescentar mais alguns aspectos a essas análises. Para tanto, identificaremos os atores e acompanharemos suas argumentações no contexto em que eram construídas, pois, no momento em que a questão se desenrolava e conseqüentemente todas as posições em jogo ainda estavam em processo de negociação, nada indicava que os bacteriologistas eram senhores de uma verdade insofismável; apenas no contexto da justificação retrospectiva eles assumiram tal papel. Vejamos separadamente os fatores que fazem parte dessa equação.

O objeto da discussão

Antes de mais nada, é imperioso destacar que a questão das febres era bastante controversa. Embora retrospectivamente possamos observar que os estudos no campo da anatomia patológica e da bacteriologia tornaram mais precisos diagnóstico e etiologia da doença[16], na época eles ainda eram bastante recentes, e não faziam parte do acervo de consensos sobre o tema. Como discutimos no início do capítulo, o conhecimento sobre as febres no Brasil do século XIX teve sua gênese relacionada à questão do clima, muito antes da era da bacteriologia. Já os conhecimentos dos clínicos do período, embora englobassem as novas aquisições bacteriológicas, em níveis diversos de profundidade, muito deviam a estudos que precediam os saberes microbianos. O livro de Torres Homem (1877), por exemplo, diversas vezes citado pelos esculápios em contenda, possivelmente foi por eles trabalhado em suas graduações ou era usado como manual em suas atividades clínicas.

---

16 O vício de profissional da divulgação científica obriga-me a informar ao leitor que a febre tifóide é hoje aceita como uma doença infecciosa aguda que provoca, entre outros sintomas, febre contínua, fortes dores de cabeça, alterações gastrintestinais e prostração. Atualmente, postula-se que é causada por uma enterobactéria do gênero salmonela, o bacilo *S. typhi*, que penetra pela via digestiva e começa a se multiplicar no intestino, propagando-se pelo sangue. A partir do período de convalescença o doente pode se tornar um portador da doença e manter uma infecção crônica da vesícula biliar. A doença é transmitida pela água, contaminada por dejeções, e por alimentos que se consomem crus (Saraiva-Gomes, 1991).

Com o advento da bacteriologia, a existência de miasmas palustres, causadores de diversos tipos de pirexias, defendido por Torres Homem e seus contemporâneos, parecia perder o sentido. No entanto, a pluralidade de sintomas observada nos doentes inclinava os clínicos paulistas a continuar defendendo a existência de enfermidades diferenciadas. Não podemos esquecer que, até aquele momento, os sintomas eram elementos de grande importância na classificação de uma entidade mórbida e a chave do diagnóstico clínico. Assim, a influência dos saberes provenientes de conceitos pré-bacteriológicos e da experiência profissional era fonte de resistência à nova noção da doença que vinha se formando. O que queremos afirmar é o contexto de transformação no diagnóstico das febres, em que elementos da bacteriologia e até de concepções miasmáticas estavam presentes em diversas concepções. O próprio parecer da Sociedade de Medicina e Cirurgia revela esse aspecto, pois em meio a afirmações de base bacteriológica (ver item 6) encontram-se até argumentações de ordem telúrica, como a que indica as condições topográficas e geológicas da cidade de São Paulo como impeditivas da alta prevalência de malária na cidade (item 7).

Os participantes

As atas da Sociedade mostram que, no período em que se deu a controvérsia, seu quadro de sócios era composto por cinqüenta nomes. Destes, 23 participaram da discussão final, dos quais dezoito foram contrários aos itens relativos à inexistência da malária na cidade. Durante todo o processo de discussão, somente doze sócios emitiram opinião verbal ou escrita sobre a questão. Isso mostra a existência de um pequeno grupo mais ativo. Figuras como Artur Mendonça, Miranda de Azevedo, Bettencourt Rodrigues, Bernardo Magalhães e vários outros, que não participaram dessas discussões, eram extremamente ativos nos debates da Sociedade, nos quais apresentavam opiniões escritas e verbais sobre os mais variados aspectos da medicina. Esses mesmos médicos também pontificavam em outras instituições do período, como revistas médicas e institutos de pesquisa, podendo ser caracterizados como uma verdadeira elite médica da época. Mas nem só desses senhores vivia a Sociedade. Também havia um numeroso grupo de sócios, menos atuantes, que não deixaram registro de suas concepções. Não obtivemos fontes que nos permitissem mostrar suas características profissionais. No entanto, algumas observações podem ser feitas. É sabido que os estudos no campo da bacteriologia eram bastante incipientes nessa época; somente o Instituto Bacteriológico voltava-se para pesquisas experimentais nessa área. Como visto, seus representantes foram ferrenhos defensores da inexistência da malária e da identificação bacteriológica da febre tifóide. Por outro lado, uma olhadela nos jornais da época mostra que a maioria dos sócios – em especial os que estavam na mencionada sessão – voltava-se mormente para o exercício da clínica. *O Estado de S. Paulo* do período traz vários anúncios de médicos da cidade. Em suas páginas Teodoro Reichert apresentava-se como médico e operador, dedicando-se a doenças de crianças e de senhoras; era especialista em febre, sífilis e operações de estreitamento da uretra. Amâncio de Carvalho também oferecia seus trabalhos como médico e operador. Oliveira Fausto identificava-se como médico cirurgião e parteiro, acrescentava que operava com freqüência nos hospitais da Europa, praticando operações de pequena e alta cirurgia. Antonio de Campos Sales qualificava-se como médico cirurgião e parteiro. Bráulio Gomes também se dedicava a partos e doenças das senhoras. Desidério Stapler, como já observamos, se apresentava ao público como ex-substituto da Policlínica Central, chefe de serviço do Instituto Sanitário em Viena, operador e especialista em doenças de senhoras.[17]

O que procuramos realçar é que, nessa controvérsia, havia dois grupos distintos; os representantes do grupo minoritário, que aceitavam em variados graus os saberes bacteriológicos, em virtude de suas posições relativas no campo médico e do capital científico acumulado, tinham muito mais visibilidade nas discussões. O grupo maior e mais desconhecido possivelmente era composto por clínicos de consultórios e hospitais, menos renomados, pouco atuantes ou menos presentes na Sociedade. No entanto, tudo isso não impediu sua vitória na votação do parecer.

---

17 Pesquisamos os anúncios do jornal *O Estado de S. Paulo* entre 1895 e 1897.

Os argumentos de convencimento

Ao relatar o desenvolvimento da controvérsia, referimo-nos aos principais argumentos dos diversos grupos envolvidos. Agora, voltar-nos-emos apenas para os pontos centrais, que sustentavam o parecer elaborado pelos defensores da febre tifóide e as críticas a ele proferidas. O parecer tinha dois pontos como sustentáculo: um se referia ao resultado das autópsias e à observação do bacilo de Eberth por Lutz, que pareciam indicar a existência da febre tifóide. O outro era o fato de não se ter encontrado doente algum infectado com plasmódio na cidade, o que demonstrava a inexistência de malária na região. Como conseqüência, nesses casos, o uso do quinino era prejudicial e inócuo. Retrospectivamente, nada pode parecer mais evidente. Algumas considerações apresentadas pelos partidários da existência de malária na cidade mostram, contudo, que não era bem assim. Em primeiro lugar, como observou Odilon Goulart, o fato de não se ter encontrado o protozoário da malária nos doentes observados não significava a inexistência da malária na cidade, pois ele poderia vir a ser encontrado, posteriormente, em outros enfermos. Em relação às autópsias elaboradas por Lutz e Mendonça, Goulart acrescentava que elas não passavam de quinze. A existência desses casos de febre tifóide na cidade não implicava que todos os casos de febres fossem iguais (Goulart, 1897). Com referência ao quinino, vale observar que, como grande parte dos casos, a febre tifóide tinha uma evolução benigna na ausência de medicação específica após a quarta semana de adoecimento – o uso do quinino neste período deixava a impressão de produzir melhoras nos pacientes; ou seja, naquele momento, fazia mais sentido a argumentação dos visíveis benefícios da medicação do que o *part pri* de que, se não havia malária, o uso do quinino não traria vantagens ao doente.

Os aspectos da controvérsia deixam claro que a crítica à posição dos defensores da microbiologia não era sinônimo de obscurantismo. Ao contrário, podemos dizer que, naquele momento, somente a fé inabalável na nova ciência dos micróbios fazia das afirmações dos microbiologistas verdades incontestáveis.

Aumentando a precisão de nossa análise, podemos argumentar que, mais que de uma questão de fé, se tratava do vislumbre do rol de possibilidades que a nova ciência dos micróbios parecia descortinar. Em relação aos médicos da Sociedade de Medicina e Cirurgia que defendiam a bacteriologia, isso fica evidente. Convertidos ao novo conhecimento e esperançosos de sua capacidade de, no futuro, desvendar a causa de diversas doenças, eles já o utilizavam, ou defendiam irrestritamente seus colegas voltados para esse campo. Tal aspecto também se aplica a alguns médicos que se eximiram de defender a inexistência da malária e classificar de febre tifóide os casos observados, pois também eles postulavam que, em curto espaço de tempo, a bacteriologia daria resolução ao problema.

Tomando por base as contribuições de Thomas Kuhn, poderíamos dizer que, no momento examinado, quando o paradigma bacteriológico começava a aparecer, tal confronto era inevitável, pois determinada teoria, para transformar-se em paradigma, precisa conquistar a adesão dos postulantes de teorias concorrentes. Essa adesão, contudo, só pode se dar por critérios exteriores à lógica da teoria, pois esta é incomensurável em sua dimensão cognitiva e em sua função normativa, a qual diz respeito aos problemas e métodos de solução considerados legítimos no escopo do novo campo de conhecimentos (Kuhn, 1991). Assim, muito mais que qualquer outra coisa, a conversão ao novo saber se daria pelas possibilidades de resolução de novos problemas que ele proporcionaria.

Essa visão é interessante por nos possibilitar pensar no potencial da teoria microbiana na resolução de problemas de saúde como fator essencial para a conversão de médicos que partilhavam uma formação baseada em teorias precedentes. Além disso, ela coloca um importante aspecto para nosso problema: a incomensurabilidade das teorias de diferentes paradigmas tem efeito limitador no processo de reconversão dos adeptos de teorias concorrentes. Ou seja, alguém que acreditasse em causas telúricas e meteorológicas para o surgimento do impaludismo não poderia crer na impossibilidade de identificação das febres paulistas com a malária, em virtude da inexistência dessa doença na cidade. Isso porque o fato era determinado, por parte dos microbiologistas, pela ausência do plasmódio, ou do vetor da doença, na região e não por causas ambientais. De forma semelhante, um partidário da microbiologia não levava às últimas conseqüências pequenas variações sintomáticas observadas nos diagnósticos elaborados pelos clínicos diante da verificação de microrganismos específicos em determinado caso.

Apesar de ser um referencial importante para a compreensão da controvérsia, as idéias de Kuhn não dão conta das questões extracognitivas subjacentes ao embate ou à conversão pacífica dos que se situam em determinada posição. Essa limitação leva-nos a retornar à noção de campo, que norteia nosso trabalho. Assim, esquecendo a comunidade e comungando a concepção da ciência como mercado, vemos a controvérsia como uma busca do monopólio sobre a autoridade científica em relação ao diagnóstico da febre tifóide. Nesse processo, os defensores da bacteriologia investiam na defesa de um novo campo de estudos, que parecia prenhe de possibilidades de realizar seu capital científico. Seus opositores, diante da ameaça, apostavam na manutenção de uma autoridade científica conquistada em longos anos de estudos e trabalhos de base clínica. Sua perda também teria conseqüências extracampo, transbordando de um foro puramente acadêmico para o trabalho diário de atendimento clínico, no qual provavelmente também teriam seu prestígio abalado.

Em relação a esse aspecto, vale relembrar que, para Bourdieu, o capital científico é um crédito simbólico passível de acumulação, transmissão e – mais importante – de reconversão em outras formas de capital. A relativa perda de autoridade científica determinada por uma derrota na controvérsia poderia dificultar a manutenção dessa reconversão de capital científico em prestígio e, conseqüentemente, pecúlio proveniente do trabalho clínico (Bourdieu, 1983).

Para encerrar, voltando a nosso objeto, acreditamos que a reação ao parecer caracteriza-se como repulsa do conjunto de médicos que partilhavam a aceitação de um tipo de diagnóstico pré-bacteriológico, não redutível a este novo conhecimento, a um juízo elaborado somente do ponto de vista de um grupo minoritário – mas com ótimas posições no campo –, que comungava com o paradigma bacteriológico das doenças. Como o processo de fechamento da discussão não gerou consenso, o grupo majoritário teve como reafirmar suas posições.

6
DA TRANSMISSÃO HÍDRICA À CULICIDIANA: COMO SE PROPAGA A FEBRE AMARELA?

A doença

Entre as últimas décadas do século XIX e os primeiros anos do século XX, a febre amarela foi o flagelo que mais preocupou os médicos voltados para a saúde pública, apontada como a principal doença epidêmica que grassava no país. A cada ano, suas epidemias ceifavam milhares de vidas em nossas maiores cidades. Além disso, eram um entrave à continuidade do processo de importação de mão-de-obra e dificultavam o desenvolvimento do comércio com os países europeus, elementos vitais à manutenção do modelo econômico naquele período.

A doença era conhecida desde longa data no Brasil. Aqui chegou durante o último quartel do século XVII, provavelmente trazida das Antilhas, onde se difundia desde a época dos descobrimentos. Em 1685, houve epidemias em Olinda e outras cidades do interior de Pernambuco; no ano seguinte, outro grande surto na Bahia. Não há notícias de outras epidemias no período colonial. No entanto, em 1849, ela voltou à Bahia, de onde se alastrou para diversas regiões litorâneas, transformando-se no maior pesadelo dos governantes pelo estigma que causava em relação a nossos portos. A primeira grande epidemia do Sudeste foi em 1849, no Rio de Janeiro. A partir dessa época, a doença visitaria constantemente a capital federal, atacando grande parte de sua população e, principalmente, os imigrantes (Franco, 1969). Não sem motivo, a cidade ficaria conhecida como "túmulo dos estrangeiros".

Em São Paulo, a febre amarela surgiu na cidade de Santos. A partir de 1850, a cidade foi atingida por constantes surtos da doença que, a cada verão, vinha com os tripulantes dos navios recém-chegados, alastrando-se a partir da região portuária. Como a doença não chegou rapidamente às regiões mais altas do centro do estado, limitando-se às zonas litorâneas, os médicos consideravam que ela era exclusiva das áreas baixas, não oferecendo perigo aos habitantes do interior, resguardados pela Serra do Mar (Gambeta, 1985).

No ano de 1889, uma forte epidemia se instalou na cidade de Santos, indo bater às portas de grande parte do Oeste paulista e chegando a Campinas, capital agrícola da província e seu segundo maior centro. A partir desse momento, a "princesinha do Oeste", como chamavam-na à época, seria atingida por sucessivas epidemias em 1889, 1890, 1892, 1896 e 1897. De Campinas esses surtos se alastravam pelas demais cidades do Oeste, gerando preocupações à medida que colocavam em risco a produção cafeeira. A disseminação da doença pelo interior do estado jogou por terra a antiga noção, vigente à época, de que a febre amarela era um mal adstrito ao litoral, incapaz de subir a Serra do Mar. Entre 1898 e 1904, todos os anos surgiram epidemias da doença em cidades do Oeste paulista (Ribeiro, 1993).

Até meados do século XIX, recorriam-se a várias teorias para explicar o surgimento da doença e embasar as formas de combatê-la. Na primeira metade da década de 1870, ainda havia fortes divergências sobre seus meios de propagação; para alguns, ela era contagiosa, ou seja, passada diretamente de pessoa a pessoa; para outros, tratava-se de um mal transmissível ou infeccioso, que necessitava de um agente que o transportasse do doente a uma pessoa sã.[1] No entanto, era consenso que a febre amarela era uma doença que se originava de emanações pútridas – os miasmas. Para explicar seu aparecimento, os médicos apelavam para diversos fatores topográficos, atmosféricos, de saneamento etc.

---

1 Sobre as controvérsias relativas à forma de transmissão da febre amarela, ver: Chalhoub (1996); Tellaroli Júnior (1996); Benchimol (1999).

Estudos de estatísticas e observação de diversos aspectos ambientais relacionavam a incidência das epidemias de febre amarela – que geralmente se davam no verão – ao calor, à quantidade de chuvas, aos níveis de ozônio na atmosfera, à umidade proveniente dos pântanos – considerados um dos principais focos de exalação dos miasmas – e aos morros que dificultavam a circulação dos ventos capazes de purificar o ar, o principal veículo de disseminação dos eflúvios miasmáticos. Assessorados por engenheiros, químicos e outros profissionais de campos correlatos, os médicos higienistas voltavam-se para a intervenção nos aspectos urbanísticos: o ar confinado nas habitações coletivas, nas fábricas, nas ruas estreitas; a influência corruptora dos matadouros, cemitérios, valas, esgotos e a água nem sempre vinda de fontes puras eram os principais focos de sua atenção. Assim, as formas de combater o mal se voltavam para medidas de reorganização urbana e normatização de vários aspectos da vida cotidiana. No campo das terapêuticas individuais, vigiam as antigas fórmulas da medicina oitocentista, baseadas em xaropes, sangrias e outras medidas (Benchimol, 1990).

No último quartel do século XIX, o desenvolvimento dos conhecimentos sobre os micróbios alteraria profundamente esse quadro. Os trabalhos de Pasteur, Koch e seus seguidores sobre a atuação dos microrganismos na transmissão das doenças abririam caminho para o estudo da febre amarela sob o paradigma da microbiologia. No Brasil, as pesquisas microbiológicas sobre a doença ganharam fôlego no início da década de 1880, na Capital Federal. Ainda nesse ano, o então professor de química orgânica e biologia da Faculdade de Medicina do Rio de Janeiro, Domingos Freire, postulava que a doença era causada por microrganismos, e que injeções hipodérmicas de salicilato de sódio – ácido sintético similar ao acetilsalicílico – curavam o mal já instalado. Em 1883, João Batista Lacerda, médico, chefe da Seção de Antropologia, Zoologia e Anatomia do Museu Nacional, afirmava que a febre amarela era causada por um organismo vegetal encontrado nas vísceras de suas vítimas. Ainda nesse ano, Domingos Freire voltou à cena, anunciando a descoberta do microrganismo causador da febre amarela: o *Cryptococcus xanthogenicus*, uma espécie de alga, que contaminava as águas, o ar, a terra, os alimentos frios, os cemitérios e os hospitais. Anunciada sua descoberta, ele deu início à elaboração de uma vacina contra a doença, que começou a aplicar, experimentalmente, ainda em 1883 (Benchimol, 1999).²

Na década de 1890, também foram elaboradas diversas pesquisas com o objetivo de identificar o micróbio da febre amarela. Tanto no Brasil como no Velho Mundo, vários pesquisadores pontificaram sobre qual seria seu verdadeiro agente transmissor, em controvérsias infindáveis. A partir da metade da década de 1890, os trabalhos de Domingos Freire, que dez anos antes haviam obtido grande aceitação, estavam bastante desacreditados, e suas postulações passaram a ser duramente criticadas pela maior parte da elite médica (Benchimol, 1999). Por outro lado, floresciam as discussões sobre a forma de propagação da doença. Sem o caráter experimental observado nas pesquisas para a identificação do germe, esse tipo de investigação baseava-se em observações precedentes sobre as formas de propagação de diversas epidemias e nas relações destas com o meio ambiente.

O conhecimento sobre a forma de transmissão da febre amarela deve-se ao médico cubano Carlos Finlay, que a partir de 1881 publicou artigos invocando o mosquito como o verdadeiro transmissor da doença. No entanto, naquele momento suas idéias não tiveram eco na comunidade científica. Somente em 1900 os trabalhos experimentais de uma comissão médica americana em Cuba trouxeram à tona a hipótese do cubano, permitindo a colocação em prática de medidas de profilaxia específicas, que acabaram por dar fim às grandes epidemias urbanas da doença nos países tropicais.

A questão da etiologia do mal permaneceu obscura por mais algum tempo. Somente em 1927, quando o desenvolvimento das ciências biomédicas possibilitou maior conhecimento sobre os vírus, ela seria

---

2 O historiador Jaime Benchimol construiu alentada biografia científica sobre Domingos Freire, mostrando a importância desse personagem na história das ciências biomédicas brasileiras. Seu trabalho arrola todas as iniciativas de identificação do micróbio da febre amarela, produção de profiláticos para evitar a doença e outras iniciativas para combatê-la no último quartel do século XIX (Benchimol, 1999). Sua pesquisa mostra-se como amplo painel que abrange a maioria das questões relativas à doença no período, sendo a principal fonte secundária que utilizamos neste capítulo.

esclarecida por médicos da Fundação Rockefeller que, na África Ocidental, elaboraram pesquisa de inoculação em macacos. No ano seguinte, conseguiu-se a atenuação do vírus nos laboratórios do Instituto Pasteur de Paris; finalmente, em 1937, a Fundação Rockefeller começou a produzir vacinas em larga escala contra a doença (ibidem).

Hoje, aceita-se que a febre amarela é uma infecção de origem viral, causada por um arbovírus do gênero Flavirus, em sua forma silvestre. Tem como principal hospedeiro vertebrado o sagüi, mas também infecta pequenos roedores. A partir do reservatório natural, a doença é transmitida pelo mosquito *Aedes aegypti*, que se reproduz geralmente em coleções de águas domiciliares e peridomiciliares, propagando a doença rapidamente em regiões urbanas (Almeida Neto & Leite, 1991; Bier, 1994).

É uma doença aterrorizante em virtude da rapidez e da abrangência de sua propagação e da intensidade dos sintomas, caracterizados pelo quadro grave de insuficiência renal e hepática, que pode levar rapidamente à morte. Depois da picada por mosquito infectado, há um curto período de incubação, que pode durar de três a seis dias. Sua manifestação é rápida, dá-se com o surgimento de fortes cefaléias, dores musculares, calafrios e outros sintomas de infecção aguda. A evolução do mal leva a vômitos e outros sintomas derivados da degeneração do aparelho digestivo; icterícia, que causa uma coloração amarela na pele; hemorragias e diminuição da secreção urinária (Almeida Neto & Leite, 1991).

A febre amarela na Sociedade de Medicina

Em seu primeiro ano de atividades, a Sociedade de Medicina deu pouca atenção à febre amarela, e a possibilidade de cura da doença pela ação do quinino foi uma das poucas discussões algumas vezes travadas no plenário da casa, mesmo assim sem gerar grande interesse. Nesse momento, as pesquisas sobre a doença no estado de São Paulo tinham como principal espaço institucional o Instituto Bacteriológico, onde pesquisadores inteiramente voltados para a microbiologia batiam-se na busca do germe causador do mal. Segundo o próprio Lutz, desde 1894, o Instituto Bacteriológico ocupou-se com o estudo desta moléstia fazendo grande número de exames bacteriológicos sobre doentes e cadáveres. No primeiro caso examinava-se o sangue, o vômito, a urina e as dejeções, no segundo faziam-se estudos sobre os mesmos líquidos e os sucos das vísceras, a bile e gânglios mesentéricos. [Apesar disto,] não se conseguiu encontrar um gérmen que se pudesse pôr em relação causal com a moléstia e o resultado do enorme trabalho de paciência neste sentido foi completamente negativo. (Lutz, 1907, p.69)

Em 1896, a situação modificou-se em virtude da forte epidemia que teve início na cidade de Campinas. O surgimento dos primeiros casos, no início do ano, fez soar o alarme da possibilidade de uma grande epidemia, pois estas manifestavam-se sempre no mesmo período do ano, principiando em janeiro ou fevereiro, propagando-se em março até atingir o clímax em abril. Começavam então a declinar por volta de maio e extinguiam-se em junho, no inverno (Santos Filho, 1996). Já em meio à epidemia, Luiz Pereira Barreto propôs que a Sociedade discutisse e adotasse uma moção aconselhando medidas para interromper sua fatídica marcha.

Na verdade, Pereira Barreto não era nenhum neófito no assunto. Em 1887 ele havia sido comissionado pelo governo estadual para participar de uma campanha contra a doença em Campinas. Dois anos depois, o então presidente do estado, Barão de Jaguará, incumbiu-o de preparar a opinião pública para receber a notícia de que o governo se propunha a fazer grandes investimentos no campo da higiene para acabar com a doença. Por fim, em março de 1889, ele escreveu na *Província de São Paulo* quatro artigos sobre o tema (dias 12, 15, 16 e 17) e, em abril, mais uma série de cinco, nos quais esboçava pela primeira vez sua teoria de transmissão hídrica da doença (Barros, 1967).

A proposta apresentada à Sociedade, por Pereira Barreto, na sessão de 1º de abril de 1896 reiterava suas convicções anteriores, tomando por base a possibilidade de a doença ser transmitida pela água, o que a seu ver era uma conclusão logicamente observável pelo cruzamento das informações sobre a freqüência de epidemias naquela cidade e a ampliação da distribuição de água encanada. Seguia-se à justificativa científica um conjunto de medidas que objetivavam sanear os mananciais existentes e ampliar a oferta de água encanada para a população.

Considerando que, no verão de 1889 e no de 1890, quando a população de Campinas servia-se exclusivamente da água de poços, foi a cidade atacada por duas largas e mortíferas epidemias; considerando que terminados os trabalhos de encanamento e esgotos, em princípios de 1891, e fornecida à população água potável em abundância, tomada de um manancial não poluído cessou a epidemia, não havendo mais um só caso da moléstia reinante; considerando que, no verão de 1892, devido ao fato de voltar a população, ao uso da água de poços, por causa do incidente ocorrido no principal reservatório, reapareceu a epidemia com o mesmo caráter de gravidade e só cessou depois que a população passou a fazer uso da água encanada; considerando que destes fatos ressalta, com toda a evidência, a convicção de que não se pode imaginar uma experiência feita em melhores condições, porquanto por duas vezes tivemos ali a prova e a contraprova, surgindo a epidemia com o uso da água poluída e cessando ela no momento em que cessou o uso da água incriminada; considerando que por toda a parte ... o modo de propagação da epidemia se deixa claramente vincular ao fato da contaminação da água potável. ... A Sociedade de Medicina e Cirurgia de São Paulo resolve declarar poluída a água de Campinas e aconselhar a quem de direito medidas, as mais urgentes a tomar ... (Barreto, 1896a, p.1)

Em busca de aliados para sua causa, Pereira Barreto utilizou o expediente mais caro e mais criticado entre os acadêmicos: foi para a grande imprensa reafirmar suas idéias. Em 6 de maio iniciou a publicação de uma série de artigos no *Commercio de São Paulo*. Sob o título "Epidemiologia", reabilitou antigos escritos seus elaborados a partir de 1889, que pareciam ganhar nova vida com as evidências observadas em Campinas.[3]

Pereira Barreto declarava que sua hipótese prendia-se a evidências provenientes do cruzamento de dados sobre o surgimento de epidemias

---

3 O artigo intitulado "Epidemiologia", publicado por um anônimo em *O Estado de S. Paulo* de 7 de maio de 1896 (p.1), faz referência à publicação do primeiro artigo de Pereira Barreto no *Commercio de São Paulo*, na véspera (6 de maio). Outro artigo "Epidemiologia" de *O Estado de S. Paulo* de 17 de maio, também anônimo, faz referência ao fato de Pereira Barreto já ter publicado cinco artigos sob o mesmo título no *Commercio*. Um terceiro artigo de *O Estado de S. Paulo*, de 25 de maio, cita algumas passagens de artigo de Pereira Barreto publicado no dia 13 de maio, também no *Commercio de São Paulo*.

da doença no estado com os de distribuição de água encanada, apresentando dados estatísticos que procuravam relacionar as duas variáveis. No entanto, acreditamos que outro fator estava na base de seu modo de pensar. A partir de 1892, vários surtos de cólera surgiram na cidade, resultantes de uma pandemia que varreu grande parte do Ocidente entre 1881 e 1896 e que acabou por se transformar em uma epidemia de grandes proporções, que atingiu o eixo estado do Rio de Janeiro – estado de São Paulo entre 1894 e 1895 (Benchimol, 1999). Doença infecciosa de grande letalidade, o cólera vinha juntar-se à febre tifóide que, em constantes surtos, atacava o estado e, principalmente, a cidade de São Paulo. As duas eram sabidamente de veiculação hídrica e formavam o quadro do qual Pereira Barreto extraía a analogia com a febre amarela, transformando a água na responsável única pela transmissão da doença. Contágio direto, falta de arejamento, poluição dos ares, transmissão mista, nada disso a ele importava, somente a água. Por essa lógica, a inexistência da doença em Ribeirão Preto era assim analisada:

> Se há uma cidade imunda é com certeza Ribeirão Preto. Vários casos de febre amarela, importados, ali se têm dado. Entretanto, não tem havido epidemia, o mal limita-se submisso às contingências locais. A população ali se serve exclusivamente de boa água trazida em carroças de uma parte distante da cidade 2 ou 3 km. (Barreto, 1896b, p.1)

Já a capital do estado era tida como imune à enfermidade em virtude da qualidade da água – a seu ver, excelente – proveniente da Serra da Cantareira.

Como vemos, Pereira Barreto construía seu argumento no frágil solo dessa única variável, em contraposição a todos os outros possíveis meios de propagação visualizados na época. Esse posicionamento rapidamente atraiu grande número de opositores, visto haver defensores das várias possibilidades de disseminação da doença. Além disso, sua posição política de cacique do Partido Republicano fazia que, normalmente, houvesse muitas críticas a suas posições públicas. No dia seguinte ao aparecimento de seu primeiro artigo no *Commercio de São*

Paulo, O Estado de S. Paulo começou a publicar – também sob o título "Epidemiologia" – uma série de editoriais contrários à sua posição. De início tratava-se de ressentimentos pela inclusão ou não de alguns nomes de políticos no rol de elogios feitos aos responsáveis pela construção do *excelente sistema de distribuição de água da cidade*. Logo, o articulista começou a aproveitar o momento para também desferir críticas à Sociedade de Medicina.

> Não sabemos e não podemos saber, incompetentes que somos, se o Dr. Luiz Pereira Barreto está com a verdade científica. Quem a esse respeito poderia dizer alguma coisa seria a Sociedade de Medicina e Cirurgia de São Paulo se, infelizmente, nessa douta e respeitável corporação não se agitassem tantos argumentos e não se chocassem tantas opiniões quantos são os membros que a compõem. (*O Estado de S. Paulo*, 7 maio 1896, p.1)

Por fim, as críticas voltaram-se para suas postulações técnico-científicas, deixando de ser apresentadas como editoriais e tornando-se matérias assinadas; às vezes por anônimos ou pelo médico Bernardo de Magalhães. Este, em longa série de artigos, procurava mostrar que, embora a teoria hídrica fosse pertinente, a febre amarela era também contagiosa. A seu ver, a relação entre o deslocamento das pessoas entre as cidades e o aparecimento da doença comprovava o fato (Magalhães, 1896).

Mas deixemos os jornais e voltemos à Sociedade de Medicina. Também lá, a proposição de Pereira Barreto ensejou o aparecimento de novos posicionamentos sobre o tema. A grande discussão gerada por sua proposta fez que as três sessões subseqüentes à sua apresentação fossem inteiramente voltadas para a questão da febre amarela. Em 9, 15 e 22 de abril, os sócios da casa defrontaram-se em longuíssimas discussões sobre a propagação da doença, apresentando, em seguida, artigos consolidando suas posições (SMCSP, 1896a, 1896b, 1896c). No desenrolar da controvérsia, Pereira Barreto foi perdendo terreno em sua argumentação, pois a maioria de seus opositores acreditava em formas mistas de transmissão, relacionando o aparecimento da doença em vários lugares e momentos às mais diversas ocorrências.

Os artigos publicados nos *Boletins* e as atas das sessões mostram a diversidade de opiniões sobre o tema. Mello Barreto escreveu defendendo a transmissão hídrica acrescida da transmissão aérea (Barreto, M., 1896). Em seguida, foi a vez de Evaristo da Veiga, que, em uma série de artigos, tratou dos sintomas da doença e postulou sua contagiosidade (Veiga, 1896). Esteves de Assis defendeu a não-exclusividade da forma de contaminação: ar, água e solo poderiam ser veículos de propagação da doença. A seu ver, o importante era que o mal tinha um caráter de infecção domiciliar, com o germe irradiando-se a partir das casas contaminadas (Assis, 1896). Teodoro Reichert também escreveu defendendo o contágio e postulando a desinfecção rigorosa dos domicílios, o isolamento completo dos doentes, a assepsia dos cadáveres e sepulturas, o estabelecimento de sistemas de distribuição de água potável para as regiões atingidas e a plantação de altas árvores de eucalipto ao redor das cidades contaminadas (Reichert, 1896). Entre os outros participantes da discussão, somente Bettencourt Rodrigues era favorável à exclusividade da teoria hídrica. Ainda se mostraram contrários a essa possibilidade Tibério de Almeida (Almeida, 1896), Carlos Botelho, Miranda de Azevedo, Hora de Magalhães, Odilon Goulart, Theodureto Nascimento e Esteves de Assis, Sérgio Meira, Matias Valadão, Bernardo de Magalhães, Cunha e Vasconcellos e Mello Barreto[4] (Nascimento & Assis, 1896).

Em 22 de maio, a discussão foi paralisada pela impossibilidade de se alcançar um consenso. A diretoria da casa decidiu tirar o tema de sua pauta de reuniões e nomear uma comissão para estudar mais detidamente a questão. Esta seria composta por Ataliba Florence, Cândido Espinheira, Faria Rocha, Gualter Pereira e Alfredo Medeiros. Tal qual a epidemia, que se enfraquecia com a chegada do inverno, as discussões também esfriaram. Escolhida a comissão, o tema deixou de ser discutido. No entanto, seus membros nunca vieram a público apresentar um relatório de seus estudos.

---

4 Os autores não referenciados não apresentaram suas opiniões em artigos publicados no *Boletim*, e sim nas atas das sessões realizadas entre 1º de abril e 22 de maio de 1896 (SMCSP, 1896a, 1896b, 1896c, 1896d, 1896e, 1896f).

Febre amarela, saúde pública e a Sociedade

É interessante observar que, de forma paradoxal, o momento de esvaziamento das discussões coincide com a tomada de iniciativa do Executivo para reverter a situação epidêmica existente. No fim de maio, Campos Sales, então presidente do estado, enviou ao Congresso um projeto de lei tratando do tema. Este autorizava o governo a promover a execução de obras de saneamento na capital, em Santos, em Campinas e nas demais localidades do estado onde houvesse epidemia; nessas localidades, o poder estadual teria o direito de criar, desapropriar ou encampar os serviços de água e esgoto existentes. Em relação ao financiamento das obras, o projeto era draconiano e funcionava como um empréstimo compulsório. O governo do estado arcaria com a execução, a ser cobrada posteriormente dos municípios; o poder estadual tinha o direito de tomar como garantia as rendas provenientes do imposto predial e das taxas de fornecimento de água e recolhimento de esgoto dos municípios inadimplentes.[5]

No dia seguinte ao envio do projeto ao Legislativo Estadual, o então secretário do Interior, Dino Bueno, dirigiu-se à Sociedade com o objetivo de assistir às discussões sobre o tema. Fato que foi assim registrado nos anais da Sociedade.

> Tal acontecimento é digno de nota especial, porque nunca compareceu às sessões nenhum membro do governo nem da diretoria do Serviço Sanitário. O precedente estabelecido pelo Dr. Dino Bueno além de significar um ato de extrema cortesia e consideração para com a Sociedade de Medicina e Cirurgia, mostra que o governo do distinto cidadão Dr. Campos Sales está disposto a dar a seus atos outro cunho de orientação, porque não só na Capital federal, como nas capitais da Europa, Rio da Prata, etc., as associações científicas mereceram sempre dos bons governos todas as atenções, sendo suas decisões fielmente ouvidas, em se tratando de questões de sua competência. (SMCSP, 1896g)

---

5 Mensagem ao Congresso do Sr. Campos Salles acompanhada de exposição de motivos do secretário de agricultura Álvaro Carvalho. *O Estado de S. Paulo*, 3 maio 1896, p.1.

Não obstante a solicitude do Executivo, o secretário não pôde assistir à sessão na qual a discussão sobre a doença mais uma vez se travaria. Por motivos desconhecidos, não houve quórum para sua realização. Talvez os próceres da ciência médica do estado não quisessem deixar claro ao Executivo que não tinham opinião consensual sobre o modo de agir em relação à questão.

De qualquer forma, o projeto de lei elaborado no Executivo e posteriormente encampado pelo Legislativo vinha ao encontro da formulação da maioria dos médicos, procurando garantir o fim da febre amarela pela execução de um conjunto de ações que tinham como base a teoria da transmissão mista da doença. Assim, a drenagem do solo e a construção de redes de esgoto, a implantação ou ampliação da oferta de água encanada proveniente de fontes sabidamente puras e as reformas urbanas necessárias – como a construção de canais de ventilação para levar ar limpo à cidade de Santos, diminuindo assim sua umidade – eram a base do projeto de saneamento, que também procurava disciplinar ainda mais o serviço de imigração, com a construção de novos postos de quarentena para os tripulantes de embarcações provenientes de portos suspeitos de contaminação. Talvez a amplitude do projeto tivesse sido um fator importante no esfriamento da discussão do tema na Sociedade. Garantida a execução de medidas que contemplavam as principais posições sobre as formas de evitar o surgimento de novas epidemias, a discussão perdia muito de seu sentido prático.

O desenrolar dos fatos até agora observados mostra o surgimento de um consenso sobre a transmissão mista da febre amarela e o isolamento de Pereira Barreto em sua posição de defensor intransigente da transmissão unicamente por via hídrica. No entanto, a posição por ele defendida parece ter influenciado no tipo de obras de saneamento adotadas preferencialmente pelos poderes públicos. Segundo Tellaroli Junior (1996), antes do início da controvérsia sobre a teoria hídrica, as atividades da Diretoria do Serviço Sanitário Estadual no saneamento urbano voltavam-se exclusivamente para a melhoria da higiene pública e particular, com ações visando ampliar a coleta de lixo, a limpeza de logradouros públicos, a fiscalização dos domicílios etc. As iniciativas estaduais de ampliação da distribuição de água encanada e da coleta de esgotos, que nos primeiros anos da década limitavam-se à capital e aos municípios de Santos e de Campinas, tornaram-se mais freqüentes a partir de 1896, período da polêmica sobre a importância da transmissão hídrica da febre amarela.

Apesar das numerosas contestações pelos médicos, fica a impressão de que o prestígio pessoal do dr. Pereira Barreto, o impacto da teoria hídrica na opinião pública e a falta de resultados positivos com as medidas até então adotadas, voltadas exclusivamente para a urbanização, a melhoria da limpeza pública e privada e o isolamento hospitalar dos doentes, contribuíram para o incremento das obras estaduais de água e esgoto (ibidem, p.104). Além disso, a influência das concepções de Barreto nas obras de saneamento, apesar de seu isolamento na defesa intransigente da veiculação hídrica da doença, parece mostrar a influência da Sociedade na atuação governamental relacionada às questões de saúde pública. No entanto, não podemos simplificar a questão em busca de uma afirmação do nível de ascendência institucional da Sociedade na atuação da saúde pública estadual. Isso porque Pereira Barreto não pode ser visto somente como um dos líderes da Sociedade de Medicina e Cirurgia de São Paulo. Seu prestígio pessoal, como político, médico e intelectual, fazia que suas postulações fossem respeitadas não só por sua autoridade no campo médico.

Na verdade, o episódio deixa entrever a já citada ambigüidade da forma de atuação institucional da Sociedade diante dos poderes públicos. Por um lado, mediante alguns de seus mais importantes sócios, a instituição tinha acesso direto a fóruns de decisão política, e muitas vezes conseguia colocar à frente seus projetos, pela influência individual de seus membros. Por outro, como vimos, a Sociedade não obteve consenso entre seus membros, nem se pronunciou, institucionalmente, sobre a questão da forma de transmissão, ou em relação às propostas dos poderes públicos. O desinteresse nesse tipo de atuação também se verifica no fato de que, apesar de seu vice-presidente à época, Miranda de Azevedo, ter tido uma atuação política destacada nas discussões do projeto de saneamento do governo, não apresentou nenhuma proposição ou emenda que refletisse a posição da Sociedade. Sua atuação visava procurar, de todas as formas, retardar ao máximo o andamento do projeto, recurso usual da minoritária bancada oposicionista, que não tinha outra forma de defender seus interesses[6] (ibidem).

Um italiano agita a Sociedade

Passados os debates sobre a transmissão hídrica, a febre amarela seria tema por algum tempo deixado em segundo plano na Sociedade, gerando apenas alguns poucos artigos em seus boletins, mas pouquíssima discussão em plenário. Ainda em 1896, Hora de Magalhães apresentou trabalho sobre a doença, propugnando a utilização de certo *soro colibacilar* para sua profilaxia e seu tratamento (Magalhães, H., 1896). Clemente Ferreira voltou-se para o tratamento da diminuição da secreção urinária, anuria, no desenrolar da enfermidade (Ferreira, 1896). No ano seguinte, trataria de seus aspectos epidemiológicos. Em março de 1897, três pesquisadores do Instituto Bacteriológico fariam publicar seus artigos no *Boletim* da Sociedade: em março, Johannes Paulsen apresentou trabalho preliminar sobre a etiologia da doença, sustentando a ação de bolores em seu surgimento (Paulsen, 1897); em agosto, seus colegas de Instituto Artur Mendonça e Bonilha de Toledo também trouxeram trabalho preliminar sobre um bacilo encontrado nas fezes de doentes (Mendonça & Toledo, 1897).

---

6 A tentativa da oposição de atrasar a votação dos projetos governistas pelos mais diversos artifícios regimentais ficou conhecida como "oposição sistemática". Segundo Tellaroli: "O deputado Miranda de Azevedo foi dos que utilizaram mais explicitamente esses recursos, solicitando um rol intenso de informações ao Executivo a respeito do abastecimento de água dos municípios, da invasão do interior pela febre amarela e dos meios empregados pelo governo estadual para combater a epidemia. Sua justificativa ao pedir tantas informações foi a de que o projeto de lei de saneamento era muito vago, não estipulando quais obras seriam feitas e seus custos. Alguns deputados situacionistas, como Julio de Mesquita e Francisco Malta, acusavam-no de solicitar informações de obtenção demorada apenas para embaraçar o andamento dos trabalhos, fazendo oposição sistemática ao projeto e, conseqüentemente, atrasando o início das obras de saneamento" (Tellaroli Junior, 1996, p.217).

Em 1898, a doença, por curto período de tempo, voltaria ao centro das atenções na Sociedade. Era um ano de forte epidemia na cidade de Santos e, no meio médico, as atenções continuavam voltadas para a possibilidade de desenvolvimento de um soro contra a doença. No ano anterior, um médico gaúcho chamado Caldas notificara a descoberta do soro com essa propriedade. Não tardou para que as autoridades do campo médico, lideradas por Adolpho Lutz, concluíssem pela ineficácia do produto (Benchimol, 1999). Mas os avanços da microbiologia, e da soroterapia em particular, faziam que as esperanças na descoberta de um soro que curasse a doença continuassem crescentes. Foi nesse contexto que o bacteriologista italiano Giuseppe Sanarelli dirigiu-se a São Carlos do Pinhal para efetuar pesquisas epidemiológicas com um soro que vinha desenvolvendo. Em 1896, ele havia se instalado no Uruguai, onde dirigia o recém-fundado Instituto de Higiene Experimental. Poucos meses depois de assumir a instituição, Sanarelli foi ao Rio de Janeiro recolher material para iniciar estudos sobre a febre amarela. No final de 1896, os jornais cariocas anunciavam que ele descobrira o micróbio da doença e se voltava, agora, para a preparação de um soro curativo. Segundo Benchimol, a autoridade científica já conquistada pelo cientista em virtude de seus trabalhos anteriores sobre a febre tifóide, o interesse da colônia italiana nos trabalhos de seu patrício e o suspense gerado pela imprensa por causa da demora de sua conferência, várias vezes marcada e adiada, fizeram que, de um momento para o outro, o médico italiano se transformasse no centro das atenções (ibidem).

Em junho de 1897, Sanarelli finalmente apresentou sua descoberta em conferência ocorrida em Montevidéu. Diante de curiosa e seleta platéia, que tinha entre os espectadores o presidente da República, grande número de representantes da elite uruguaia e delegações médicas de diversos países, ele afirmou ter conseguido isolar, em meio de cultura, um bacilo que supunha ser o causador da doença. Seus trabalhos tiveram eco imediato no Brasil. No Rio de Janeiro, foram discutidos na Academia Nacional de Medicina e na Sociedade de Medicina e Cirurgia do Rio de Janeiro, onde os médicos Francisco Fajardo e Miguel Couto ratificaram, com novos estudos, suas conclusões (ibidem).

Em São Paulo não seria diferente, pois seus trabalhos eram esperados com grande ansiedade. Adolpho Lutz, chamado para acompanhar a conferência em Montevidéu, juntamente com o ajudante do Bacteriológico, Artur Mendonça, foi o primeiro a tecer opiniões sobre as pesquisas do italiano. A seu ver, o estudo dos fatos apresentados por Sanarelli parecia indicar que o germe por ele descrito era o causador da febre amarela. Os sintomas deveriam ser produzidos por substâncias – com probabilidade de serem extremamente tóxicas para o organismo humano – que o microrganismo elaborava depois de penetrar na corrente sanguínea. Ainda segundo Lutz, a verificação de Sanarelli era um trabalho de alto valor científico, mas, até aquele momento, sem aplicação prática para o diagnóstico e a terapêutica. Ficaria reservada para estudos posteriores a criação de métodos para adaptar a descoberta do bacilo aos fins práticos de confirmar o diagnóstico, estudar a propagação e, finalmente, curar os doentes (Lutz, 1897b, p.30). Artur Mendonça foi outro que também se entusiasmou com o trabalho do italiano, passando a defender suas premissas.

Em dezembro de 1897, Sanarelli foi convidado pela classe médica paulista para realizar, na cidade de São Carlos do Pinhal, novos estudos de campo sobre a doença (Meira, 1897). Sua chegada a São Paulo foi triunfal. Nos salões da Sociedade de Medicina e Cirurgia, tomados pelos mais conceituados médicos do estado, ele foi saudado em grande estilo por Sérgio Meira, que em nome da Sociedade de Medicina deu-lhe as boas-vindas; seu discurso terminava comparando os resultados iniciais do trabalho do cientista italiano às mais importantes descobertas médicas da época. "A difteria perpetuou o nome de Behring, a febre amarela glorificará Sanarelli através de todas as gerações futuras" (ibidem, p.3).

Depois da parte festiva, Sanarelli rumou para São Carlos, onde iniciou as inoculações experimentais de seu produto. Os testes foram acompanhados por uma comissão do estado, presidida por Silva Pinto, então diretor do Serviço Sanitário, e integrada por Adolpho Lutz, Vital Brazil, Artur Mendonça, Cândido Espinheira, diretor do Hospital de Isolamento, e por seis inspetores sanitários (Benchimol, 1999). Os trabalhos de verificação dos resultados das inoculações foram dificultados pela falta de doentes. De qualquer forma, o índice de eficácia do medicamento parecia ser muito baixo, não autorizando nenhuma inferência positiva sobre seu poder curativo. O fracasso da série de inoculações fez que a comissão apresentasse um parecer que, embora aceitasse a existência e a especificidade do microrganismo, punha por terra o valor do soro, afirmando que ele não apresentava atividade quando empregado em seres humanos e que, portanto, a terapêutica da febre amarela não encontrava solução na soroterapia. Artur Mendonça, um de seus redatores, via assim a questão:

1 – No sangue do doente de febre amarela encontra-se o bacilo isolado e descrito por Sanarelli.
2 – A diagnose do bacilo é facilitada pela soro-reação.
3 – Esta é específica, pois só é observada nas culturas desse gérmen.
4 – Demonstra de modo evidente que os animais em Montevidéu estavam imunizados contra o bacilo isolado em São Carlos do Pinhal. ...
5 – No cão esse bacilo produz as lesões da febre amarela.
6 – *O soro* ... de grande atividade em relação às culturas em caldo do bacilo icteróide, *não mostra* essa mesma atividade *quando empregado* no doente de febre amarela.
7 – Isso demonstra que não há relação entre a ação aglutinativa e a ação curativa e que, portanto, a terapêutica da febre amarela não encontra solução na soroterapia. (Mendonça, 1898, p.84, grifos nossos)

A constatação da ineficácia do soro pelos pesquisadores do Bacteriológico jogou por terra a esperança de utilização do medicamento. No entanto, permaneceu a possibilidade de o microrganismo identificado ser mesmo o agente causal da doença. Na Sociedade de Medicina, o soro do italiano foi rapidamente esquecido, sem nem mesmo gerar discussões sobre sua real eficácia. Por outro lado, seus trabalhos de identificação do microrganismo foram objeto de diversos debates. Isto é, as discussões sobre a etiologia da doença, ocorridas na Sociedade de Medicina entre a estada de Sanarelli em São Paulo e a aceitação da forma de transmissão culicidiana da doença, voltavam-se sempre para seus trabalhos, criticando-os ou defendendo-os. Entre seus detratores, destacava-se Afonso Azevedo, que asseverava que o micróbio isolado por Sanarelli não tinha caracteres distintivos uniformes, era dificilmente encontrado nos doentes e produzia, quando inoculado nos animais, um quadro nosológico diferente da febre amarela (Azevedo, 1902). Na defesa de seus trabalhos, marcou posição o bacteriologista Artur Mendonça. Desde sua estada em Montevidéu, ele não pouparia esforços para defender a existência e o papel do bacilo icteróide no surgimento da doença. Mesmo depois da larga divulgação e da grande aceitação da teoria culicidiana, Mendonça continuaria mantendo sua posição. De início, assegurava que as descobertas ocorridas em Cuba vinham confirmar os trabalhos de Sanarelli, depois passou a desqualificar as proposições dos americanos e seus seguidores, não aceitando de forma alguma que a transmissão da doença fosse feita por mosquitos. A seu ver, "o mosquito trazia em suas asas o ridículo da nossa classe médica" (Mendonça, 1903, p.91). Egresso do Bacteriológico em 1900 por divergir radicalmente de Lutz nesse aspecto, ele continuaria a defender suas posições na tribuna da Sociedade e nas páginas da *Revista Médica de São Paulo*, que por longo tempo comandou.

Da transmissão hídrica à culicidiana

Em 1900, a febre amarela voltou a ser discutida na Sociedade. Outra vez foi Pereira Barreto que fez emergir a questão, com novo artigo sobre a forma de propagação da doença. Desta feita, um de seus alvos era a nova hipótese de transmissão defendida pelo cientista do Museu Nacional do Rio de Janeiro João Batista Lacerda, que sugeria que a difusão do bacilo icteróide de Sanarelli dava-se pelo ar. Antes de falarmos sobre esse novo trabalho, examinemos um pouco o contexto em que foi elaborado.

Como vimos, foi ainda na década de 1880 que o cubano Carlos Finlay postulou que a doença era transmitida pelo mosquito. No entanto, a teoria culicidiana demorou vinte anos para ser ratificada pelo campo médico.[7] No Brasil, de início, poucos pesquisadores acolheram o

---

7 Sobre o processo de descoberta da forma de transmissão da febre amarela, ver Stephan (1978), Delaporte (1989) e Benchimol (1999).

corolário de Finlay. Em 1885, o professor Filogônio Lopes Untinguassú, em discussão na Academia Imperial de Medicina do Rio de Janeiro, defendeu que os mosquitos se infectavam sugando o sangue dos doentes e depois contaminavam a água, que se transformava na maior fonte de transmissão. Sua fala não se formalizou em artigo nem em comunicação posterior, e suas idéias não tiveram nenhuma repercussão (Benchimol, 1990, 1999). Em um período em que doenças como o cólera, a febre tifóide e a tuberculose mostravam o potencial da transmissão hídrica e do contágio, a idéia da transmissão culicidiana não teve muito espaço. Apenas em 1897, depois que o inglês Ronald Ross descobriu que o plasmódio da malária era transportado por mosquitos do gênero *Anopheles*, as conjecturas sobre a transmissão da febre amarela ser feita por meio de um inseto puderam ser vistas como viáveis.[8] Nesse contexto, a teoria de Finlay voltaria ao cenário científico. Em junho de 1900, finda a guerra hispano-americana, a ilha de Cuba se encontrava sob intervenção militar dos Estados Unidos. Preocupado com a doença que vinha dizimando seus habitantes, o governo americano enviou uma Comissão de Saúde do Exército para estudar, *in loco*, sua etiologia e sua profilaxia. Esta acabaria por confirmar as conclusões anteriores do médico local.[9]

Chefiada pelo major médico Walter Reed, a comissão visava, inicialmente, refutar as proposições de Sanarelli, pondo a pique seu bacilo icteróide, que tinha tido existência confirmada por médicos do Serviço Médico da Marinha Americana. Tal objetivo foi logo alcançado. Algumas experiências bastaram para demonstrar que o bacilo icteróide

---

8 Como vimos no capítulo anterior, em 1880 Laverran descobriu o hematozoário causador da malária – o plasmódio. Em virtude de o parasita se desenvolver em ciclo relacionado a vários organismos, a demonstração da etiologia da doença foi dificultada. Em 1897, o médico inglês Ronald Ross desvendou o ciclo da doença depois de descobrir células relacionadas à evolução do parasita na parede do estômago dos mosquitos alimentados com sangue de doentes (Martins, 1997).

9 Segundo François Delaport, além de ter um contexto de justificação diferenciado, o trabalho inicial e as testagens posteriores tinham bases conceituais distintas. Finlay pensava o mosquito como um agente transmissor, tomando por base os trabalhos de Patrick Manson sobre a transmissão da filariose. Já os componentes da comissão americana inspiravam-se no conceito de hospedeiro intermediário derivado dos trabalhos de Ross sobre o plasmódio da malária (Delaporte, 1989).

era um microrganismo de invasão secundária no processo de adoecimento. Feito isso, os médicos voltaram-se para as pesquisas de Finlay, demonstrando em menos de dois meses a veracidade de sua postulação. Rapidamente, a comprovação experimental dos trabalhos de Finlay ganhou *status* de verdade científica. Em fevereiro de 1901, ela seria apresentada ao Congresso Médico Pan-Americano, realizado em Havana; simultaneamente era iniciada na cidade uma campanha contra a doença chefiada pelo major médico americano William Gorgas, com base na etiologia recém-ratificada. Logo a teoria de Finlay ganharia o mundo, sendo novamente testada em experiências realizadas pelo Serviço Sanitário Paulista em 1902. No ano seguinte seria aceita, com reservas, no V Congresso Brasileiro de Medicina e Cirurgia, ocorrido no Rio de Janeiro, transformando-se na base das ações sanitárias de Oswaldo Cruz realizadas nessa cidade.

Voltemos um pouco em nossa cronologia. Benchimol afirma que, no fim do século XIX, aos poucos, as idéias sobre a possibilidade de transmissão de doenças por insetos voadores foram ganhando repercussão. A partir do início da década de 1890, os periódicos médicos passaram a publicar trabalhos sobre o papel de insetos na transmissão de diversas doenças. O público leigo também compartilhava essa idéia, que muitas vezes aparecia na imprensa diária. Vistos como transmissores mecânicos de germes, vários insetos, sobretudo as moscas, eram tidos como possíveis atores do processo de transmissão (Benchimol, 2000). Gambeta (1985) também se volta para esse aspecto, acrescentando que o francês Voillot, em relatório sobre a febre amarela em Santos, apresentado a seu ministro do Comércio e datado de 1893, recomendava que os marinheiros cobrissem seus leitos com mosquiteiros para protegerem-se dos insaciáveis mosquitos do porto de Santos. Embora não tivéssemos tido acesso a esses textos, nem os autores citados tragam mais informações sobre o grau de valoração que lhes foi conferido, ou apresentem mais claramente seus argumentos, fica claro que, naquele momento, estava na ordem do dia a possibilidade da transmissão de doenças infecciosas por meio de insetos.

Foi justamente para esse aspecto que Pereira Barreto voltou-se. Em julho de 1900, ele apresentou à Sociedade um estudo sobre a etiologia da febre amarela, referindo-se à possibilidade de o mosquito ser um dos responsáveis por sua transmissão (Barreto, 1900). Esse opúsculo tem uma história e, embora ela nos afaste um pouco de nosso argumento, é importante que seja contada. Já nos referimos ao fato de Pereira Barreto ter escrito uma série de artigos para o *Commercio de São Paulo*, em 1896, sob o título *Epidemiologia*. Naquele momento, o médico Victor Godinho, que ocupava o cargo de inspetor sanitário na cidade de Dois Córregos, também se voltou para a doença, fazendo publicar artigos em *O Estado de S. Paulo*. Seus estudos, posteriormente reunidos em livro, abordavam vários aspectos da doença, criticando Pereira Barreto pela defesa da transmissão hídrica como forma exclusiva de veiculação da doença. Em seu entender, as formas de propagação eram múltiplas e variáveis de epidemia a epidemia (Godinho, 1897). Em relação às epidemias ocorridas na região de Dois Córregos, por exemplo, ele imaginava um esquema de transmissão da doença que integrava vários fatores: água, sol e ar. A seu ver, grandes chuvas, seguidas de sol forte, produziam poças de água que, ao secar, liberavam montes de areia infectada pelo micróbio; este, por fim, seria disseminado pelo vento. Godinho concluía observando que a incidência de febre amarela durante o verão, época de grandes chuvas, era maior. Ainda segundo essa teoria, uma grande precipitação pluviométrica que não fosse seguida de sol não causaria nenhum problema, pois, sem o sol, o micróbio amarílico não teria condição de se desenvolver.

A despeito de sua complexa hipótese de transmissão da doença, o importante é que Godinho tinha como alvo principal o exclusivismo de Pereira Barreto. A seu ver, já havia outras formas de transmissão da doença comprovadas, e entre elas não se poderia esquecer a possibilidade da transmissão culicidiana. Citando os trabalhos de Finlay, defendeu a hipótese de que os pernilongos das cidades do oeste de São Paulo poderiam propagar a doença, tal qual faziam com outros males existentes. A longa citação se faz merecida por ser uma importante peça no processo de aceitação da teoria culicidiana, mostrando sua precocidade no território da ciência paulista. Dizia Godinho (1897):

> O impaludismo por muitos séculos foi considerado como transmitindo-se pelo ar ou pela água. Entretanto, Laverran, o próprio descobridor do

hematozoário do impaludismo, procura agora mostrar que a malária se transmite pelos mosquitos, quase de preferência aos outros meios. ...

Também a filária se transmite pelos mosquitos. Quanto à febre amarela, o colega [Pereira Barreto] conhece melhor do que eu a opinião de Finlay, médico de Havana, que dá uma importância extraordinária aos mosquitos na transmissão desta moléstia.

Finlay mostrou com algarismos e observações que a febre amarela em Havana desaparece com o frio, mas somente quando o frio é tal que mata os mosquitos. ...

Por outro lado, Finlay provou que um mosquito que tivesse picado um doente de febre amarela e que fosse levado a picar pessoas em condições de receptividade transmitia a estas fatalmente a febre amarela, embora estivessem fora de focos de infecção.

Este meio de transmissão não pode ser exclusivo mas serve para provar que os outros também não o são. ...

Finalizarei assegurando ao meu eminente colega que, quaisquer que sejam as divergências que nos separam no domínio de nossas convicções científicas, saberei guardar respeito a sua convicção e atenção ao seu merecimento pessoal, que tenho em grande conta. Não perco a esperança de vê-lo mudar de opinião. O homem douto e inteligente não é obstinado e muda muitas vezes de pensar. (p.66)

O intuito de convencimento funcionou. Pereira Barreto não retrucou as idéias do colega, pelo contrário, procurou aproximá-las de seu modo de ver, incorporando-as no artigo de 1900.[10] Voltemos, porém, ao ponto.

Na comunicação apresentada à Sociedade, em 1900, com seu rebuscado estilo de filósofo positivista – recheado de exaltações aos rigores do método indutivo que, segundo ele, sustentava sua teoria –, postulava que o modelo de transmissão da febre amarela deveria ser o mesmo que o da peste bubônica. O bacilo da peste havia sido identificado, em 1894, por Alexandre Yersin e, quatro anos mais tarde, o médico da marinha francesa Simond, em experiências com pulgas, realizadas

---

10 Em justificativa posterior, Pereira Barreto afirmaria que a idéia da transmissão culicidiana da doença já estava em seus horizontes, só que subordinada à transmissão hídrica (Barreto, 1903a).

na Índia, mostrou a possibilidade de disseminação da peste bubônica, de animal a animal, pela picada do inseto. Para Pereira Barreto, as duas doenças deveriam ter um inseto como agente transmissor.

> Guiado pelo espírito de indução, Simond, pondo em jogo a experimentação, toma pulgas aos ratos doentes e, examinando-lhes o conteúdo intestinal, encontra o bacilo específico da peste, que inocula em ratos sãos, e assim reproduz o quadro sintomático do mormo levantino. ... O método de pesquisa empregado por Simond é um modelo da lógica científica. Por que razão não utilizaremos as analogias e não procederemos segundo o mesmo método de raciocínio em relação à febre amarela? Tudo em nosso universo está sujeito a leis fixas e invariáveis. Em ciência não se conhecem exceções. ... O mais inexorável determinismo governa toda a esfera biológica. (Barreto, 1900)

Mas Pereira Barreto não estava disposto a abrir mão de suas opiniões anteriores sobre a transmissão hídrica da doença. Para aproximar as duas visões, ele agora propunha que os surtos epidêmicos se dariam em duas fases. Numa primeira, a epidemia tinha seu surgimento causado por uma forma primária de propagação, a hídrica. A poluição do lençol freático de determinada região era a causa primária do surgimento da doença. Em seguida, o mal passava a contar com diversas formas de disseminação. Entre elas, era de especial importância o papel dos mosquitos. Dizia ele:

> Lembremo-nos que os poços são os perenes mananciais em que se formam miríades de legiões de pernilongos. É intuitivo que gerados em águas contaminadas venham eles à tona com suas trombas carregadas de bacilos específicos. Cada picada será uma certeira inoculação. Aí temos o *pendant* das pulgas na peste. A crença popular de que a febre amarela se espalha mais à noite do que de dia é perfeitamente fundada; os hábitos nocivos do alado parasita sanguinoso amplamente explicam o incontestado fato. ...
> É inútil, portanto, a hipótese do bolor em simbiose com o bacilo icteróide e dos quais seria o ar o veículo ... O ar veicula o pernilongo e é este que veicula o bacilo amarílico. E torna-se assim igualmente inútil a hipótese da infecção domiciliar.
> De posse destes fatos podemos fazer agora seguras abstrações. ... A questão do pernilongo reduz-se portanto a uma questão de água. A água

afinal é o último elemento irredutível, que resta quando encaramos a questão epidemiológica sob o ponto de vista abstrato. Podemos, por conseqüência, afirmar, em última análise, que a febre amarela só se propaga pela água. (ibidem)

Procurava demonstrar sua tese pela análise de dados do Serviço Sanitário, referentes à marcha da epidemia que, naquele momento, atingia a região do Tietê. No primeiro momento, a epidemia obedecia à lei da gravidade; as águas dos poços mais altos contaminavam a dos mais baixos, fazendo a doença descer a colina. No momento seguinte, tudo mudava.

No segundo período, pelo contrário, a epidemia não se subordina mais às condições topográficas e ataca a esmo, ora um ora outro quarteirão, ora o alto, ora o baixo. Se a hipótese da intervenção do pernilongo, como fator novo que entra em cena, não explica a chocante contradição, eu quisera que os colegas me indicassem qual a outra hipótese mais plausível que poderemos adotar. (ibidem)

O trabalho de Pereira Barreto não gerou novas discussões. Depois dele, mais uma vez, o assunto andou um pouco esquecido e só ganhou força novamente depois da elaboração das experiências de avaliação da teoria de transmissão culicidiana pelo Serviço Sanitário em 1902. Nesse período, a maioria dos trabalhos apresentados na Sociedade voltava-se para a terapêutica da doença, alguns deles discutindo a utilidade do soro antiofídico na cura da doença. Como vemos, naquele momento, o artigo de Pereira Barreto não foi fecundo nem definitivo. Não gerou novas discussões, nem fez que seus oponentes passassem a aceitar a transmissão hídrica. Passou também despercebido pelos estudiosos do tema. No entanto, dois aspectos fazem que ele seja de fundamental importância. Vejamos: em primeiro lugar, temos que reconhecer sua originalidade. Apesar de termos observado que as idéias sobre transmissão de doenças infecciosas por insetos, naquele momento, não eram mais tidas como exóticas, não podemos deixar de assinalar que o trabalho de Pereira Barreto ultrapassava o caráter de uma simples elucubração, tomando por base a verificação de dados epidemiológicos de um surto em marcha. Além disso, ele foi escrito antes de a já citada comissão americana voltar-se para as experiências com os mosquitos em Cuba. Vejamos as datas. Em 11 de agosto de 1900, foram iniciadas as experiências para a comprovação da teoria de Finlay. No fim daquele mesmo mês, foram obtidos os dois primeiros casos positivos de infecção culicidiana. Entre 25 de setembro e 22 de outubro foi redigida nota preliminar sobre as experiências. Esta foi apresentada na 28ª reunião da American Public Health Association, em Indianápolis, ocorrida entre 22 e 26 de outubro de 1900 (Benchimol, 1999). Pois bem, em 16 de julho – vinte dias antes do começo das experiências – Pereira Barreto apresentou seu trabalho na Sociedade.

A precedência do trabalho de Pereira Barreto não teria grande relevância, não fosse por outro aspecto: sua importância no processo de aceitação da teoria culicidiana e sua repercussão, materializada em ações desempenhadas pelo Serviço Sanitário do estado de São Paulo. Senão, vejamos.

Assim que o relatório de Walter Reed demonstrando a viabilidade da transmissão culicidiana da doença foi a público, Emílio Ribas abraçou formalmente a teoria culicidiana. Em janeiro de 1901, ele publicou um opúsculo sobre o mosquito como transmissor da febre amarela. Seu livreto apresentava os pernilongos como únicos transmissores da doença, pregava sua extinção e sugeria medidas para evitar ou controlar epidemias. Apesar do caráter preliminar confesso, o trabalho apresentava-se como uma tomada de posição oficial da saúde pública paulista em relação ao problema. Na apresentação, Ribas afirmava que as recentes descobertas de Patrick Manson[11] e da comissão chefiada por Walter Reed, em Cuba, animaram-no a escrevê-lo. Em seguida, daria início a uma análise retrospectiva de diversas epidemias da doença que mostrava a viabilidade de terem sido os mosquitos os responsáveis por sua propagação (Ribas, 1901). Para aumentar seu poder de fogo, Ribas trouxe à arena um aliado de grande peso: Pereira Barreto. Suas idéias

---

11 Manson fizera picar seu próprio filho, em Londres, por mosquitos infectados com sangue de atacados de formas benignas de impaludismo na Itália. Este posteriormente contraiu a doença, que foi diagnosticada pelo quadro sintomático e microbiológico (Delaporte, 1989).

foram inflectidas em direção às conclusões apresentadas em Cuba, fortalecendo ainda mais sua posição. Assim, as proposições de Pereira, trazidas à Sociedade, foram usadas agora para deslanchar uma luta contra os mosquitos.

> Vem a apelo lembrar que o venerando e distinto profissional Dr. Luiz Pereira Barreto, em uma interessante e patriótica conferência sobre a epidemia do Tietê, realizada na noite de 16 de julho de 1900 na Sociedade de Medicina e Cirurgia desta Capital, deu importante papel ao pernilongo como veículo e agente inoculador do gérmen da febre amarela.
> O eminente e responsável médico considerou esses insetos como um dos principais elementos de propagação da moléstia. Enfim, o Dr. Pereira Barreto, fervoroso adepto da doutrina hídrica, apenas diverge no particular da comissão norte-americana quando diz: o pernilongo é um fator importante mas só é exclusivamente pelo fato de provir de uma água contaminada.
> Destarte ainda fica de pé a necessidade da extinção dos mosquitos, como excelente meio profilático, mesmo para aqueles que na questão da febre amarela pensam como o dr. Barreto e o Professor Camilo Terni. (ibidem)

Para fortalecer ainda mais sua posição, Ribas fez uso dos conhecimentos de outro aliado, Adolpho Lutz. Toda a segunda parte de seu trabalho era baseada em uma nota, ainda inédita, de Lutz voltada para a identificação dos mosquitos que poderiam transmitir a febre amarela (*Culex taeniatus* e *Culex fatigans*). Nela, Lutz apresentava os prováveis vilões, mostrava suas características morfológicas e seus hábitos. Com seu rigor característico, ele ainda hesitava em dar uma opinião final sobre a questão, e apenas indicava possibilidades. A título de ilustração, vale citar um pequeno fragmento do texto atribuído por Ribas a Lutz.

> Assim fica explicado como esses insetos podem transmitir certas moléstias, como o paludismo e a filariose, cujos organismos causadores têm de passar no corpo do mosquito umas fases da evolução que mesmo em tempo de calor ocupam uma série de dias e em tempo de frio quase não progridem. A febre amarela provavelmente obedece às mesmas condições, de

modo que a infecção só pode dar-se depois de um certo número de dias, o que explica o intervalo muitas vezes observado entre o caso causador e os casos subseqüentes de uma epidemia e que não pode ocorrer por conta da incubação geralmente muito curta na febre amarela. (ibidem)

É interessante notar que Lutz avaliava a transmissão da febre amarela de acordo com o modelo da infecção parasitária. Mais importante ainda é observar como a possibilidade de a doença ser transmitida pelos mosquitos estava fortemente entranhada nas idéias dos médicos naquele período.

O livreto de Ribas foi o primeiro passo do epílogo da história das grandes epidemias de febre amarela no estado de São Paulo. Logo após sua publicação, acompanhado por Lutz, ele se empenhou fortemente em criar condições para refazer as experiências realizadas em Cuba, com o fito de ratificar a teoria. Rapidamente, conseguiu mobilizar as equipes do Instituto Bacteriológico e do Hospital de Isolamento e obteve a aprovação do presidente do estado, Rodrigues Alves, para utilizar voluntários humanos em suas pesquisas. Suas experiências foram realizadas no Hospital de Isolamento da cidade em duas etapas. A primeira deu-se entre dezembro de 1902 e janeiro de 1903; a segunda entre abril e maio de 1903. Várias questões técnicas foram responsáveis pela demora na execução das experiências, que foi por todo tempo acompanhada por uma comissão de médicos especialmente escolhidos para esse fim. Presidida pelo próprio Pereira Barreto, era também composta por Silva Rodrigues e Adriano de Barros. Seu relatório final concluía que as experiências realizadas provavam que a febre amarela não era contagiosa e que o único vetor de transmissão da doença era o mosquito. O opúsculo, que tinha Pereira Barreto como primeiro autor e era dirigido a Emílio Ribas, é uma jóia reveladora da total adesão do antigo defensor da transmissão hídrica à teoria dos mosquitos. Além disso, mostra o engajamento de seu autor para efetivar medidas de saúde pública exclusivamente voltadas para o combate ao mosquito. Vejamos um pouco de suas conclusões:

> É completamente infundada a crença na transmissão da febre amarela pelos fômites. Qualquer que seja o gérmen dessa moléstia esse gérmen

perde a faculdade germinativa todas as vezes que não encontra as condições favoráveis do seu meio natural. As experiências ... demonstram que só no organismo do mosquito encontra o gérmen amarílico as condições necessárias para a sua evolução. ... Afirmar sem provas a multiplicidade dos meios de propagação da febre amarela é simplesmente introduzir o regime intelectual do politeísmo no domínio atual da medicina.

... Uma vez que a febre amarela não é contagiosa, sendo mesmo de todo impossível a sua transmissão pelos objetos que estiveram em contato com o doente, é evidente que o sistema de polícia sanitária até aqui usado, sob a pressão da crença em sua contagiosidade, deverá ser radicalmente modificado. Cada doente deve permanecer em sua casa, com a condição apenas de ficar protegido contra a picada dos mosquitos, o que é facílimo conseguir-se mediante um simples cortinado, enquanto no resto da casa se dá a caça direta ao *stegomya*. Imenso passo este sob o ponto de vista da liberdade dos cidadãos! Conquista incomparável quanto ao bem-estar dos doentes e ao sossego das famílias!

Ao lado da ciência pura ergue-se para a humanidade um vasto repositório de aplicações práticas imediatas e das quais o nosso próprio país vai ser o primeiro a se beneficiar. ... Vós precisais agir com firmeza, e não podeis pautar a vossa norma de conduta se não assentando-a resolutamente sobre a ciência dos nossos dias. É só dirigindo insistentemente os vossos mais enérgicos meios de ação direta e indiretamente contra o *Stegomya fasciata* que conseguireis lavar do corpo do Estado de São Paulo a negra mácula que o desfigura e desonra, ameaçando sustar toda a sua evolução econômica. (Barreto, 1903a, p.282)

Os conselhos de Barreto foram ouvidos. Antes mesmo da apresentação do resultado das experiências com os mosquitos, Ribas já vinha colocando em prática sua hipótese de trabalho. Desde 1901, as comissões sanitárias que atuavam em Sorocaba uniram a seus inimigos os mosquitos, procurando dar fim às águas estagnadas que pudessem facilitar seu aparecimento. Em 1902, o mesmo se daria na cidade de São Simão e, no ano seguinte, o próprio Ribas comandaria a destruição dos focos de mosquitos como medida principal de profilaxia (Benchimol, 1999). Todas essas cidades acabariam, em pouco tempo, livres da febre amarela.

Em 1903, no V Congresso Brasileiro de Medicina e Cirurgia, reunido no Rio de Janeiro, seriam postas em votação as conclusões sobre as experiências havidas em São Paulo. Em plenária presidida por Oswaldo Cruz, o Congresso reafirmou que a teoria da transmissão da febre amarela pelo *Stegomya fasciata* era fundada em observações e experiências, de acordo com os métodos científicos, e que nenhum outro modo de transmissão estava demonstrado rigorosamente. Na verdade, a resolução final do Congresso também procurava se esquivar da aceitação da exclusividade da teoria culicidiana, procurando, por eufemismos, permitir a comprovação futura de novas formas de transmissão (Almeida, 2000, p.589). Estava aberto o caminho para o surgimento de grandes campanhas sanitárias contra a doença, embasadas na destruição dos mosquitos e de suas larvas.

Observações finais

O longo caminho das discussões sobre a febre amarela na Sociedade de Medicina e Cirurgia nos revela um pouco de sua inserção no campo médico científico da época. A despeito do desinteresse institucional em uma atuação organizada perante as autoridades públicas de saúde, a Sociedade voltou-se para as questões de saúde pública vigentes. Como vimos, nos momentos em que a discussão sobre a febre amarela mais aflorou no plenário, estavam acontecendo, ou tinham acontecido, epidemias nas cidades mais importantes do estado, como Campinas e Santos. Parece óbvio que o surgimento de epidemias nas cidades gerasse discussões na Sociedade, mas essa vinculação mostra, também, a sintonia da instituição com as principais questões médicas de seu tempo. Não se tratava, como algumas vezes acusavam os jornais da época, de "discussões estéreis e etéreas", mas da busca da compreensão e da contribuição na resolução de problemas de saúde que afetavam o estado e estavam na ordem do dia do campo médico científico.

Além disso, não podemos deixar de mencionar o legado da Sociedade no processo de aceitação da teoria culicidiana da febre amarela no país. Não é de hoje que o sucesso das vanguardistas campanhas contra a doença, pela destruição dos focos de mosquitos, postas em prática por Emílio Ribas está presente na historiografia sobre a saúde pública em nosso país. Já na década de 1940, Lycurgo Santos Filho apontava esse aspecto, em sua *História da medicina no Brasil* (1947). Mais recentemente, novos trabalhos, como os de Gambeta (1985), Benchimol (1999) e Almeida (2000), evidenciaram que a iniciativa carioca fecundou num solo já adubado pelos estudos dos médicos paulistas.[12] No período que se estende entre o início da década de 1990 e a fundação do Instituto Oswaldo Cruz, os trabalhos de verificação de experimentos de identificação do micróbio da doença e hipóteses sobre sua forma de transmissão transformaram o grupo de pesquisadores do Instituto Bacteriológico em autoridades nas questões referentes à febre amarela.[13] Foi esse capital científico que possibilitou o salto em direção à retomada das experiências dos cubanos por Ribas e Lutz e, com base nelas, às medidas de saneamento pioneiras que englobavam a destruição dos focos de mosquitos no estado e a defesa intransigente da teoria da transmissão culicidiana da doença no V Congresso Brasileiro de Medicina e Cirurgia, reunido no Rio de Janeiro em 1903.

O importante, para nós, é reafirmar o pertencimento da Sociedade a esse grupo e a importância dos trabalhos aí apresentados no processo de disseminação da nova teoria. Não foi sem motivo que, ao apresentar sua tomada de posição pública sobre o problema, Ribas tomou por base os trabalhos de Pereira Barreto e de Lutz – utilizando o primeiro aliado novamente como presidente da comissão de verificação

---

12 Vale notar que, embora a historiografia não deixe de lado as contribuições paulistas em relação à doença e sua profilaxia, parte dela as deixa em segundo plano diante das campanhas perpetradas por Oswaldo Cruz no Rio de Janeiro. É o caso do trabalho *Febre amarela, a doença e a vacina, uma história inacabada*, coordenado por Benchimol (2001), que tanto no que concerne ao período em que discutimos como no que tange a épocas mais recentes faz resumidas referências à atuação paulista no processo que estudamos.

13 Segundo Benchimol: "Adolpho Lutz e seus auxiliares agiram com circunspecção e prudência até na expectativa depositada em Sanarelli. Graças a essa atitude e à notória competência do 'sábio fluminense', dono de credenciais quase tão sólidas quanto as do 'sábio italiano', e graças ainda à densidade relativa de seu instituto, superior à dos cariocas, o grupo de bacteriologistas de São Paulo se destacou como principal instância nacional de verificação dos micróbios, soros e vacinas propugnados pelos demais concorrentes" (Benchimol, 1999, p.353).

das novas experiências. Independentemente de suas posições anteriores em relação à transmissão da doença, a citação de seus trabalhos, além de demonstrar a autoridade científica dos dois personagens no campo médico paulista, aponta o caráter coletivo do processo de aceitação da nova teoria, no qual se somaram às convicções de Ribas as postulações epidemiológicas de Pereira Barreto e os conhecimentos entomológicos de Adolpho Lutz. Foi a complementaridade dos diversos estudos que, em última análise, deu respaldo às ações postas em prática no estado, que conseguiram debelar a doença antes mesmo de obter consenso sobre sua forma de veiculação.

7
A CONTROVÉRSIA SOBRE O ABASTECIMENTO DE ÁGUA NA CIDADE: DO TIETÊ À SERRA DA CANTAREIRA

A controvérsia sobre a distribuição de água na cidade de São Paulo emergiu no fim de 1903. A questão central referia-se à possibilidade de distribuir a água do rio Tietê para utilização doméstica sem com isso causar danos à saúde pública. A elaboração de um parecer sobre projeto tratando do tema, que tramitava na Secretaria de Agricultura, Comércio e Obras Públicas – órgão do Estado responsável pelos serviços de água e esgoto da capital –, geraria grande embate entre engenheiros e médicos dentro e fora da Sociedade de Medicina.

Durante seis meses, os próceres da Sociedade se digladiaram por meio de discursos, artigos e também acusações. Nunca antes um tema atraíra tanto a atenção desses senhores, mesmo as questões relativas à febre amarela, ou outras epidemias que em alguns momentos batiam à porta do estado, não geravam tamanho interesse. Durante todo o período em que os debates se sucederam foi grande a presença nas sessões, que também tinham extensa divulgação na imprensa. Nem mesmo a tomada de posição oficial sobre o tema pela diretoria do Serviço Sanitário enfraqueceu os embates, que permaneceram até a elaboração de um parecer formal da instituição.

Na primeira metade do século XIX, a cidade de São Paulo não dispunha de água encanada e a população abastecia-se em fontes públicas ou em chafarizes. A água era trazida em valas abertas, correndo por gravidade. Em 1854, o engenheiro inglês Willian Elliot foi contratado pelo governo provincial para estudar o problema. Embora tivesse instalado tubulações de ferro fundido para substituir as valas, não houve uma real ampliação da distribuição, persistindo as dificuldades. Em 1863 foram contratados outros engenheiros ingleses para elaborar um plano geral para o abastecimento de água na cidade. Nas discussões ocorridas nesse momento surgiram as primeiras propostas de utilização das águas da Serra da Cantareira para tal fim (Telles, 1999).

Em 1877, foi fundada a Cia. Cantareira com o objetivo de implantar e manter os serviços de água e esgoto da cidade de São Paulo. Empresa privada nacional, liderada por Clemente Falcão Sousa Filho, Rafael Paes de Barros e Antoni Proost Rodovalho, explorava os serviços por meio de contrato de concessão estadual (Ribeiro, 1993). De início, a nova companhia contratou um grupo de engenheiros ingleses para implantar uma rede de distribuição que traria água das nascentes da Serra da Cantareira, ao norte da cidade, a um depósito localizado no bairro da Consolação, que abasteceria diversos chafarizes e mais de uma centena de prédios. Em pouco tempo, a rede de distribuição foi expandindo-se e a cidade passou a contar com um dos maiores sistemas de distribuição de águas do país (Morse, 1970).

A despeito das melhorias observadas, o grande crescimento populacional da cidade, aliado a suas condições geográficas, fez que os serviços de água e esgotos rapidamente passassem a ser considerados insuficientes. Desde 1892, o manancial da Serra da Cantareira mostrava-se incapaz de suprir a cidade com o volume exigido. Em 1893, o governo estadual resolveu tomar providências, encampando a Cia. Cantareira (Lei n.62 de 17/8/1892) e criando a Repartição Técnica de Águas e Esgotos da cidade de São Paulo em sua substituição (Decreto n.1524 de 31/1/1893).

A repartição foi inicialmente dirigida pelo engenheiro José Pereira Rebouças.[1] Nessa época, a rede de abastecimento de água contava ape-

---

1 José Pereira Rebouças era irmão do célebre engenheiro e militante abolicionista André Pinto Rebouças (1838-1898). Filho de tradicional família baiana, nasceu em 1856 no Rio de Janeiro, onde efetuou seus estudos, formando-se na Politécnica

nas com duas adutoras: Ipiranga e Cantareira. A primeira provinha de uma pequena represa na região de Água Funda e abastecia as zonas mais baixas, como o Brás, a Moóca e o Ipiranga. A da Cantareira provinha da serra e abastecia o centro da cidade. Após a encampação, começaram as obras de ampliação da distribuição de água com a captação de novos córregos, tanto na Cantareira como no Ipiranga. Entre 1893 e 1897, grande número de pequenas obras fez aumentar a distribuição, amenizando o problema. No entanto, a prolongada estiagem de 1897 fez recrudescer a falta de água na cidade (Motta, 1911).

O novo estrangulamento no suprimento suscitou um debate sobre as alternativas possíveis para o abastecimento da cidade. O engenheiro João Pereira Ferraz, um dos responsáveis pela ampliação da rede da Serra da Cantareira, propunha o aumento da oferta de água pela utilização de poços artesianos, como já faziam algumas indústrias, em especial a cervejaria Bavária (Ferraz, 1898). Logo essa alternativa mostrou-se inviável e começou a cogitar-se a captação de novos mananciais. Em 1898, iniciou-se, de forma precária, a captação de água do rio Tietê na região do Belenzinho. Essas águas eram levadas à região do Brás depois de passarem por uma galeria filtrante. Solução considerada provisória, foi utilizada somente em momentos de crises de abastecimento (Whitaker, 1946).

A utilização das águas do Tietê foi duramente criticada pela imprensa, em virtude de o rio receber esgoto *in natura* em alguns pontos da cidade. Como já vimos, havia apenas dois anos que um grande debate sobre a transmissão hídrica da febre amarela tinha chamado a atenção de médicos e leigos no estado, quando Pereira Barreto defendera por longo tempo que a nefasta doença era unicamente transmiti-

---

em 1876. Transferiu-se para São Paulo três anos depois para trabalhar na expansão da malha ferroviária do estado. Entre 1890 e 1896 foi diretor de Obras Públicas do Estado de São Paulo, acumulando a partir de 1893 a direção da Repartição de Águas e Esgotos. Em 1896 ingressou na Cia. Mogyana, ascendendo rapidamente ao cargo de engenheiro-chefe. Em 1903 foi convidado por Bernardino Campos, presidente do estado, para chefiar a Comissão de Saneamento de Santos. Ainda nesse ano passou a acumular a função com a de diretor das obras novas de abastecimento de água da cidade de São Paulo (Duarte, 1908).

da pela água, tendo seu aparecimento relacionado à poluição das fontes e dos reservatórios de distribuição. Observamos também a ampliação do número de diagnósticos de casos de febre tifóide a partir de 1897. Certamente o medo de que novas e desconhecidas doenças fossem trazidas pela água atormentava o imaginário da população da cidade. Não foi sem motivo que, durante as discussões, até abaixo-assinados contra essa alternativa foram elaborados em bairros da cidade.

Naquele momento, a cidadela científica também reforçava as suspeitas dos neófitos sobre o perigo da utilização das águas do Tietê para uso doméstico. Em estudo sobre a freqüência de infestação por solitária na cidade, elaborado para a Sociedade de Medicina e Cirurgia, Bráulio Gomes afirmava que a grande freqüência de tênias em São Paulo podia relacionar-se à ingestão de águas do Tietê e de outros córregos da cidade (Gomes, 1899). Também é desse período a elaboração de análises das águas do Tietê pelos bacteriologistas Bonilha de Toledo e Artur Mendonça, do Instituto Bacteriológico, com o objetivo de avaliar as possibilidades de sua distribuição. O resultado do trabalho foi publicado na *Revista Médica de São Paulo* e revelava o alto grau de contaminação por microrganismos dessas águas, em particular das colhidas no trecho do rio que se seguia à área em que recebia uma parte dos esgotos da cidade. Seus autores desaconselhavam a distribuição, apontando para os problemas de saúde pública que poderiam advir. A seu ver,

> Estabelecidas como estão as más condições de potabilidade da água do Rio Tietê nós julgamos que nem mesmo pela filtração se encontrará um corretivo eficaz – é mais um processo clarificador que purificador.
> Achamos pois que a água do Rio Tietê não deve ser lançada ao consumo público, visto que a higiene ficaria privada de um de seus melhores recursos: a água pura, isenta de microorganismos suspeitos. A água do Rio Tietê constituiria sempre um perigo iminente. (Mendonça & Toledo, 1898)

No fim do século XIX, momento em que, como vimos, a microbiologia e seus exames laboratoriais cada vez mais ganhavam credibilidade perante o público leigo e as autoridades científicas do meio médico, o parecer sobre os inconvenientes da utilização das águas do Tietê tinha grande peso. Talvez por isso, a utilização da galeria filtrante do Tietê só tenha ocorrido em momentos de crise de abastecimento, sendo sempre evitada quando o nível das outras fontes se restabelecia (Motta, 1911).

Antes de entrar na controvérsia, é importante esclarecer que no terreno da distribuição de água, na virada do século XIX para o XX, pouco consenso havia. Nem em relação à quantidade do líquido a ser distribuído à população os higienistas e engenheiros concordavam. Os higienistas americanos, por exemplo, advogavam uma cota que chegava a quatrocentos litros diários por habitante, enquanto seus colegas do norte da Europa satisfaziam-se com médias que chegavam a oitenta litros por habitante/dia. No que tange à utilização da água de rios urbanos para consumo público, a situação era a mesma. O uso do sistema de filtragem já era corrente na Europa e dava os primeiros passos sob uma nova tecnologia nos Estados Unidos, apresentando-se como alternativa mais barata que a construção de longos percursos de canalização para trazer água de regiões de nascentes. Embora os argumentos técnicos em favor dessa nova tecnologia fossem defendidos por alguns médicos, e por muitos engenheiros, sempre havia restrições por parte de alguns desses técnicos e resistência da população em utilizar a água de rios vizinhos às grandes cidades (ibidem).

A controvérsia

A controvérsia sobre a melhor forma de expansão da rede de distribuição de água da cidade surgiu quando, no período de estiagem, em 1903, uma grande crise de abastecimento tomou a cidade, e o governo do estado começou a elaborar estudos para sanar o problema. No início do ano, alguns engenheiros e proprietários de terras com mananciais altos na região da Cantareira uniram-se e apresentaram proposta ao governo do estado com o objetivo de negociar seus terrenos para um projeto de expansão da captação de águas altas. Os engenheiros do governo acharam a idéia imprópria por acreditar que aquelas terras eram muito distantes e encareceriam demais o projeto. Prefeririam persistir na idéia de ampliação da utilização do rio Tietê para o abastecimento da cidade (Silva, 1903).

Teodoro Sampaio, então diretor da Seção Técnica de Águas e Esgotos da capital, acreditava que as águas do Tietê não eram as melhores para consumo doméstico e preferia a utilização das oriundas da Serra da Cantareira. Em caso de prolongadas estiagens, as águas do Tietê poderiam ser usadas para evitar o colapso do abastecimento.[2] Foi o que se deu. Além da instalação de uma bomba a vapor no reservatório da Cachoeira do Engordador – na Serra da Cantareira –, para possibilitar a distribuição da pouca água daquela região, procedeu-se ao aumento dos reservatórios do Belenzinho e à montagem de seis bombas no local, acionadas por motores elétricos. Estas permitiam lançar na rede de distribuição da parte baixa da cidade um volume de seis milhões de litros por dia (Motta, 1911). O objetivo de Sampaio era ampliar o potencial dos filtros e das bombas para que pudessem ser usados sempre que uma crise se avizinhasse. O aumento da utilização das águas do Tietê e a possibilidade de permanência desse sistema acenderam a polêmica, que viria a público por meio da imprensa diária. A questão tornava-se mais importante por seu caráter prospectivo, pois tudo indicava que a utilização das águas do Tietê iria ser ampliada e tornada permanente.

Radicalizando a posição da Repartição de Águas e Esgotos do Estado em relação à utilização de águas do Tietê, dois engenheiros da Escola Politécnica, Ataliba Valle e Fonseca Rodrigues, elaboraram um projeto de ampliação da captação de águas com base na utilização do rio.[3] Mais tarde o enviariam a Mello Peixoto, então secretário de Agri-

---

2 Teodoro Sampaio nasceu na Bahia e formou-se em engenharia no Rio de Janeiro. Entre 1890 e 1892 foi engenheiro-chefe do setor de água e esgoto da Cia. Cantareira. Nesse ano passou a ocupar o cargo de engenheiro sanitário e consultor técnico da Secretaria do Interior. Entre 1898 e 1903 foi diretor e engenheiro-chefe da repartição de Saneamento do Estado, e responsável pela organização dos serviços de água e esgoto da capital. Em 1904 retornou à Bahia para realizar obras de restauração do sistema de águas e esgotos a convite da municipalidade de Salvador (Sampaio, 1978).

3 O engenheiro Ataliba Baptista de Oliveira Valle foi professor da Escola Politécnica de São Paulo. Seu nome está ligado à construção da hidrelétrica de Pindamonhangaba. Joaquim da Fonseca Rodrigues foi um dos sócios fundadores do Instituto de Engenharia de São Paulo (1917); seu nome também aparece ligado às obras do porto de São Sebastião (Sampaio, 1978).

cultura de São Paulo, órgão ao qual a repartição de águas estava subordinada. Em novembro de 1903, os engenheiros Ataliba Valle e Fonseca Rodrigues publicaram um panfleto e escreveram um artigo, em *O Estado de S. Paulo*, explicando o projeto e enaltecendo a utilização das águas do Tietê. Esses opúsculos criticavam o sistema de captação de água da cidade, tachando-o de equivocado. Para os autores, a água vinda da Cantareira era passível de poluição no período das chuvas, quando as nascentes transbordavam e inundavam áreas de captação com as águas que lavavam as encostas. Para consolidar seu argumento, eles imiscuíram-se no terreno dos médicos, elaborando um estudo epidemiológico que comparava a periodicidade das grandes chuvas na cidade com a mortalidade pela febre tifóide – doença de transmissão hídrica, cujos índices eram muitas vezes utilizados para medir a qualidade da água utilizada por uma população (Valle & Rodrigues, 1903). Valle e Rodrigues revelaram que esse índice de mortalidade na cidade relacionava-se à pluviosidade e concluíram que a água da serra da Cantareira era a responsável pelos surtos dessa doença. Em seu entender, as difamadas águas do Tietê, se filtradas, poderiam contribuir muito mais para a salubridade da cidade do que as cortejadas águas da Cantareira.

Embora esses artigos seguissem as idéias de Teodoro Sampaio, no que tange à utilização das águas do Tietê, de certa forma eles atribuíam à Repartição de Águas, por ele dirigida – entre 1898 e o início de 1903 –, a culpa pela distribuição de água poluída em determinados períodos e a conseqüente ampliação da mortalidade por febre tifóide na cidade. Para tumultuar ainda mais esse cenário, o então diretor da Seção Técnica de Águas, o engenheiro Augusto de Figueiredo, foi à imprensa reafirmar a culpa de seu antecessor nesse processo, pois a seu ver a má qualidade da água relacionava-se à falta de manutenção da rede de distribuição. Seus artigos acenderam a ira de Teodoro Sampaio, que veio a público, diversas vezes, contestar tanto a pretensa negligência na administração da Repartição de Águas como a possível relação entre a qualidade das águas e o aumento da febre tifóide na cidade (Sampaio, 1903, 1904a, 1904b, 1904c). Além disso, Teodoro Sampaio afirmava que sua apreciação sobre a utilização das águas do Tietê não tinha a amplitude que lhe atribuíram. Essa iniciativa só deveria ser considerada como auxílio e não como solução para a crise do abastecimento de água que a cidade de São Paulo atravessava. Essa explicação foi a gota d'água e implantou, definitivamente, a cizânia entre os engenheiros, como mostra a tréplica de Fonseca Rodrigues.

> Parece que quem firmou esses conceitos [potabilidade das águas do Tietê] em documentos oficiais, revestido da autoridade e responsabilidade que lhe dava a posição de chefe do serviço, procurando obter com essas boas referências às águas do Tietê permissão para executar obras que facilitassem a suspensão de maior volume, não pode, dois meses depois de publicados esses documentos em defesa de sua administração atacada, vir declarar, em resposta a uma consulta, que o Tietê só serve como *recurso*, como *auxílio* e não como solução definitiva atual. (Rodrigues, 1904, grifos do autor)

Esse trecho é parte de um longo artigo em que Fonseca Rodrigues – ressentido pela crítica de seu colega Teodoro Sampaio, que via sua opção apenas como uma *solução futura* – mais uma vez tecia longa argumentação sobre a importância de iniciar-se imediatamente a filtragem e a distribuição das águas do Tietê. Seus argumentos tomavam como base as críticas à contaminação das águas da Cantareira no período de grandes chuvas e procuravam provar que a utilização do Tietê possibilitaria a obtenção de água livre de contaminação durante todo o ano, eliminando também, e por completo, o perigo de contaminação por dejetos humanos. Revelando que Londres e Berlim já utilizavam esse sistema com franco sucesso, ele apresentava duas características específicas de São Paulo que faziam que a filtragem de água fosse adequada à cidade: a existência de poucos núcleos urbanos próximos ao rio Tietê e a alta temperatura, que não permitiria o congelamento das águas e não diminuiria os sais úteis ao organismo. Rodrigues afirmava ainda que a garantia de possibilidade de obtenção da grande quantidade de água necessária era o segundo mais importante argumento a ser levado em conta. Somente a utilização das águas do Tietê permitiria o desenvolvimento industrial da cidade e o fim das contínuas crises de abastecimento. Seu texto concluía que o adiamento dessa decisão seria extremamente danoso para a cidade.

O resultado deste *inútil adiamento do recurso do Tietê*, preconizado pelo ilustrado colega, será a repetição anual de novos clamores, o abandono da canalização pública pelas indústrias com prejuízo da renda e as despesas freqüentes do socorro momentâneo. (Rodrigues, 1904, grifos do autor)

Apesar do empenho de Valle e Rodrigues na elaboração e na defesa de seu projeto, ele não foi adiante. No entanto, a idéia de utilizar as águas do Tietê persistiu. Objetivando colocá-la em prática, o secretário de Agricultura, Comércio e Obras Públicas, Luiz Toledo Piza, ainda em 1903, convidou o engenheiro José Pereira Rebouças para chefiar a Comissão de Obras Novas de Abastecimento de Água da Cidade de São Paulo, criada com esse objetivo. Como vimos, Rebouças já havia dirigido a Repartição de Águas após a encampação da Cia. Cantareira, quando se empenhou na ampliação do sistema pela captação de novas nascentes. Agora, seu objetivo era a utilização do Tietê com o uso das mais modernas formas de tratamento de água existentes nos Estados Unidos. Deixemos por uns momentos a questão dos engenheiros para ver como os médicos entram no cenário da controvérsia.

Quando da publicação do projeto de Ataliba Valle e Rodrigues Ferreira, em novembro de 1903, um grande número de artigos pipocou na imprensa diária apoiando ou criticando a possibilidade de utilização das águas do Tietê. Naquele momento, um anônimo escreveu a *O Estado de S. Paulo* solicitando ao dr. Pereira Barreto sua opinião sobre o tema. Pereira Barreto era contrário à utilização das águas do Tietê, salvo por necessidade extrema, pois não acreditava na possibilidade de uso eficiente de filtros para tamanha quantidade de água (Barreto, 1903b). Certamente ele não tinha mais informações sobre o desenvolvimento tecnológico da filtragem de água para distribuição urbana e considerava que os filtros utilizados nas adutoras funcionavam da mesma forma que os filtros domésticos. Seu artigo foi logo retrucado, com veemência, por Ataliba Valle, que fez uso de uma grande quantidade de informações técnicas sobre os filtros já instalados em outras cidades e suas características (Valle, 1903). Dessa vez a controvérsia não foi muito adiante, e nenhuma tréplica surgiu.

Somente em agosto de 1904 a questão voltaria à tona, quando o ex-titular da Secretaria de Agricultura, Comércio e Obras Públicas, Luiz Toledo Piza, foi ao Senado estadual relatar as atividades desenvolvidas em sua gestão. Nesse momento, ele afirmou que, a princípio, era favorável à canalização do rio Claro como forma de sanar o problema do abastecimento, mas acrescentou que o engenheiro José Pereira Rebouças estava chefiando um grupo, por ele comissionado, para elaborar um projeto para a utilização das águas do Tietê. A seu ver, a despeito da alternativa a ser empregada, o importante era que algo fosse feito (Pizza, 1904).

É tempo de cogitar-se da elaboração de um plano definitivo para o abastecimento de água a esta capital, abandonando-se o processo até hoje seguido, o qual tem consistido quase que somente em procurar e captar, no momento da maior necessidade, os mananciais que logo se vão tornando insuficientes pelo rápido aumento das necessidades públicas. (Pizza, 1911).

A controvérsia chega à Sociedade de Medicina

Em agosto de 1904, Miranda de Azevedo colocou o assunto em pauta na Sociedade, afirmando que a instituição não poderia deixar de opinar quanto a assunto relacionado à saúde pública, que gerava discussões tão candentes naquele momento. Mais do que isso, a Sociedade de Medicina tinha o dever de intervir na questão, ouvir a diretoria do Serviço Sanitário e chamar a atenção do governo para o que se deveria fazer, acautelando, assim, a saúde pública nesse assunto (SMCSP, 1904a). Além de levar a questão para seu fórum de atuação, Miranda de Azevedo procurava rechaçar as proposições dos engenheiros Ataliba Valle e Fonseca Rodrigues, que continuavam defendendo a utilização das águas do Tietê para uso doméstico. Para o médico, os engenheiros só tinham pensado no aspecto técnico do problema e não levavam em conta a questão de saúde pública. A seu ver, a proposta deles colocava em risco a saúde da população; somente em caso de extrema necessidade as águas do Tietê poderiam ser utilizadas e unicamente para uso industrial.

Em seus artigos, os engenheiros haviam feito uma comparação das condições geográficas de São Paulo com as de outras cidades européias e americanas, que demostrava a viabilidade da utilização de água advinda de mananciais urbanos. Tal comparação foi duramente criticada por Miranda de Azevedo, que considerava a utilização destes rios urbanos para o abastecimento a única possível por total falta de outras possibilidades. Os argumentos de Miranda de Azevedo tinham como base o trabalho de higienistas ingleses responsáveis pela fiscalização da poluição dos rios de Londres, os quais classificavam as águas em três grupos: águas salubres, vindas de fontes, poços fundos e terras altas; águas suspeitas, vindas de depósitos de chuva; e águas perigosas, originárias de rios com resíduos de esgotos e poços rasos (Notter, 1898). Essa classificação fazia do Tietê a pior escolha para a captação de água. Além disso, ele acreditava que a elevação das águas do Tietê necessitaria de obras muito mais dispendiosas a médio prazo que a captação da Cantareira. A proposta de utilização das águas do Tietê seria fruto de uma iniciativa infeliz do engenheiro Teodoro Sampaio, que, ao dirigir a Repartição de Águas, lançou mão do Tietê para o abastecimento da parte baixa da cidade. Seu primeiro discurso sobre o tema já esclarece sua posição:

> A Sociedade de Medicina deve estudar a questão pelo enorme perigo das águas do Tietê.
> Como se sabe, esse rio é nas suas origens alagadiço; atravessa populações como Mogi das Cruzes, São Miguel, Itacaquacetuba e outras, cujos dejetos nele se lançam; atravessa extensas zonas de indústria pastoril, que polui as suas águas; além disso, não oferece no seu curso forte correnteza, desenvolvimento e autodepuração que evitem a sua poluição.
> Outra causa de poluição na época das cheias é o alagamento das margens do Rio, onde são recebidos dejetos do gado e mesmo detrito do gado morto.
> Se não pudermos convencer os poderes públicos, fazê-los escapar da sugestão das águas de rio, que ao menos se divida o abastecimento em dois grupos, ficando a água do rio só para uso industrial. (SMCSP, 1904a)

Para orientar as futuras discussões sobre o tema, Miranda de Azevedo apresentou ao plenário da Sociedade cinco proposições a ser discutidas nas sessões subseqüentes. Logo elas se transformariam em sua proposta de aconselhamento a ser enviado às autoridades estaduais. Elas preconizavam a necessidade de aumentar o abastecimento de água captando-a em áreas altas das circunvizinhanças e trazendo-a por gravidade aos reservatórios já existentes; a utilização de poços artesianos, no caso de insuficiência do abastecimento da Cantareira; o uso industrial das águas do rio Tietê, mediante obras prévias de filtração e utilização de canalização dupla, no caso de faltarem quaisquer outras possibilidades; a proteção dos mananciais pela aquisição de terras para a arborização de suas margens e medidas para evitar a poluição dos mananciais e possibilitar a obtenção de água para a lavagem dos esgotos e irrigação das ruas (SMCSP, 1904a). O interessante é que Miranda de Azevedo não teve o menor escrúpulo em elaborar esse roteiro de acordo com sua posição em relação ao problema. Assim, a discussão na Sociedade já se inaugurava com uma posição definida. Posição essa que tinha como base a ponderação dos possíveis efeitos danosos da distribuição das águas do Tietê.

Estava aberta a discussão. Nas sessões seguintes, ela afloraria nos mesmos moldes de tantas outras. Primeiro, com a crítica de Artur Mendonça a uma possível intromissão da Sociedade em assuntos concernentes somente aos poderes públicos; crítica essa escudada na inexistência de uma real iniciativa do governo para utilização do Tietê; tudo poderia não passar de boatos. Como vimos, não era. O próprio Azevedo foi o primeiro a rechaçar a crítica e tentar mostrar a importância de suas preocupações:

> a sociedade não tem a pretensão de impor as suas opiniões ao governo, porém, à vista do que corre a respeito das intenções do governo, ela tem o direito e o dever de discutir o assunto para orientar os governantes e evitar o grande perigo que correria a saúde pública se o governo resolvesse fazer o que é voz corrente. Não foi um simples boato que o levou a trazer essa questão para o seio da Sociedade; sabe-se que estão fazendo estudos no Tietê nas vizinhanças da Penha. (SMCSP, 1904b)

Logo em seguida, o vice-presidente da casa, Rubião Meira, leu em plenário, e em seguida publicou, um trabalho que reforçava as opiniões de Miranda de Azevedo. Seguindo os parâmetros do pensamento médico, ele afirmava a importância de avaliar a questão de forma profilática, impedindo que ela se transformasse em problema real. Meira apoiava a posição de Miranda de Azevedo e pedia ao plenário que fossem aprovadas as indicações de seu trabalho (Meira, 1904).

Outro Azevedo, só que Affonso, foi o primeiro a vir a público contrariar as posições de Miranda. A seu ver, o assunto deveria ser tratado por uma comissão mista, composta por médicos e engenheiros. Embora acreditasse na fundamentação de Miranda em relação à preferência de utilização da água da Cantareira para o abastecimento, Affonso de Azevedo defendia o processo de filtração como uma forma eficiente de tornar a água potável, já utilizada em diversos países. Os dois personagens iriam se digladiar em um grande número de sessões a respeito do problema (SMCSP, 1904c).

Em sua tréplica, Miranda de Azevedo procurou mostrar que o abastecimento da cidade era realmente deficitário. A lei estadual previa uma cota mínima de duzentos litros por habitante/dia. No entanto, ela ficava em torno de 132 litros/dia na época das chuvas, descendo à cifra de 52 litros/dia no período das secas. Além das dificuldades causadas à população, o problema era um impeditivo do desenvolvimento da cidade.[4] Quanto à ampliação da distribuição, já havia um parecer legal a ser seguido. Ele se referia aos artigos do Código Sanitário do Estado que dispunham sobre o abastecimento de água, onde constava que a água destinada ao uso doméstico deveria ser potável e inteiramente insuspeita de poluição e sempre que possível deveria provir de manancial com origem em serra.[5]

---

4 São estas as suas palavras: "Nestas condições, impossível é manter-se um serviço equilibrado, atendendo aos reclames crescentes da população, levar as redes de distribuição aos bairros novos como os das Perdizes, Barra Funda, Água Branca, Lapa, Nossa Senhora do Ó, Vila Cerqueira César, Vila Guarani, Caguassu, Ypiranga e Vila Prudente, como impossível é satisfazer aos serviços municipais na extensão que eles hoje reclamam" (ibidem, p.454).

5 O Código Sanitário do Estado de São Paulo, primeiro regulamento do tipo no país, data de 1894. Composto por mais de quinhentos artigos, regulamentava vários aspectos da vida urbana, como os locais de passagem e estadia: ruas, praças públicas,

Na verdade, Azevedo, mais uma vez, procurava acabar rapidamente com a discussão, neutralizando a qualquer custo as sentenças contrárias a sua afirmação. Para isso, recorria ao Código Sanitário e não levava em conta os argumentos de seus oponentes. Todavia, os termos da legislação eram bastante vagos e subjetivos, mesmo para a época. Afirmar que a água a ser distribuída deveria ser "potável" não significava que ela não poderia vir de um rio urbano, uma vez que, segundo afirmavam seus oponentes, o processo de filtração garantiria a qualidade final da água. Quanto à origem dos mananciais, a expressão "sempre que possível" deixava claro que em alguns casos outras soluções poderiam ser adotadas.

Tomando como base um relatório do engenheiro Teodoro Sampaio ao diretor da Secretaria de Agricultura, Miranda de Azevedo defendia a utilização do rio Cotia para o abastecimento da cidade. Em seu entender, o montante gasto pelo estado para a realização dessa obra, embora alto, pela grande distância a ser canalizada, não era exagerado e resolveria o problema de forma mais permanente e saudável. Depois de longas considerações sobre as condições geográficas do Tietê – em que apontava que o rio não tinha profundidade nem volume e correnteza suficientes para a eliminação dos materiais do esgoto não tratado que recebia, bem como que nas épocas de seca seu nível abaixava demais, não permitindo a eliminação das substâncias nocivas à população –, ele se voltava para considerações sobre a filtragem de água de rios urbanos usados para o abastecimento, concluindo que esse sistema, além de ser muito caro e de difícil manutenção, estava sob suspeita, sendo utilizado somente em lugares onde não havia outra solução (SMCSP, 1904b).

Mais uma vez, a controvérsia ficaria em aberto, esvaecendo-se sem nenhuma decisão sobre o tema discutido.

---

habitações coletivas, hotéis, escolas, quartéis, prisões, fábricas, oficinas, teatros; a alimentação: padarias, restaurantes, botequins, açougues; o abastecimento: mercados, matadouros, a distribuição de água, os esgotos etc. Os artigos 311 e 312 do capítulo XV dispunham sobre o abastecimento de água (SMCSP 1904b; Mascarenhas, 1949).

Enquanto isso, na imprensa...

No fim de setembro de 1904, fatos novos fizeram que a controvérsia extravasasse os limites da Sociedade e voltasse às páginas dos jornais. Visando obter mais elementos sobre a possibilidade de utilização da tecnologia de filtragem, o então secretário de Agricultura do estado e ex-presidente da Sociedade (1896), Carlos Botelho, comissionou o doutor Augusto Ferreira Ramos, professor da Escola Politécnica, para estudar nos Estados Unidos os filtros lá instalados. A bem da verdade, Ferreira Ramos era engenheiro agrônomo e estava, havia algum tempo, em comissão pelos Estados Unidos e pela Europa, analisando questões agrícolas. No entanto, ele foi bem-sucedido e vistoriou na região de Nova York várias estações de tratamento de água, elaborando um longo relatório enviado à Secretaria. Seu trabalho apontava a eficácia dos filtros aí utilizados e julgava, por vários motivos, ser a solução adequada também para São Paulo.

> De tudo que observei e dos estudos e indagações a que procedi, cheguei à conclusão de que os filtros americanos são os que convêm serem aplicados em São Paulo, às águas do Tietê, assim como em grande número de cidades do interior. Os seus resultados não me parecem em nada inferiores aos fornecidos pelos lentos filtros de areia, custando no entanto, quanto à instalação, muito menos que custam os outros. ...
> Convém lembrar aqui certas vantagens peculiares dos filtros americanos no caso especial de São Paulo. Assim é que será impossível instalar filtros lentos em menos de dezoito meses, ao passo que o mesmo se consegue em sete meses com os filtros americanos. Assim é ainda que sem inconveniente apreciável se pode forçar durante algum tempo a capacidade dos filtros americanos, o que constitui um recurso precioso contra as situações anormais. Tal expediente não surtiria efeito com os filtros lentos. (Ramos, 1904)

Cinco dias depois da entrega do relatório, o engenheiro José Pereira Rebouças passou às mãos de Carlos Botelho o projeto preliminar de elevação e distribuição das águas do Tietê. Orçado inicialmente em 5.243:730$000, era acompanhado de uma memória descritiva e justificativa assinada por seus auxiliares diretos, os engenheiros Stevenson e Paulo Voigtlaender. A principal justificativa alegada para a utilização das águas do Tietê era similar à dada pelo engenheiro comissionado nos Estados Unidos: a necessidade de uma solução rápida para a crise de abastecimento então existente. A captação de água do Tietê se mostraria como uma solução muito mais rápida que a adução de água por gravidade em região serrana. Vejamos a síntese do projeto, que passou a ser o elemento principal da controvérsia.

Resumidamente, o projeto previa a captação de água na região da Penha por meio de uma torre situada no centro do rio. A água seria conduzida por uma galeria a uma caixa de recepção, onde se operaria a primeira elevação para o tratamento. A depuração seria feita por conjunto de filtros rápidos norte-americanos, em três fases: coagulação ou precipitação química por sulfato de alumínio, sedimentação e filtração. Após a filtragem, a água seria levada para reservatórios descobertos que seriam construídos na Penha, a fim de reforçar a rede distribuidora. A instalação proveria 33 milhões de litros a cada doze horas, mas poderia chegar a uma capacidade máxima de cem milhões com algumas alterações nos filtros e máquinas reservatórias que seriam construídas (Motta, 1911, p.69).

De pronto, a finalização do projeto de Pereira Rebouças criou alguns realinhamentos entre os aliados e opositores da distribuição da água proveniente do Tietê e infletiu o eixo da discussão. Engenheiros de um lado e alguns médicos de outro. Para os primeiros, a questão da filtragem era acertada e estava resolvida, somente havia dúvidas em relação ao tipo de filtro a ser empregado. Para os outros, tudo estava por se resolver.

Antes de mais nada, façamos uma pequena pausa para alguns esclarecimentos técnicos. O sistema de filtragem escolhido por Rebouças era conhecido como "filtragem rápida" ou sistema americano, e já era utilizado em algumas cidades dos Estados Unidos. Funcionava como os atuais sistemas de limpeza de piscinas: pela adição de coagulantes químicos à água. Esses coagulantes ou precipitantes causavam uma rápida sedimentação da matéria em suspensão, que era filtrada com o emprego de uma camada de areia. As bactérias eram destruídas por um processo de ozonização posterior. Os filtros de areia ou filtros lentos eram bem mais conhecidos e utilizados havia mais tempo. Funcionavam em diversas cidades européias, como Londres, Liverpool, Dublin, York, Amsterdã, Zurique, Varsóvia, Budapeste etc. Nesse sistema, a água passava por reservatórios de areia que retiam as bactérias nela existente. A redução dos germes não se dava somente por esse processo mecânico, mas também por fenômenos biológicos (ibidem).

Os primeiros a se posicionar em relação aos filtros foram nossos velhos conhecidos Ataliba Valle e Fonseca Rodrigues. Com a autoridade que o pioneirismo de seu primitivo projeto lhes conferia, eles escreveram alguns artigos em *O Estado de S. Paulo* apoiando a iniciativa de Rebouças, mas colocando-se contra a escolha de filtragem por meio de filtros rápidos. A seu ver, a deficiência de cal nas águas do Tietê era um impeditivo para a filtragem naqueles moldes (Valle & Rodrigues, 1904). Rebouças, rapidamente, foi à imprensa rechaçar essa opinião mostrando que tal ponto já estava previsto em seu projeto e que, na Argentina, a falta de cal na água não causava nenhum problema ao sistema de filtragem, similar ao que seria aqui utilizado (Rebouças, 1904).

Nesse momento, o diário paulista *Folha Nova* começou a publicar matérias sobre o tema. Ao que tudo indica, o engenheiro e jornalista Garcia Redondo estava por trás dessa iniciativa que objetivava ratificar o projeto de Rebouças. Sob o título "A questão da água; contribuições para a solução do problema do abastecimento de água à cidade de São Paulo", textos de médicos e engenheiros favoráveis ao projeto foram a público.[6] O primeiro foi do médico Arnaldo Vieira de Carvalho, que se mostrou favorável aos filtros, embora deixasse claro que não era uma autoridade no ramo. "Minha competência no assunto é toda relativa, pois ela provém de estudos de higiene geral a que se entregam todos os médicos. Não há portanto pretensão de minha parte de proferir a última palavra na questão, apenas externo minhas convicções" (Carvalho, 1904). Ele continuava afirmando ser favorável à utilização dos filtros, que segundo ele era a única solução possível para a obtenção de uma quantidade tão grande de água. Além disso, a seu ver, a

---

6 Não tivemos acesso ao tablóide, mas os artigos, normalmente, eram republicados em outros jornais.

opção era a mais econômica. Arnaldo Vieira de Carvalho encerrava o artigo com uma crítica ao sectarismo da Sociedade de Medicina e Cirurgia: "Assim penso eu até que me prove serem as verdades científicas em outros países mentiras entre nós" (ibidem).

Clemente Ferreira, também membro da Sociedade, escreveu em seguida, criticando as posições de Miranda de Azevedo, sobretudo acerca da maior pureza das águas das fontes em relação às dos rios, da qualidade e importância dos filtros e das questões epidemiológicas.[7] Ferreira afirmava que a região do Brás recebia as águas do Tietê havia cinco anos, sem que com isso houvesse maior índice de doenças gastrintestinais ou febre tifóide. Seu artigo também terminava apontando o Tietê como única opção de abastecimento possível para um longo prazo.

> Depois de todas essas considerações uma conclusão, um corolário lógico se impõe: a solução definitiva do problema do abastecimento da cidade de São Paulo, do ponto de vista das necessidades próximas e remotas, é dada cabalmente pelo aproveitamento das águas do Tietê, depuradas pela filtração operada "em instalações cientificamente construídas e bacteriologicamente dirigidas". (Ferreira, 1904)

Em novembro, entraria em cena um novo personagem. *O Estado de S.Paulo* também começou a publicar artigos sobre o tema assinados sob o pseudônimo "S". Os textos, muito bem escritos e fortemente embasados na literatura médica e de engenharia, criticavam a escolha dos filtros rápidos e, acima de tudo, os procedimentos dos diversos atores envolvidos na controvérsia. Para "S", o governo do estado estava sendo apressado em escolher o sistema de filtragem. Ele argumentava que, em outras cidades, a discussão para a escolha do processo de filtragem foi muito mais longa e aprofundada. Em Washington, por exemplo, o debate sobre o tema durou meses e envolveu o Senado, a

---

7 O médico Clemente Miguel da Cunha Ferreira era natural da cidade fluminense de Resende. Doutorou-se na Faculdade de Medicina do Rio de Janeiro em 1880 com uma tese sobre tisiologia, área para a qual voltou toda a sua carreira. Seu nome liga-se à criação da Liga Paulista Contra a Tuberculose, entidade filantrópica que dirigiu até sua morte, aos 64 anos (Ribeiro, 1955).

Comissão de Negócios do Distrito e a Medical Society. Toda a discussão teria sido embasada em relatórios pormenorizados sobre as vantagens e desvantagens de cada tipo de filtro segundo os mais diversos ângulos (S, 1904a).

Os artigos de "S" atiravam em diversas direções. Feriam os interesses dos engenheiros defensores dos filtros rápidos, pedindo mais estudos sobre o tema. Por outro lado, criticavam a atuação da Sociedade de Medicina, que, a seu ver, era *a priori* contrária à utilização dos filtros, sem ter real base científica para sustentar a idéia.

> Tudo isso está indicando que o problema é inteiramente prático e que, por conseqüência, cada caso tem a sua solução particular. Querer como se pretendeu na Sociedade de Medicina e Cirurgia de São Paulo, ou como estabeleceu o projeto oficial, tomar como ponto de partida a superioridade, em absoluto, ou pouco menos, de tal ou qual sistema, é arriscar-se a cometer os maiores erros.
>
> Uma conclusão única se impõe a quem estuda desapaixonadamente o assunto. Essa é: que a experiência nos permite dispor de processos dignos de confiança para permitir o emprego das águas baixas no abastecimento das cidades.
>
> Se estas devem ser preferidas às altas, ou qual dos processos de depuração deve ser preferido, são questões que só podem ser resolvidas pelo estudo cuidadoso das condições locais.
>
> É esse estudo que deve ser intentado por quem quiser realmente orientar a opinião pública. Nem o projeto oficial, nem a Sociedade de Medicina e Cirurgia adentraram um passo nesse sentido.
>
> Infelizmente, o rumo que levou a discussão no seio da Sociedade de Medicina contribuiu apenas até agora para que o público formasse, acerca do emprego das águas baixas, uma opinião inteiramente errada. (S, 1904b)

A despeito da crítica ao procedimento da Sociedade, o incógnito autor reconhecia a importância da instituição, afirmando sua competência para estabelecer parecer sobre o tema, assim como a necessidade de o governo estadual respeitá-lo. Tentando colocar as coisas em seus devidos lugares, "S" pedia à Sociedade que não discutisse os aspectos econômicos da questão, restringindo-se aos relacionados à saúde pública. Argumentava ainda que não faltava, em São Paulo, quem soubesse resolver o problema pecuniário, pois "os engenheiros não servem só para construir e dirigir abastecimentos e instalações de filtros, também servem para orçá-los" (S, 1904c).

A leitura dos jornais do período revela que nesse momento a questão das águas mobilizava a opinião pública. Como vimos, para os engenheiros, a condenação à filtragem era questão vencida. Restava saber qual o melhor processo a ser adotado. Os médicos ainda titubeavam na questão, embora Miranda de Azevedo fosse radicalmente contrário ao uso dos filtros. A opinião da Sociedade também estava na imprensa diária. Suas atas eram constantemente transcritas nos principais jornais da cidade, algumas vezes aparecendo na imprensa antes mesmo de serem aprovadas em plenário. Os principais contendores, de acordo com sua influência nos jornais, mandavam publicar os artigos que apresentavam nas sessões da Sociedade.

De volta à Sociedade de Medicina

Na sessão de 1º de outubro de 1904, Miranda de Azevedo fez um longo discurso sobre o tema para refutar o artigo de Clemente Ferreira na imprensa. Criticava o colega por ter deslocado a discussão para fora da instituição e esclarecia que o Brás não recebia água do Tietê constantemente. Só em alguns poucos momentos isso havia acontecido. Pelo contrário, a região, naquele momento, estava sendo inteiramente servida por tais águas e, embora não houvesse estatísticas oficiais, os clínicos da região apontavam para o incremento dos casos de doenças do aparelho gastrintestinal. Questões técnicas referentes à qualidade dos filtros e ao alto custo da energia elétrica, necessária para a elevação das águas do Tietê para posterior filtração, também foram tratadas. Além delas surgiu uma grande controvérsia sobre a capacidade de autodepuração das águas do rio. Para Miranda de Azevedo, a lentidão do Tietê era um fator impeditivo dessa depuração; para Clemente Ferreira, era justamente o contrário. Tudo isso acontecia em meio a um sem-número de citações a autores estrangeiros, que também tinham opiniões divergentes sobre o tema. Na avidez de buscar aliados de peso para suas proposições, os contendedores muitas vezes transfiguravam as proposições de autores estrangeiros para que estas se adequassem ao caso em questão, transformando aspectos pontuais em regras universais (SMCSP, 1904d).

Ainda nessa sessão, voltou à cena o doutor Affonso Azevedo, que, mais uma vez, refutou as afirmações do colega. Ele se voltou para a análise dos filtros, utilizando informações sobre seu uso em diversas cidades dos Estados Unidos e da Europa e tabelas que mostravam o reduzido número de bactérias nas águas filtradas dessas cidades e a pequena prevalência de infecções gastrintestinais em sua população, avaliando favoravelmente sua atuação (Azevedo, 1904). Dessa vez a principal novidade foi que ele trouxe para a arena um forte aliado, o laboratório. Análises bacteriológicas da água do Tietê, efetuadas pelos cientistas Adolpho Lutz, do Bacteriológico, e Rocha Lima, do Instituto Oswaldo Cruz.[8] Para ele os exames mostravam que as águas do Tietê eram até melhores que a de vários rios da Europa usados para o abastecimento de grandes cidades.

As conclusões dos exames efetuados eram similares. Para Rocha Lima podiam-se considerar puras as águas que contivessem até quinhentos germes por centímetro cúbico – a água analisada continha 468 germes por centímetro cúbico, e devia-se considerar que sua temperatura deve ter propiciado a multiplicação dos germes antes da análise. Assim, ele afirmava: "Se pura sob o ponto de vista químico, colhida e distribuída segundo os preceitos da higiene pode ser usada como água potável". O Laboratório Paulista de Análises Químicas e Microscópicas também concluiu, sem mais delongas, que a água em questão era potável e de boa qualidade. Adolpho Lutz também assegurava que o número de germes encontrados na água analisada não era conside-

---

8 Lutz dispensa apresentações; Rocha Lima era o mais renomado pesquisador do Instituto Soroterápico Federal, instituição carioca dirigida por Oswaldo Cruz que a partir de 1908 levaria seu nome. Recém-chegado da Alemanha, onde se especializou em bacteriologia e anatomia patológica, dividia com Figueiredo Vasconcellos as responsabilidades pelo instituto quando seu fundador necessitava de mais tempo na direção dos serviços de saúde da capital federal.

rável e não excedia a proporção que se encontrava em águas consideradas boas. No entanto, ele fazia notar o perigo da presença de bacilos coliformes na água analisada. Por outro lado, mencionava que um só exame não permitia um juízo suficiente sobre a questão, porque o número de germes pode variar extraordinariamente conforme a ocasião em que a água é colhida (SMCSP, 1904c).

As opiniões provenientes do laboratório, emitidas por pesquisadores com grande autoridade científica, alteraram o rumo da controvérsia. De posse dos dados laboratoriais, o governo do estado decidiu solicitar um parecer oficial sobre o tema ao Serviço Sanitário. A entrada em cena dos laboratórios dava nova direção a uma controvérsia que, até então, tinha por base o poder retórico de seus participantes. As conclusões experimentais, apresentadas publicamente, parecem ter impressionado mais o poder público estadual. Em 1904, o contexto era bastante diferente do que o apresentado quando tratamos das febres paulistas; assim, sob a égide dos saberes microbiológicos, os exames experimentais tiveram muito maior poder de convencimento.

Emílio Ribas foi consultado oficialmente pelo governo de São Paulo sobre a execução do projeto de utilização das águas do Tietê. Ainda em outubro apresentou seu parecer sobre a questão, confirmando sua viabilidade. Seu texto foi comentado por um articulista anônimo no *Commercio de São Paulo*.

> O Sr. dr. Emílio Ribas, diretor do Serviço Sanitário, consultado pelo governo do Estado sobre o projeto de aproveitamento das águas do rio Tietê para o abastecimento dessa capital, apresentou ontem o seu parecer. Um longo e bem fundamentado trabalho no qual demonstrou não haver nenhum inconveniente no aproveitamento das referidas águas uma vez que elas sejam depuradas pelo sistema rápido americano com o emprego de sulfato de alumínio, já fartamente experimentado nos Estados Unidos como coagulante, e mais acrescenta o dr. Emílio Ribas que o rio Tietê está longe de comparar-se com os rios Isar, Sena e outros da Europa cujas águas são aproveitadas para o abastecimento de grandes populações, quando entretanto são receptáculos das imundícies da cidade. O Tietê tem seu leito composto de areia na maior parte e de pedregulhos e pedras, dando-se também a existência de extensas corredeiras, e suas margens são quase desabi-

tadas para os lados de Mogi das Cruzes e São Miguel, Penha e Conceição dos Guarulhos; um inquérito epidemiológico resulta que as águas do Tietê, purificando-se espontaneamente, podem ser ingeridas mesmo depois do lançamento de produtos dos esgotos dessa capital sem inconveniente algum a 50 km abaixo dos referidos esgotos, porquanto durante as obras da Light and Power, em Parnaíba, a 50 km da cidade alguns engenheiros e os trabalhadores de turma fizeram uso por vários tempos das águas do Tietê *in natura*, sem a mais leve alteração da saúde. Termina assim o Sr. Emílio Ribas o seu parecer. É de esperar pois que fiquem garantidas as condições de salubridade desta capital desde que a água em questão fique sujeita a decantação e coagulação da matéria orgânica e posterior filtração. Em conclusão: essa inspetoria é de parecer que o aproveitamento das águas do Tietê, cientificamente purificadas e micrograficamente vigiadas, serão um fator favorável à salubridade dessa capital. Vindo dar uma solução urgente ao importante problema do fornecimento definitivo, que, se defende, de água para todos os misteres da higiene. (As águas do Tietê, 1904)

O parecer de Ribas caiu como uma bomba nos debates da Sociedade, visto que o objetivo último da controvérsia era aceitar ou impedir a instalação do projeto de captação de águas do Tietê e o trabalho de Ribas dava carta branca para a implantação do projeto. Na primeira sessão ocorrida depois da divulgação do parecer, Miranda de Azevedo propôs o término das discussões com a votação de um parecer da Sociedade. Nesse momento, ele voltava suas baterias diretamente para Ribas. O primeiro argumento rechaçado foi o referente à autopurificação do rio e à possibilidade de utilização de sua água 50 km abaixo do lançamento de esgotos. A seu ver, o exemplo dos trabalhadores da Light, apresentado por Ribas, não tinha nenhum valor, por se tratar de diferentes regiões e pela existência de um processo de imunização dos organismos pelo hábito. Em uma tirada de ironia ele afirmava:

> Quanto ao aproveitamento das águas do Tietê abaixo mesmo dos esgotos, talvez seja um novo gênero de exploração industrial e agrícola, que venha a aumentar as rendas do Estado – a exportação das águas do Tietê como caldos de culturas para os institutos bacteriológicos do mundo científico, ou melhor ainda como adubo líquido natural para substituir o guano do peru. (SMCSP, 1904e)

A utilização de filtros rápidos americanos também foi criticada. A seu ver eram os mais ineficientes, caros e de difícil utilização. O último ponto observado por Miranda de Azevedo era o custo do projeto. Seus cálculos procuravam mostrar que em um período de dez anos os custos da elevação do rio Tietê chegariam a um montante de dez mil contos de réis, enquanto a canalização das águas do rio Cotia custaria aproximadamente dois mil contos de réis. Vendo que sua posição cada vez mais estava minada, Azevedo desesperadamente argumentava que, diante da inevitável utilização das águas do Tietê, que pelo menos fosse criado um sistema de dupla canalização, sendo essas águas somente utilizadas para fins industriais e lavagem de fossas, não se misturando à água a ser consumida na higiene pessoal ou ingerida e usada na preparação de alimentos.

Como em outros momentos, vários oradores se inscreveram para falar, discutindo suas opiniões. No entanto, era consenso que o assunto já estava esgotado, e combinou-se a votação de um parecer para a sessão seguinte. Tudo parecia indicar o fim da discussão, mas na sessão de 16 de novembro, quando começaria a votação do parecer, o doutor Sergio Meira, então presidente da Sociedade, em hábil manobra conseguiu adiar mais uma vez a votação. Ele argumentava que a decisão ainda seria precipitada, pois carecia de maiores estudos e esclarecimentos. Na verdade ele hesitava porque sabia que a conclusão encaminhava-se na direção contrária do que havia sido proposto pelo diretor do Serviço Sanitário. No entanto, seu argumento não teve o sucesso esperado, pois os protagonistas da discussão só aceitaram adiar a votação se Meira apresentasse trabalho com novidades sobre o tema, e isso ficou acertado (SMCSP, 1904f).

Duas semanas depois, Sergio Meira apresentou seu trabalho à Sociedade. Nenhuma novidade: seu texto defendia a filtragem das águas do Tietê, cujo argumento central era a não-existência de outra possibilidade exeqüível. Partindo de estatísticas de população e aceitando uma necessidade média diária de 450 litros por habitante, Meira procurava mostrar que a cidade necessitava de uma média de cem milhões de litros de água diários. Mediante relatório da Repartição de Águas da capital, ele procurava mostrar que a soma da capacidade de adução de todos os mananciais da Cantareira atingiria, no máximo, uma cifra de vinte milhões de litros por dia. Distorcendo um pouco a geografia e as condições ambientais, ele afirmava que a utilização de outros rios, como o Cotia, o da Conceição ou o rio Claro, já aventada no decorrer do debate, além de trazer os mesmos problemas de impureza da água existente no Tietê, seria extremamente custosa. Assim, só restaria a alternativa de filtragem das águas do Tietê, o que, a seu ver, não traria nenhum problema de saúde, visto ser um procedimento utilizado com êxito em várias cidades dos Estados Unidos. Para justificar cientificamente sua alegação, fez uso de estatísticas do Serviço Sanitário que mostravam maior intensidade da mortalidade por febre tifóide nas regiões servidas pelas águas da Cantareira do que nas servidas pelo Tietê. Meira concluía que a questão de se optar por determinado sistema de adução não se relacionava à ciência, colocando-se no campo da prática, da racionalidade administrativa (ibidem).

Como seu artigo deveria preceder o processo de votação de um parecer sobre o tema, Meira encerrava-o listando seus aliados no debate, quase constrangendo seus colegas a seguir esses próceres da medicina e da engenharia do período.

> Dos nossos mestres, vem de molde lembrar que se pronunciaram favoráveis à filtração os Srs. Drs. Engenheiros: Ataliba Valle, Fonseca Rodrigues, Garcia Redondo, Victor Freire, Augusto Ramos e Francisco Ramos (professores da escola politécnica), Octavio Pacheco, Teodoro Sampaio, José Pereira Rebouças, José Ricardo Betim Paes Leme, Alfredo Braga e muitos outros, que de pronto não me lembro, assim também os médicos Drs. Luiz Pereira Barreto, Bernardo de Magalhães, Arnaldo Vieira de Carvalho, Clemente Ferreira, Emílio Ribas, Affonso de Azevedo, José Redondo e outros que seria fastioso enumerar. Se incorporados, acompanharmos esses vultos da nossa classe científica, prestaremos assinalado serviço de utilidade pública *ad æternam societatis gloriam*. (SMCSP, 1904e)

Além do convencimento pela autoridade científica dos aliados, seu objetivo principal era reverter a tendência contrária à aceitação dos filtros por uma argumentação técnica. No entanto, sua estratégia não funcionou, e seu trabalho, em lugar de dar fim ao debate e iniciar o processo de votação de um parecer, reabriu a discussão, gerando novas comunicações.

Primeiro foi Affonso Azevedo, que bateu nas mesmas teclas, reforçando o valor dos filtros, tão utilizados nas cidades americanas, e a importância dos exames bacteriológicos empreendidos por Lutz e Rocha Lima, que pareciam mostrar a potabilidade das águas do Tietê. Seu trabalho centrava-se em uma crítica a Miranda de Azevedo por preconizar o menor custo da utilização das vertentes da Cantareira em relação à filtragem da água do Tietê. Em seu entender, era o reverso, e dizia que seu modo de ver amparava-se nas opiniões dos engenheiros Ataliba Valle e do ex-diretor da Repartição de Águas, Teodoro Sampaio. Em um anexo ele apresentava uma comparação dos orçamentos de instalação dos diferentes projetos de ampliação da rede de distribuição. Sem deixar claro a fonte a que se referia, mas citando-a como "dados oficiais", mostrava em uma tabela que as obras de elevação e filtragem das águas do Tietê eram bem mais baratas que a canalização das águas do rio Cotia. As primeiras estavam orçadas em 11:301:300$, e a segunda em 9.386:930$ (SMCSP, 1905a, 1905b). A bem da verdade, Affonso Azevedo estava escondendo uma parte da história, pois ele não apresentava os gastos relativos à manutenção dos serviços; no caso de elevação das águas do Tietê eles seriam muito mais vultosos, por dependerem de fortes bombas movidas a energia elétrica.

Aproveitando que os ventos pareciam estar a seu favor, Affonso Azevedo apresentou um substitutivo ao primeiro parecer elaborado no início da discussão por Miranda de Azevedo. Nele lia-se:

A Sociedade de Medicina julga que:
1 – Para abastecimento da Cidade de São Paulo deve ser empregada a água originariamente pura.
2 – Caso não seja possível por qualquer motivo o emprego dessa água pode ser empregada a água do rio Tietê, desde que seja filtrada de harmonia com os requisitos da ciência. (SMCSP, 1904g)

Como se vê, a proposta de Affonso era bastante vaga e, de acordo com sua posição, não indicava nenhuma restrição à utilização das águas do Tietê. Sua apresentação naquele momento tinha ar de manobra, pois Miranda de Azevedo, seu antagonista, não estava presente na sessão. Por isso mesmo, o plenário achou por bem marcar uma nova sessão especialmente para esse fim. Deveria ser a seguinte, pois Affonso Azevedo iria ausentar-se do estado e não queria perder o final da contenda, mas antes foi dado a Miranda de Azevedo o direito de fazer uma réplica aos discursos favoráveis à utilização das águas do Tietê.

O argumento de Affonso foi logo destroçado pelo incansável Miranda de Azevedo, que, em discurso, rebateu cada ponto exposto por seu opositor. Apartes, argumentos contrários, críticas pessoais, citações a trabalhos estrangeiros contrários ao uso de filtros... Tudo parecia continuar do mesmo jeito. No entanto, Miranda Azevedo, repentinamente, mudou o rumo da questão apresentando uma carta de Teodoro Sampaio em que ele afirmava nunca ter dito que o custo da utilização das águas do Tietê era menor que o da utilização das da Cantareira. Vejamos um pouco de sua longa missiva:

> Tem-se repetido com insistência na Sociedade de Medicina que afirmei ser mais econômico e mais barato o abastecimento de água por elevação do rio Tietê do que pela adução do mesmo volume por gravidade, das águas altas potáveis, dentro da área de 30 a 40 km. Das vizinhanças de São Paulo, das vertentes da Cantareira, Conceição ou rio Cotia.
>
> Não afirmei isso. O meu parecer a respeito desse assunto consta do relatório que em tempo apresentei ao governo e que foi publicado no *Commercio de São Paulo*, logo após a minha retirada da Repartição de Águas. ...
>
> Como engenheiro nunca perdi de vista a face econômica das questões submetidas ao meu exame. Estudando o abastecimento de água desta cidade por sistemas diferentes, ... certifiquei-me de que, com os recursos de que já então dispúnhamos e com as condições técnicas verificadas nas explorações, o abastecimento de água pelo rio Cotia era mais vantajoso. O abastecimento com águas do Rio Tietê ficaria assim para depois. ...
>
> A utilização das águas do Rio Tietê, tal como se projetou, e se disse pelos jornais, é por certo mais dispendiosa. Verdade é que tudo é relativo, e que há projeto e projeto. Mas o que é atribuído ao Dr. Rebouças para filtrar e elevar as águas desse rio ninguém dirá que seja mais econômico, tanto no que diz respeito à construção como ao custeio.

Não descubro nesse projeto vantagens higiênicas ou econômicas que justifiquem a sua preferência. (SMCSP, 1905c)

O discurso de Miranda e a apresentação da carta do ex-diretor do Departamento de Águas mudaram radicalmente o quadro que parecia pender para as posições favoráveis aos filtros. Havia muito as discussões não traziam novidades e tornavam-se cada vez mais agressivas e pessoais entre os dois Azevedos. Na sessão seguinte foi encaminhado o processo de votação. Lembramos o leitor que havia duas propostas referentes aos dois Azevedos. No entanto, o doutor Rubião Meira encaminhou uma nova proposta pedindo preferência por sua votação. Era assim:

A Sociedade de Medicina e Cirurgia de São Paulo, depois de amplamente discutir o abastecimento de água da capital, entende que os poderes públicos não podem adiar por mais tempo a solução de problema tão importante, resolvendo-o de acordo com os ensinamentos da higiene, que manda a escolha de água originariamente pura, provada sua existência, preferindo-a àquela que pede obra de sanificação. (ibidem)

Depois de enorme discussão, o plenário aceitou abdicar das duas propostas anteriores em favor desta última, que foi levada a votação e aceita com várias declarações de restrições.

Seis meses depois...

É difícil avaliar o peso do parecer da Sociedade na decisão tomada pelo governo do estado, mas o projeto de Rebouças não foi à frente. Em 1905 foi criada a Comissão de Obras Novas de Saneamento e Abastecimento de Água da Capital, que começou a trabalhar no fim desse mesmo ano, concluindo seus projetos em 1907. As obras consistiram em captar águas no ribeirão do Cabuçu com o objetivo de fazer a distribuição na zona baixa da cidade. Para garantir a continuidade do volume captado construiu-se a barragem do Cabuçu, que formou um lago artificial para funcionar como regulador da vazão da linha adutora. Com essa obra, evitava-se que fosse desviada água da zona média para as partes mais baixas da cidade. A comissão foi responsável ainda pela construção da barragem do Engordador, que gerou um lago com o mesmo nome para garantir o funcionamento contínuo da bomba aí instalada em 1903. Como dissemos, o projeto de filtragem e elevação das águas do Tietê, elaborado por Rebouças, foi deixado de lado, assim como as propostas de captação de águas altas que chegariam à cidade por gravidade. Apesar disso, as medidas tomadas foram suficientes para garantir um período de três anos sem falta de água. Somente em 1910 a cidade sofreria de novo com a estiagem (Motta, 1911).

Um passo adiante

Esta narrativa lança um pouco de luz sobre alguns aspectos da história da Sociedade de Medicina. Um deles diz respeito às relações entre pares na Sociedade, ressaltando o grau de animosidade a que chegou o debate entre os dois principais médicos envolvidos. As atas oficiais da Sociedade, publicadas na *Revista Médica de São Paulo*, eram revisadas e colocadas em votação antes de ser encaminhadas a publicação. Esse expediente filtrava um pouco da virulência das discussões, que mesmo assim pode ser observada. Já os jornais publicavam as mesmas atas logo depois de encerradas as sessões. Essas versões apócrifas deixavam a nu a intensidade da contenda. *O Correio Paulistano*, por exemplo, dava um retoque a mais na matéria sobre a sessão de 30 de janeiro de 1905, finalizando-a assim: "A sessão é suspensa no momento em que o discurso de Affonso Azevedo se torna mais inflamado. Em defesa de sua argumentação ele procura lançar lama a seus contendedores".

No que tange às relações da Sociedade com os órgãos de saúde pública, também há observações. Quando nos voltamos para as discussões sobre a febre amarela, notamos a falta de interesse da instituição em apresentar propostas ou tomar decisões que, de alguma forma, contrariassem os poderes públicos em questões relacionadas à saúde coletiva. No momento das discussões sobre o abastecimento de água, a situação era outra. Por um lado, a instituição não mais se apresentava à sociedade somente por iniciativas individuais de seus membros. Suas atas eram transcritas nos principais jornais da cidade, além de muitas vezes também serem publicadas nos periódicos médicos. Mas o mais importante é a autonomia de suas discussões e pareceres diante de diretrizes ou ações oficiais. Essa independência pode ser vista em toda essa discussão. Se os membros da Sociedade, como em outros momentos, hesitaram em dar início a uma discussão que envolvia uma diretriz do estado, depois de iniciá-la mostraram-se independentes o suficiente para permanecer nela mesmo após uma decisão da agência de saúde oficial ratificando a iniciativa.

Além desse aspecto, e a despeito das divergências entre os médicos, a apresentação da controvérsia na imprensa aponta para a existência de um conflito entre médicos e engenheiros. Embora, em nenhum momento, os atores envolvidos assumam-se como porta-vozes de grupos profissionais, fica claro que se tratava de um conflito em que também estava em jogo a prerrogativa da decisão técnica num campo limítrofe entre a medicina e a engenharia, ou melhor, entre a saúde pública e a engenharia sanitária.

Nesse ponto, ressalte-se que os autores que se voltaram para a história da medicina brasileira nesse período apontam que o desenvolvimento da medicina higienista e, posteriormente, dos saberes microbiológicos resultou no incremento do poder normatizador dos médicos sobre a sociedade.[9] Mas não era somente o poder médico que se encontrava em ascensão. A literatura especializada evidencia que, a partir da segunda metade do século passado – em particular nas duas últimas décadas –, o processo de modernização do país fez que os engenheiros se constituíssem num segmento profissional cada vez mais valorizado socialmente. Preocupados com o reconhecimento social de suas atividades, esses profissionais se engajaram na formulação de um pensamento próprio acerca da realidade nacional e das possibilidades de modernização material do país. Elaborando diagnósticos sobre nume-

---

9 Entre muitos outros, podemos citar Costa (1980), Luz (1982), Benchimol (1990). No caso de São Paulo, essa expansão do poder normatizador da medicina pode ser exemplificada no precoce surgimento do já citado Código Sanitário de 1894.

rosas questões, apontando soluções técnicas e reforçando o caráter científico de seu conhecimento, acabaram alçados à condição de importantes intelectuais em nossa sociedade (Ferreira, 1989; Kropf, 1995).[10] A drástica remodelação urbana do Rio de Janeiro, posta em prática por dois engenheiros e um médico – Rodrigues Alves (presidente da República), Pereira Passos (prefeito) e Oswaldo Cruz (diretor da saúde pública) – em 1904, iria reforçar ainda mais o valor desses profissionais. Sob sua batuta, e em consonância com o saber médico da época, a antiga e insalubre capital federal transformar-se-ia no baluarte da beleza, da salubridade e da modernidade. Não é de estranhar que em nossa controvérsia componentes dos dois grupos profissionais tenham entrado em choque pelo direito de emitir opinião sobre a questão.

---

10 Segundo Ferreira (1989), no século XIX, sob a hegemonia do ideário positivista, constituiu-se no Brasil uma nova categoria social, os intelectuais cientistas, que logo ocupariam posições de destaque na sociedade. "A ascensão do intelectual cientista, entre outras conseqüências, ocasionou um relativo deslocamento da antiga categoria intelectual dominante – os bacharéis – de suas posições e privilégios nas instituições da sociedade civil e política. Em confronto com os bacharéis, na medida em que questionavam a competência científica e técnica dos intelectuais oriundos das academias jurídicas como elite capaz de promover a modernização material e institucional do país" (p.109).

8
ALASTRIM VARÍOLA É?

Nos idos de 1910, uma nova polêmica agitou o campo médico paulista e, em especial, a Sociedade de Medicina e Cirurgia. Para os que não faziam parte do campo biomédico, no qual por procedimentos esotéricos as enfermidades são classificadas em uma grande taxonomia, tratava-se de saber se duas perturbações de saúde muito parecidas, mas de intensidades diferentes, poderiam receber o mesmo nome. Na verdade, até para alguns médicos, distantes do centro em que a controvérsia se dava, ela parecia sem sentido. No entanto, para os protagonistas da contenda e seus aliados, a questão parecia ser vital: tratava-se de saber se a varíola e o alastrim eram doenças diferentes ou formas diversas de uma mesma enfermidade. Emílio Ribas, diretor do Serviço Sanitário do estado, apostava todas as fichas na primeira possibilidade; já Antonio Carini, diretor do Instituto Pasteur de São Paulo, postulava o contrário. Depois de um primeiro artigo que apresentava a questão, muitos outros surgiram em réplicas e tréplicas infindáveis. Logo, aliados e opositores entraram na contenda. Dos fóruns científicos a questão migrou para os jornais; dos argumentos técnicos, rapidamente passou para acusações de práticas desonestas. O que afinal estava em jogo, o que levou esses cientistas a defender com tanto ardor questões que a outros pareciam mero problema semântico?

O objeto da controvérsia

A varíola é uma doença conhecida desde longa data. Na China, foi observada vários séculos antes de Cristo; em outras partes do mundo, apareceu em diversas épocas desde a Antiguidade. A partir do século XV, os textos médicos europeus passaram a fazer constantes referências à doença, não deixando dúvidas sobre sua difusão em grande parte do Velho Mundo nesse período. Nos séculos seguintes, transformar-se-ia em um dos principais problemas sanitários europeus, com o surgimento de epidemias que causavam um número de mortes somente comparável ao que causavam a peste e a malária (Darmon, 1986).

Doença contagiosa, epidêmica e de alta letalidade, foi alvo de diversas formas de tratamento antes da descoberta da profilaxia vacinal. Desde épocas muito remotas, era comum no Oriente a inoculação do material proveniente das pústulas de variolosos como forma de proteger as pessoas sãs da doença. No século XV, essa prática migrou junto com a doença para a Europa, onde passou a ser conhecida como variolização; partia da observação empírica de que um indivíduo que sobrevivia à doença ficava imune a uma possível reincidência do mal.

No fim do século XVIII, o médico inglês Edward Jenner descobriria um profilático eficaz contra o mal. Por meio da observação do fenômeno de proteção contra a doença, adquirido por ordenhadores de vacas, ocorreu-lhe a idéia de inocular pessoas ainda sãs com a varíola bovina – *cowpox* – para que não contraíssem a varíola humana. Seus primeiros trabalhos sobre o tema mostravam que havia dois tipos de varíola bovina, das quais somente uma, e em determinado estágio, se inoculada em pessoas sãs, tinha o poder de protegê-las contra o mal. Suas primeiras experiências comprovaram a hipótese. Com o líquido proveniente das pústulas de vacas variolosas, Jenner obteve um produto que passou a denominar vacina. Sua inoculação em seres humanos causava erupções semelhantes à varíola, porém bem mais brandas. Dessas pústulas humanas era novamente retirado o produto que servia para novas inoculações, produzindo uma cadeia de imunização (Fernandes, 1999). Eram os primeiros passos da profilaxia vacinal.

Estudos posteriores mostraram que esse tipo de vacina tinha seu efeito diminuído com o tempo. Além disso, a prática de reinoculação constante da vacina em seres humanos, naquele momento, parecia causar a transmissão de diversas outras doenças, como a sífilis e a tuberculose. A partir de meados do século XIX, essa forma de inoculação cairia em desuso com o desenvolvimento da vacina animal. Esta mantinha o mesmo princípio da técnica precedente – obtenção de imunidade pela inoculação de doença semelhante –, só que era elaborada por meio das pústulas das vacas (posteriormente, por meio da pele de vitelos), eliminando a prática da inoculação braço a braço.

No Brasil, a varíola era conhecida desde os tempos da Colônia, apresentando-se em freqüentes surtos nas grandes cidades e no interior. Na virada do século XIX, juntamente com a febre amarela, era a maior responsável pelas mortes por doenças epidêmicas nas principais cidades do país. A chegada da vacina jenneriana em nossa terra data do início do século XIX, mas só a partir das últimas décadas do século ela passou a ser utilizada com maior freqüência. Em 1891, a vacina se tornou obrigatória em São Paulo, e no ano seguinte foi criado o Instituto Vacinogênico para produzi-la com regularidade. Dirigido, desde a fundação até 1913, por Arnaldo Vieira de Carvalho, o Instituto e o Hospital de Isolamento da cidade eram os principais esteios do Serviço Sanitário contra as epidemias de varíola. Em 1894, o Vacinogênico foi instalado em ampla e bem equipada edificação. A partir daí, cada vez mais ampliou sua capacidade de produção. Embora em alguns momentos sobreviessem surtos da doença, Arnaldo afirmava que eles não eram causados por falta da vacina ou problemas em sua qualidade, e sim em virtude da resistência de uma parte da população em vacinar-se. Em 1913, em seu relatório de despedida da instituição, Arnaldo gabava-se por seu Instituto naquele momento produzir vacina suficiente para imunizar toda a população de São Paulo (Teixeira & Almeida, 2003).

No Rio de Janeiro, a produção da vacina antivariólica era efetuada no Instituto Vacínico, instituição privada mantida com fundos municipais, criada e por muito tempo dirigida pelo reputado médico e cirurgião carioca Barão de Pedro Afonso – responsável pela introdução no país da vacina produzida de vitelos em 1887 (Fernandes, 1999). Várias foram as iniciativas com o intuito de aumentar a utilização da vacina antivariólica na capital. Mas a primeira tentativa mais realista de tornar a vacina obrigatória foi efetuada por Oswaldo Cruz em 1904, transformando-se no estopim de uma grande revolta popular, que passou para a historiografia com a denominação "revolta da vacina". Apesar das dificuldades em tornar a vacina obrigatória, o Rio de Janeiro teria a sua última grande epidemia de varíola em 1908.

A aceitação da vacina pela população dos grandes centros urbanos não foi rápida nem tranqüila. Por um lado, a eficácia do produto era por muitos questionada; além disso, sua obrigatoriedade geraria uma acirrada polêmica em torno dos limites do Estado em relação à saúde pública e do respeito às liberdades individuais dos cidadãos. No Rio de Janeiro, grupos positivistas foram os principais opositores da medida. Em São Paulo, a obrigatoriedade da vacinação teve menor resistência, e médicos positivistas, como Luiz Pereira Barreto, foram grandes defensores da medida.

No processo de transformações políticas e socioeconômicas ocorridas a partir das últimas décadas do século XIX, o controle da varíola, assim como o da febre amarela, transformou-se em verdadeiro emblema da modernização do país e de suas maiores cidades. Não sem razão os heróis saneadores – Oswaldo Cruz e Emílio Ribas – foram alvo dos mais altos cultos, como importantes agentes do progresso e da civilização. Assim, no imaginário dos cariocas e paulistas da nossa *belle époque*, varíola, febre amarela e outras epidemias eram uma lembrança de um passado de atraso que deveria ser esquecido.

No que tange ao conhecimento científico, em 1910, momento em que se iniciou a controvérsia sobre a identificação da varíola ao alastrim, diversos aspectos da doença ainda eram desconhecidos. Sabia-se que a varíola era causada por um microrganismo, mas até então não havia maiores conhecimentos sobre a especificidade de seu agente etiológico – o vírus – em relação a outros microrganismos. Nesse período, a especificidade dos vírus resumia-se ao fato de eles serem filtráveis, ou seja, terem a capacidade de atravessar os mais variáveis filtros que retinham os outros micróbios. Pouco haviam progredido as pesquisas para sua identificação. Além disso, seu tamanho reduzido impedia a observação em microscópios ópticos; somente com o surgimento dos microscópios eletrônicos os cientistas passaram a ver os vírus. Várias tentativas de isolamento e observação tinham sido postas em prática, mas sem sucesso. As bactérias encontradas nos corpos dos variolosos por diversos cientistas rapidamente deixavam de ser caracterizadas como agentes causadores da doença, inscrevendo-se em extenso rol de microrganismos casuais, sem nenhuma relação com o mal.

Até em relação à natureza dos microrganismos, tanto o causador da varíola como o que era inoculado pela vacinação, havia dúvidas. Alguns cientistas eram partidários da teoria unicista, a qual, de acordo com os fundamentos que davam sustentação à vacinoterapia pasteuriana, propunha que a varíola e a vacina eram a mesma doença. Para eles, a segunda não passava de uma forma mais branda da primeira, assim apresentada em virtude da atenuação do vírus varioloso por sua inoculação. A teoria dualista – mais aceita e que tinha entre os cientistas franceses seus principais adeptos – propunha que a varíola e a vacina eram espécies nosológicas distintas. Essa teoria tinha como base os seguintes argumentos: a varíola é uma doença epidêmica, a vacina não; a varíola propaga-se por contágio e inoculação, a vacina somente por inoculação; a varíola é uma erupção generalizada e a vacina, localizada; nunca um vírus vacinal recuperava espontaneamente sua virulência, voltando a causar a varíola, como se observava em relação a outros microrganismos. Os defensores da teoria unicista contra-atacavam com um argumento que, em virtude do estágio dos conhecimentos em microbiologia da época, era de difícil refutação: como a vacina poderia produzir a imunidade contra a varíola se resultava de dois vírus diferentes? Vale lembrar que, fora a vacina antivariólica, todas as vacinas descobertas até aquele momento tinham por base a atenuação da virulência dos microrganismos. Somente a vacina antivariólica conferia imunidade pela ação de outro microrganismo que não o causador da doença.

Os principais envolvidos

A controvérsia sobre a identificação da varíola com o alastrim colocou em oposição duas figuras de destaque no campo médico paulista. De um lado estava Emílio Ribas, diretor do Serviço Sanitário de São Paulo, do outro, Antonio Carini, diretor do Instituto Pasteur de São Paulo. Vejamos mais detidamente alguns pontos de seus currículos que podem ajudar em nossa discussão.

Sobre Ribas já nos reportamos diversas vezes, cabendo ressaltar apenas que o sucesso de suas campanhas sanitárias contra o vetor da febre amarela foi retumbante e conferiu-lhe enorme prestígio. Em 1908, Ribas foi convidado para ir à Europa discorrer sobre seus feitos em alguns centros científicos. Em Paris, foi convidado para participar de uma missão de combate à febre amarela na Martinica; em Londres, esteve na Society of Tropical Medicine and Hygiene, a pedido do célebre cientista Patrick Manson (descobridor da forma de transmissão da malária), para proferir conferências sobre os meios empregados no Brasil para combater a febre amarela.

O grande reconhecimento atribuído a Ribas no meio médico paulista não se relacionava prontamente à sua produção científica. Na verdade, esta se mostrava pequena e bastante esparsa, pois desde sua formatura como médico até o início da controvérsia ele havia publicado uma média de doze trabalhos – excetuando sua tese de doutoramento –, a maior parte deles no campo da higiene, mais precisamente sobre o combate à febre amarela (Almeida, 2003a).

Tal reconhecimento era fruto de suas atividades de administrador de saúde pública, em especial por ter conseguido dar conta de um problema sanitário que havia muito atingia o estado. Sua atuação de vanguarda no combate à febre amarela pela eliminação de seu vetor era, de fato, sua maior e merecida fonte de prestígio no campo médico. Em 1910, momento em que se iniciou a polêmica, recém-chegado de uma viagem à Europa, Ribas foi homenageado com um jantar comemorativo realizado pela classe médica paulista, ávida de prestar-lhe reconhecimento. Nos salões da Sociedade de Medicina e Cirurgia de São Paulo, os mais conceituados médicos do estado revezaram-se em discursos de boas-vindas a Ribas. Em todos eles, eram exaltadas suas atividades de administrador e criador de instituições médico-científicas.

O opositor de Ribas era Antonio Carini, diretor do Instituto Pasteur de São Paulo. Ao contrário de Ribas, Carini foi um pesquisador extremamente profícuo. De 1906, ano de sua chegada a São Paulo, ao momento da controvérsia, ele já havia publicado mais de cinqüenta trabalhos. Além disso, como vimos, era freqüentador assíduo da Sociedade de Medicina e Cirurgia de São Paulo, participando constantemente dos debates sobre as mais diversas questões médico-científicas. Sua atuação no periodismo médico e na Sociedade de Medicina era a base do reconhecimento a ele atribuído no campo médico paulista.

Carini foi figura de destaque no desenvolvimento da instituição. Trabalhando com dois assistentes, rapidamente transformou o Instituto. Após sua chegada, o serviço anti-rábico foi ampliado para poder atender a maior número de pessoas, novas seções foram criadas e iniciou-se a produção de diversos imunizantes. Além disso, as pesquisas científicas multiplicaram-se, passando a cobrir diversas áreas do conhecimento biomédico. Sob sua orientação, os trabalhos do Instituto passaram a ser publicados em diversas revistas nacionais e estrangeiras e apresentados nos principais fóruns científicos do estado. No campo da veterinária, Carini e seu instituto tiveram papel de destaque na resolução de problemas que afetavam os criadores do estado. No que concerne à medicina não seria diferente; os trabalhos realizados no Instituto mostraram-se em sintonia com os elaborados em outras instituições congêneres no país e não raro contribuíram para a resolução de problemas de saúde pública que afetavam o estado. No entanto, embora Carini e seu Instituto tivessem papel destacado no campo médico paulista, sua atuação científica e no campo da saúde pública muitas vezes colocou-o em desacordo com o Serviço Sanitário.

Alguns de seus trabalhos tiveram em comum o fato de colocar a instituição em uma situação complicada, na medida em que criticavam disposições da saúde pública e demandavam novas medidas às autoridades governamentais. Essa situação foi se agravando continuamente, na medida em que Carini foi conseguindo prestígio científico tanto na área da medicina experimental como na da higiene. Embora possa parecer um contra-senso, este prestígio e as posturas dele decorrentes acabavam por transformar Carini e seu Instituto numa "pedra no sapato" dos dirigentes de saúde pública paulista.[1] (Teixeira, 1995, p.122)

A querela na Sociedade de Medicina e Cirurgia

A peça que deu origem à controvérsia foi a comunicação lida por Emílio Ribas na Sociedade de Medicina e Cirurgia de São Paulo na sessão de 5 de setembro de 1910 e integralmente publicada, no dia seguinte, no jornal *O Estado de S. Paulo*. Versava sobre uma doença que grassava na região de Rio Claro e em várias outras cidades do interior do estado e parece ter tido boa acolhida entre os médicos, pois as questões levantadas na sessão resumiram-se a pedidos de mais informações sobre a forma de entrada da enfermidade em São Paulo (Ribas, 1910a).

Os diagnósticos elaborados por diversos clínicos das regiões afetadas eram discordantes. Para uns, tratava-se de varicela, para outros de varíola, alguns acreditavam ainda na existência de uma nova entidade mórbida. Seu estudo mostrava inicialmente que os diagnósticos de varicela estavam incorretos. Não podia tratar-se dessa doença, uma vez que ela não atacava preferencialmente as crianças e pelo fato de a vacina jenneriana conferir imunidade contra o mal. Para Ribas tratava-se de uma doença já observada no sul da África em 1904 pelo médico W. E. Korte. Conhecida localmente como "anaas", foi denominada *milkpox* pela coloração leitosa das pústulas dos acometidos. Em nossos sertões, a doença era conhecida como alastrim, pela velocidade com que se alastrava. Para Ribas, o alastrim era uma entidade mórbida muito semelhante à varíola, mas que dela se diferenciava.

Após apresentar os pontos que o faziam discordar das opiniões de seus colegas, Ribas enumerava os motivos que o haviam levado a con-

---

1 No texto antes citado, referia-me explicitamente à discordância de Carini com o Serviço Sanitário em relação à possibilidade de o leite ser um transmissor da tuberculose e da conseqüente necessidade de fiscalização do gado (1910), às críticas de Carini à atuação do Serviço Sanitário em relação à profilaxia da ancilostomose (1913) e à própria questão da varíola (Teixeira, 1995, p.122).

siderar a doença uma entidade mórbida diferente da varíola; observações de caráter clínico e dados epidemiológicos que pareciam diferenciar-se dos que se relacionavam à varíola. Eram eles: a pequena mortalidade causada pela doença entre os não-vacinados de todas as idades que foram atingidos – esse fato contrastava com os relatos médicos sobre epidemias de varíola, que normalmente geravam grandes coeficientes de mortalidade; o fato de a doença ser menos grave entre as crianças que entre os adultos e freqüentemente não se desenvolver entre os lactentes; a ausência de febre no período de supuração e a formação mais rápida das pústulas, que não apresentavam o fedor característico das de varíola; a natureza da cicatriz menos profunda que a da varíola; a ação da vacina jenneriana sobre a doença. Neste último ponto, Ribas postulava que a vacina antivariólica protegia contra o alastrim por um período menor que o faria em relação à varíola. Isso poderia ser uma evidência da identidade das duas entidades, no entanto ele explicava o fato mostrando que a vacina evoluía quando aplicada em pessoas já acometidas pelo alastrim, o que parecia provar que se tratava de doenças diferentes, pois de forma contrária o acometimento pelo alastrim daria imunidade aos organismos em relação à vacina, impedindo que ela pegasse.[2]

Ribas concluía sua comunicação acrescentando:

> O alastrim, apresentando uma fisionomia clínica muito característica, difere de todas as febres eruptivas descritas em nosso país. Qual seja, entretanto, a sua natureza, a sua etiologia, só as investigações de laboratório, só os competentes em medicina experimental poderão oportunamente dizer. (Ribas, 1910b, p.339)

O trabalho de Ribas chamou a atenção de Carini, que viajou para Rio Claro com o fito de observar *in loco* a doença. De volta ao Instituto Pasteur de São Paulo, ele elaborou um novo diagnóstico, diametralmente oposto ao de Ribas. Uma pergunta que logo vem à mente é: por que Carini se interessou tão vivamente pela questão a ponto de refa-

---

2 No jargão popular, quando o organismo apresenta reação à vacina causando infecção local, diz-se que a vacina pegou.

zer o trajeto de Ribas? Vamos buscar nas idéias de Bourdieu elementos que possam nos ajudar nessa reflexão. Para este autor, o campo científico caracteriza-se como um espaço onde as relações entre os cientistas são marcadas por uma luta em busca do monopólio da autoridade científica, luta essa que não se reduz à busca do poder político, mas engloba também a capacidade de impor sua forma de fazer ciência como a mais legítima. Nessa busca, os interesses individuais misturam-se aos científicos, de acordo com os cálculos de possibilidades de ganhos relativos de cada pesquisador. Assim, ao se voltar para o objeto de estudos de Ribas, Carini buscava a obtenção de mais autoridade em seu campo de atuação. O próprio Ribas acenava com essa possibilidade ao assinalar em seu trabalho que só as investigações de laboratório, só os competentes em medicina experimental poderiam oportunamente definir a natureza e a etiologia do alastrim.

Para justificar a iniciativa perante seus pares, Carini valia-se de sua experiência profissional, adquirida no Velho Mundo, que o tornava apto a contribuir nessa relevante discussão. Ele frisava que, durante os sete anos que dirigiu o Instituto Vacinogênico Suíço de Lancy-Berne, tivera ocasião de observar numerosos doentes de varíola. Sempre que havia epidemia de varíola na Suíça, era enviado para ver os doentes, registrar dados sobre os resultados das vacinações e colher materiais para pesquisas experimentais e histopatológicas. Dessa maneira, ele pôde fazer vários estudos sobre a vacina e experiências sobre a varíola (SMCSP, 1911a). Carini valia-se de uma autoridade científica adquirida anteriormente que, a seu ver, o capacitava a disputar novas posições na hierarquia científica com Ribas nos estudos concernentes à varíola.

Voltemos ao trabalho de Carini. Em sua primeira comunicação sobre o tema, lida na sessão da Sociedade de Medicina e Cirurgia de 3 de novembro, ele apresentou suas conclusões sobre a doença. Suas observações clínicas lhe faziam crer, de início, que se tratava de uma enfermidade parecida com a varíola, embora de menor gravidade. No entanto, seus trabalhos laboratoriais mostravam o contrário. Seus estudos tomavam por base o fato de que com a aplicação de fragmentos da pústula variolosa do homem na córnea do coelho obtinha-se uma reação que se caracterizava pela presença de alguns corpúsculos nas células epiteliais do animal. Como o exame por esse método mostrou-se positivo, Carini passou a defender que se tratava de uma epidemia benigna de varíola.

Ao colocar em discussão a breve comunicação de Carini, Rubião Meira, presidente da sessão e da Sociedade, deu início ao primeiro *round* da luta. Como esperado, Ribas foi o primeiro a tomar a palavra. De início, ele se colocou na discussão com extremo cuidado, não querendo ir contra os resultados laboratoriais, os quais, segundo ele próprio, não dominava tanto como seu contendedor. Além disso, nesse momento, Ribas parecia querer chegar a um consenso negociado com seu oponente.

> Pede a palavra o Dr. Ribas e diz que pode parecer que há contradição entre o seu trabalho e a comunicação do Sr. Carini. Entretanto não há, porque só estudou o tipo clínico, deixando justamente a questão da etiologia para ser resolvida pelos experimentadores. (SMCSP, 1910b)

Mas Ribas também não dava o braço a torcer em relação aos aspectos clínicos da doença, insistindo em que eles eram inteiramente diferentes dos da varíola. Em alguma medida, tratava-se de uma conversa de surdos, na qual Ribas, tomando por base os conhecimentos do diagnóstico clínico, recusava-se a aceitar as conclusões puramente laboratoriais, mas não deixava clara sua posição, para não contrariar os dominantes preceitos da bacteriologia que ele compartilhava, embora também afirmasse não ser especialista. Já o bacteriologista Carini fazia vista grossa às observações clínicas de seu oponente.

Num referencial de análise ao estilo de Kuhn, poderíamos dizer que se tratava realmente de uma conversa de surdos, pois a incomensurabilidade entre esses paradigmas impedia qualquer acordo sobre o assunto. Isso porque a comunicação entre proponentes de diferentes teorias é sempre incompleta, na medida em que o que é considerado fato por cada um depende do quadro teórico utilizado (Kuhn, 1991). O aspecto que Carini postulava como central – o aparecimento dos corpúsculos de Guarnieri na córnea do coelho – era visto como um ponto secundário por Ribas, que seguindo o paradigma clínico colocava em primeiro plano as diferenças entre os sintomas encontrados em seus doentes.

Esquecendo a comunidade e ingressando no mercado de interesses, poderíamos ampliar a intencionalidade dessa mútua incompreensão, pois sem dúvida ela se liga a apostas dos atores na escolha de caminhos e aliados que pudessem maximizar seus dividendos. A intervenção de Ribas tinha ainda outro ponto interessante: ele fazia menção ao "receio que o Dr. Carini revelou de ser um perigo para a saúde pública o não se considerar como varíola vera a moléstia ... levando o povo a abandonar a vacinação".[3] A seu ver, tal receio era infundado, pois todos os clínicos, e mesmo a população, sabiam que a vacina jenneriana era o melhor profilático contra a doença. Voltaremos a esse ponto mais tarde.

Logo entraram em cena os aliados das duas partes.

Adolfo Lindemberg, pesquisador do Instituto Bacteriológico, entrou na polêmica defendendo a posição de Ribas. No entanto, sua posição de homem de laboratório permitia-lhe contrariar as posições de Carini. A seu ver o diagnóstico da doença não podia se reduzir ao aspecto bacteriológico. Não seria correto afirmar que o alastrim era varíola benigna só porque foram encontrados os corpúsculos de Guarnieri na córnea dos coelhos injetados com o pus das pústulas. Dever-se-ia observar que o quadro clínico do alastrim, sempre benigno, era inteiramente diverso do da varíola, não havendo epidemia de varíola com tão baixa mortalidade como a do alastrim. Voltando à questão do laboratório, ele asseverava que o fato de os tais corpúsculos só terem sido encontrados até aquele momento na varíola não impediria que eles também fossem encontrados, posteriormente, em outras doenças até então desconhecidas (SMCSP, 1910a).

Alexandrino Pedroso, bacteriologista do laboratório da Santa Casa da Misericórdia, era favorável a Carini; em sua opinião, os dados experimentais bastavam para resolver a questão, e a benignidade não podia ser usada como prova contrária às posições de Carini, pois em ou-

---

[3] Vale notar que a parte referente ao perigo à saúde pública não aparece nas atas da sessão publicadas no *Archivo da Sociedade de Medicina e Cirurgia de São Paulo*, nem em sua costumeira republicação no jornal *O Estado de S. Paulo*. Só sabemos de sua existência por ser citada pelo próprio Carini (SMCSP, 1910b).

tras epidemias, ocorridas nos Estados Unidos, a varíola já havia se mostrado dessa forma (SMCSP, 1910b).

Por último, pediu a palavra o médico Resende Puech, que fez objeções a Carini e Pedroso, voltando aos mesmos aspectos clínicos da questão, e a discussão foi remetida à sessão seguinte da Sociedade.

Um aspecto salta aos olhos nesse primeiro *round* da controvérsia: ele diz respeito à importância relativa atribuída às conclusões dos trabalhos de laboratório. Já fizemos referência a esse ponto em outros capítulos, mas é interessante retomá-lo. Entre vários outros estudos, os trabalhos de Bruno Latour sobre o desenvolvimento da medicina pasteuriana a partir das últimas décadas do século XIX ressaltam o surgimento de uma nova ciência das doenças, em que o laboratório assume centralidade como espaço de produção de verdades irretorquíveis, uma vez que produzidas de forma experimental e controlada. Mediante os laboratórios surgiram os profiláticos e terapêuticos capazes de dar fim às doenças, em especial às epidêmicas, relacionadas aos microrganismos. Essa nova ciência rapidamente se difundiria pelo mundo, desembarcando no Brasil ainda no século XIX. Sob sua égide seriam fundados vários institutos biomédicos, criadas novas linhas de pesquisa e renovado o ensino médico. No entanto, ela não se imporia sem encontrar resistências. Embora vários outros aspectos estivessem em jogo, fica claro que a discussão tinha como ponto focal o deslocamento do monopólio da autoridade científica de opinar sobre as questões relativas às doenças. Que tipo de estudo teria legitimidade para definir a especificidade da enfermidade, as pesquisas laboratoriais ou a clínica e os dados da epidemiologia clínica? Deixemos essa questão para voltar a nossa narrativa.

A controvérsia permaneceu por vários meses na ordem do dia da Sociedade de Medicina. Na sessão seguinte (16 de novembro), Carini apresentou a seus colegas as preparações com os tais corpúsculos, mas em virtude do adiantado da hora não se voltou a discutir o assunto. Dias depois, ele publicou artigo sobre o tema no qual reafirmava suas posições. De modo inverso ao artigo de Ribas, apresentado sob a forma de estudo preliminar, a ser discutido pelos especialistas, Carini construiu sua réplica com o intuito de não deixar dúvidas sobre a veracidade de sua posição.

Tal qual a imagem elaborada por Latour (1989), na qual os textos científicos comparam-se a rios, represados por sólidos argumentos que determinam seu curso, o texto de Carini procurava forçar o leitor a aceitar como lógica sua conclusão. Tomando por evidência a existência de consenso na cidadela científica sobre a aceitação dos corpúsculos de Guarnieri como prova da existência da doença e outros pontos da questão nos quais não existiam discordâncias, ele conclui:

> Se consideramos que a afecção referida não ataca senão quase que exclusivamente os não vacinados, que apresenta pústulas cuja estrutura histológica é idêntica à das pústulas variólicas e finalmente que com o conteúdo destas pústulas se reproduz sobre a córnea dos coelhos a reação de Guarnieri, parece que não se pode duvidar que se trata de varíola vera, mesmo se o quadro clínico não seja exatamente o que habitualmente observa-se nessa moléstia. (Carini, 1911a, p.25)

O referido artigo colocou mais lenha na fogueira. A Sociedade de Medicina e Cirurgia escalou uma comissão, chefiada pelo médico Affonso Azevedo, para visitar a região de Rio Claro e elaborar um parecer sobre a questão. Além de acirrar os ânimos do debate científico, o artigo também serviu para levar a controvérsia para um campo bem menos nobre. Nas primeiras linhas de seu trabalho, Carini fazia uma citação incorreta do texto de Ribas, atribuindo a expressão "nova moléstia" ao que ele chamou de alastrim.[4] Para Ribas, a denominação fazia muita diferença, pois dava a idéia de que ele tinha o propósito de incluir questões de caráter etiológico em sua comunicação, que se pautava em questões clínicas. Ribas foi a público protestar contra

---

4 Carini escreveu: "Em uma nota lida perante a sociedade de Medicina e Cirurgia de São Paulo ele [Ribas] conclui que 'a *nova moléstia* (que no sertão da Bahia se chama alastrim), apresentando uma fisionomia clínica muito característica, difere de todas as febres eruptivas até agora conhecidas em nosso país'" (Carini, 1911a, p.25, grifo nosso). Esse parágrafo apresenta uma pequena diferença entre o publicado por Ribas. O texto era na verdade assim: "Em vista de todas as considerações ... é forçoso concluir que o alastrim, apresentando uma fisionomia clínica muito característica, difere de todas as febres eruptivas até agora conhecidas em nosso país" (Ribas, 1910b, p.336).

o que ele considerava uma modificação proposital de seu texto com objetivos escusos, sendo respondido por Carini que o erro havia sido acidental e da lavra do tipógrafo. Nesse momento, os ânimos já estavam bastante alterados e as discussões ultrapassavam de longe os limites dos fóruns científicos, e cada declaração transformava-se em manchete de jornais.

Antes de voltar à Sociedade, a controvérsia tomou novos rumos. Para reforçar sua autoridade científica, os envolvidos procuraram trazer para o debate aliados de mais peso. Em janeiro de 1911, Carini enviou uma memória sobre o tema para a Sociedade de Patologia Exótica de Paris (Carini, 1913a). Posteriormente, Ribas seguiria a mesma estrada, enviando seu trabalho para a Sociedade de Medicina Tropical de Londres (Ribas, 1911b). Mas voltemos a Carini. Em reunião presidida pelo bacteriologista Charles Laverran, seu trabalho foi discutido e aceito com reservas. Outro importante médico francês, o doutor Marchoux, do Instituto Pasteur de Paris, escreveu um pequeno opúsculo sobre a questão em que se negava a aceitar as opiniões de Carini e a possibilidade de a prova laboratorial ser suficiente para definir a doença.

> *En face d'un pareil tableau et sans meconnaitre l'importance de l'observation faite par M. Carini, je crois qu'on peut hésiter à suivre dans son diagnostic le directeur de l'Institut Pasteur de S. Paulo. La simple observation de la presence de corps de Guarnieri dans la cornée d'animaux inoculés avec le liquide des pustules ne suffit pas à entraîner l'opinion. Cette réaction de la cornée du lapin ne peut réveler qu'une parenté entre les deux affections. On observe, en effet, la formation des corps de Guarnieri avec la vacine et aussi avec lymphe de varicelle. Il ne peut, cependant, être question de confondre ces deux affections avec la variole.*
>
> *D'autre part, si le laboratoire joue un rôle de plus en plus important pour le diagnostic des maladies, on ne peut cependant faire abandon des données cliniques. La faible mortalité (1/2 0/0) constatée dans cette épidémie est tout à fait en contradiction avec ce qu'on sait sur la gravité de la variole parmi des populations non vaccinées. Enfin M. Carini n'attache pas assez d'importance, il me semble, au fait signalé par M. Ribas, que certaines personnnes récemment guéries d'alastrim ont été vaccinées avec succés. Si elles avaient eu de la variole*

même légère, il est douteux qu'elles eussent pris la vaccine. (Marchou, 1911, p. 41)[5]

Marchoux punha por terra as opiniões de Carini sobre a especificidade dos corpúsculos de Guarnieri, assim como o irrestrito poder do laboratório na identificação da doença. Na verdade, embora o médico francês enfatizasse a importância do diagnóstico clínico, ele destacava um argumento de base laboratorial como ponto último para invalidar a postulação de Carini: se as enfermidades fossem as mesmas, o alastrim deveria imunizar contra a vacina. De qualquer forma, as coisas não andavam boas para o médico italiano, que começava a perder terreno em sua contenda.

Meses depois, outro cientista de peso se voltaria para a questão. Era Henrique Aragão, pesquisador da instituição de pesquisa biomédica de maior renome no país naquele momento, o Instituto Oswaldo Cruz. Especialista em estudos sobre a varíola, em 1908 ele havia publicado um trabalho em que acreditava ter conseguido observar o até então invisível micróbio produtor da doença. Seu trabalho baseava-se nas opiniões de Marchoux e em novas pesquisas por ele realizadas que se centravam na imunidade que o alastrim proporcionava em relação à vacina. Embora concordasse com a opinião de Ribas, procurava esta-

---

5 [Diante de tal quadro e sem ignorar a importância da observação feita pelo Sr. Carini, creio que podemos hesitar em seguir o diretor do Instituto Pasteur de São Paulo em seu diagnóstico. A simples observação da presença de corpos de Guarnieri na córnea de animais inoculados com o líquido das pústulas não é suficiente para emitir a opinião. Esta reação da córnea do coelho revela apenas um parentesco entre as duas afecções. Observamos, de fato, a formação de corpos de Guarnieri com a vacina e também com a linfa da varicela. Não podemos, no entanto, confundir as duas afecções com a varíola.

De outro lado, se o laboratório exerce um papel cada vez mais importante no diagnóstico das doenças, não podemos, porém, abandonar os achados clínicos. A fraca mortalidade (1/2 0/0) constatada nesta epidemia está em contradição com o que conhecemos da gravidade da varíola entre populações não vacinadas. Enfim, parece-me que o Sr. Carini não dá muita importância ao fato assinalado pelo Sr. Ribas de que certas pessoas recentemente curadas de alastrim foram vacinadas com sucesso. Se elas tivessem tido varíola, ainda que leve, não acredito que tivessem tomado a vacina.]

belecer uma solução de consenso para a questão. A seu ver, as duas doenças tinham filiação comum, diferenciando-se com o passar do tempo, transformando-se em entidades autônomas. Assim se deveria criar para englobá-las o grupo variólico, como o já existente grupo tífico: "... Ora, se o grupo tífico é hoje universalmente aceito, com igual direito e com bases seguras se pode estabelecer um grupo variólico constituído desde já pela varíola como tipo e por duas para-varíolas, o alastrim e a varicela" (Aragão, 1911a, p.103).

Acuado pelas opiniões dos prestigiosos cientistas do Instituto Pasteur de Paris e do Instituto Oswaldo Cruz, Carini compareceu a uma nova sessão da Sociedade de Medicina e Cirurgia, em 15 de maio, na qual a discussão estava na ordem do dia. Desta vez tratava-se de discutir o relatório do doutor Affonso Azevedo sobre o tema, encomendado pela Sociedade de Medicina alguns meses antes. Seu estudo, elaborado com base em observações clínicas realizadas em Rio Claro, era mais uma peça de apoio a Ribas – que aliás não compareceu à sessão –, contendo as mesmas divergências sobre as formas clínicas da doença e resenhando as opiniões de Marchoux e Aragão no que elas iam contra Carini. Aberta a discussão no plenário, começou um intenso bate-boca, em que as questões de sempre foram radicalmente defendidas: para Carini, já isolado no debate, a presença de granulações idênticas nos filtrados das culturas das pústulas, a identidade das estruturas anatomopatológicas nas duas infecções e as reações de imunidade recíprocas eram provas suficientes da identidade entre os dois males. O fato de a vacina antivariólica "pegar" em alguns doentes curados de alastrim não deveria ser dado como prova contrária a sua posição, pois poderia tratar-se de um simples processo alérgico. Os números ainda não autorizavam a generalização. Já Affonso Azevedo acusava Carini de fazer tábula rasa da sintomatologia da doença e de desconsiderar as opiniões dos diversos clínicos que haviam estudado a questão (SMCSP, 1911a).

Mais uma vez, a discussão foi interrompida sem chegar a nenhuma conclusão. Na sessão de 1º de junho, o assunto foi retomado com a leitura de uma comunicação do médico João Teixeira, que postulava a identidade entre as duas doenças. Emílio Ribas foi o primeiro a falar, voltando a protestar contra a generalização das conclusões de seu trabalho, que, a seu ver, se limitavam aos aspectos clínicos da doença, não querendo enveredar pelas questões etiológicas. Logo o doutor Affonso Azevedo pediu a palavra para voltar à carga contra Carini, criticando sua convicção de que os aspectos etiológicos da doença deveriam determinar sua classificação. Seu argumento consistia no fato de que muito antes de se conhecer a etiologia de muitas enfermidades elas já estavam classificadas de acordo com seus sintomas. Mais uma vez, a questão que se colocava era se a classificação da doença deveria ser feita por procedimentos laboratoriais ou pela observação de caracteres clínicos – a partir de então, esse ponto seria focal em toda a discussão.

Agora Carini também era combatido em seu próprio campo, pois Affonso Azevedo jogava com o fato de que, mesmo no que tange à bacteriologia, importantes pesquisadores como Marchoux e Aragão negaram-se a aceitar sua opinião. Logo a discussão desviou-se para outro caminho, com Ribas criticando as generalizações de Carini sobre a existência do mesmo mal em diversas partes de São Paulo, fato que comprometia a situação sanitária do estado e do serviço que dirigia. Apesar de Carini afirmar que suas observações só eram válidas para Rio Claro, região que estudou *in loco*, a discussão ficou cada vez mais tensa e perdeu-se em aspectos insignificantes e picuinhas sem sentido.

De volta ao tema central, foi o pesquisador Adolpho Lindemberg que jogou a última cartada contra Carini, ao afirmar que o doutor Adolpho Lutz, observando doentes no Hospital de Isolamento de Rio Claro, havia declarado: "Isto é bem diferente de varíola" (SMCSP, 1911b, p.235). Mais uma vez, o apelo a aliados externos ou, nas palavras de Bourdieu, a detentores de melhores posições no campo científico reorientava a discussão. A posição relativa de Lutz no campo médico paulista distava agora quilômetros da observada no fim das discussões sobre a febre tifóide. Nesse momento, atuando como pesquisador do Instituto de Manguinhos, obtivera ainda mais projeção, além da valorização de que já dispunha por sua atuação no Bacteriológico. Sua opinião deu o fecho à discussão.

Não havendo como se chegar a uma conclusão, a sessão foi encerrada, ficando no ar as últimas palavras sobre a controvérsia, pronunciadas pelo doutor Walter Seng: "Deve-se esperar até que venham novos fatos dar razão a um ou outro dos que discutem" (SMCSP, 1911b, p. 235).

E dessa forma findou-se a discussão na Sociedade de Medicina e Cirurgia.

A controvérsia evade a Sociedade de Medicina

Embora parecesse, a discussão não estava acabada. Tal qual a fênix da mitologia egípcia, ela renasceria das cinzas diversas vezes em diferentes fóruns e situações. Seu primeiro ressurgimento foi nas páginas do jornal *O Estado de S. Paulo*, nas quais, em 18 de agosto, foi publicado um artigo anônimo que historiava os principais fatos da controvérsia e, no final, propunha-se a resumir as discussões havidas na Sociedade de Medicina Tropical de Londres, em junho de 1911, quando da discussão da comunicação apresentada por Emílio Ribas.

> Os Drs. Daniels e Low, que discutiram a comunicação, foram ambos de opinião que a moléstia descrita pelo Dr. Ribas era idêntica aos casos benignos de varíola ocorridos nas Índias Ocidentais em 1902 e 1904. A mortalidade nessas irrupções foi igualmente muito baixa, o que não obstou que se fizesse o diagnóstico de varíola. Osler verificou a mesma coisa para os Estados Unidos, onde recentes epidemias de varíola foram indevidamente consideradas como varicela (*chicken-pox*), havendo mesmo prevalecido a crença de tratar-se de uma nova moléstia, que batizaram de sarna cubana ou filipina. Se bem que a benignitude de todos esses casos seja muito acentuada, não há dúvidas que eles são apenas formas de varíola e não uma moléstia nova, conforme o Dr. Ribas se esforçou em estabelecer. (Alastrim..., 1911)

O artigo irritou profundamente Ribas, que, em longa carta ao jornal – também publicada na *Revista Médica de São Paulo* –, acusava o autor de distorcer as opiniões dos médicos ingleses sobre o assunto. Para mostrar a outra face da moeda, Ribas usou o mesmo artifício do jornal: só se deteve nos aspectos do debate que o interessavam. Assim, fez largo uso das declarações favoráveis a seu trabalho proferidas por certo doutor Daniels na sessão da Sociedade de Medicina Tropical de Londres, na qual seu artigo foi discutido, citando um longo trecho de sua fala que mostrava que a questão não parecia estar resolvida.

Também naquela instituição não houvera consenso sobre a questão, mas para eles isso não tinha muita importância. Na verdade, somente dois médicos voltaram-se para o trabalho de Ribas. Daniels, aceitando suas opiniões, e Low, postulando contra. Apresentando, a seu modo, a discussão, Ribas citava, do primeiro o argumento e do segundo os aspectos elogiosos e o interesse pelo tema de seu trabalho. Em seguida, ele aproveitava para repetir que sua tese havia se limitado ao quadro clínico da doença, não se voltando para os aspectos etiológicos, e que procedimentos indignos modificaram sua apresentação original, com o intuito de fazer supor que ele havia considerado o alastrim uma doença inteiramente independente da verdadeira varíola, tanto do ponto de vista clínico como do etiológico (Ribas, 1911a). Para completar, citava as opiniões favoráveis a sua tese elaboradas por Aragão e Marchoux, e retornava à questão da saúde pública – aludida nos artigos dos ingleses –, reafirmando a possibilidade de o alastrim não imunizar contra a varíola, e afirmando que o Serviço Sanitário já havia tomado as medidas necessárias.

Ao voltar à questão da modificação de seu artigo, Ribas reacendeu a polêmica. Dias depois, Carini escreveu novo artigo em *O Estado de S. Paulo* (1911b) para rebater a questão da citação errônea e da interpretação indevida do primeiro artigo de Ribas. Desta feita, Carini não se preocupou em demonstrar que não tivera a intenção de estender as postulações de Ribas aos aspectos etiológicos da doença. Ele procurou demonstrar que, por trás da singela apresentação das características clínicas do mal, Ribas acabava por relatar o aparecimento de uma nova entidade mórbida.

> Examinamos o que diz do alastrim o Dr. Ribas em sua memória: ele o chama "uma entidade mórbida", frase esta que, por si só, bastaria para demonstrar que o Dr. Ribas considera o alastrim uma moléstia à parte. Depois não diz ele que o alastrim difere de todas as febres eruptivas até agora conhecidas em nosso país? ...

Estou persuadido de que o Dr. Ribas, relendo hoje com maior atenção o que escreveu, e examinando com mais calma a questão, deverá reconhecer que se eu (assim como o Dr. Daniels) lhe atribuí aquela opinião foi porque era isso o que logicamente se depreendia de seus escritos. (Carini, 1911b)

Abalado pela discussão na Sociedade, Carini procurou dar um tom mais conciliador a seu artigo, mostrando que grande parte da discussão era fruto de um mal-entendido. No entanto, ele não abdicava de suas posições sobre a identidade das doenças.

Mais uma vez a questão congelou-se. Ela voltaria à baila somente no ano seguinte por meio de novos protagonistas e em contexto diferente, no qual a própria doença se encarregaria de mudar o rumo do debate.

Nos primeiros dias de julho de 1912, começaram a aumentar os casos de alastrim – se assim já podemos chamá-lo – na capital de São Paulo. O jornal *O Commercio de São Paulo*, oposicionista de longa data, deu início à publicação de uma série de editoriais sobre o tema. Seus articulistas tinham um alvo escolhido: Ribas. Para não se desviar, eles se apressavam em poupar o Instituto Vacinogênico, que, a seu ver, continuava produzindo vacinas de boa qualidade e em quantidade suficiente; as repartições do Serviço Sanitário também passavam ao largo das principais críticas, pois era sempre citado o aparelhamento e as condições técnicas da instituição para combater e dar fim à epidemia. O periódico procurava identificar o aumento de casos da doença ao fato de a saúde pública ter encampado a tese de Ribas sobre a benignidade do alastrim em contraposição à varíola. Crendo nisso, a população teria abandonado a prática da vacinação e facilitado o alastramento do mal. Além disso, criticava a inércia da direção do Serviço Sanitário na criação de novos postos de vacinação.

Para dar lastro técnico a suas proposições, *O Commercio* procurou entrevistar alguns médicos. De início, de forma pouco séria, os nomes dos entrevistados não eram citados, mas em 14 de julho a entrevista seria com um peso-pesado da medicina paulista, nada menos que nosso velho conhecido Rubião Meira. Antes de prosseguir, vamos a algumas observações. Primeiro, temos de lembrar que Meira, à época, era presidente da Sociedade de Medicina e Cirurgia, tendo presidido as sessões em que a questão do alastrim fora debatida. Nesse período nada disse, preferindo abster-se por completo de dar opiniões. Agora ele resolvia tomar posição sobre o problema. Outro ponto a ser lembrado é que Meira era subordinado direto de Ribas no Serviço Sanitário, pois chefiava a Seção de Demografia Sanitária, levando a crer que, a princípio, a posição poderia fazê-lo ser favorável a Ribas, pois, além de favorecer seu superior, a aceitação de uma nova doença diminuiria os índices de casos de varíola, valorizando o trabalho do Serviço Sanitário. Mas vejamos o que aconteceu.

Na entrevista, Meira afirmava que o alastrim era, na verdade, uma forma de varíola e o fato de ele dificilmente atingir os vacinados contra a doença era prova convincente disso. O que ele via de diferente nessa epidemia era sua benignidade, mas afirmava que a situação estava se modificando e a mortalidade, que a princípio era de 0,5 a 1%, tinha aumentado, já atingindo 5% em algumas zonas. Em relação às medidas a ser tomadas, ele mostrava a necessidade de ter os mesmos cuidados com a doença que se tinha com a varíola: "notificação obrigatória, isolamento domiciliar e hospitalar e, em alguns casos, a desinfecção dos objetos, das vestes e de tudo mais que tiver tido contato direto com o doente, vigilância das pessoas próximas ao domicílio dos infectados" (Meira, 1912a). Mas acreditava que essas medidas não vinham sendo tomadas.

Sob forte pressão do entrevistador – que perguntava se a denominação do alastrim teria concorrido para a propagação do mal –, ele acabava indo ao ponto que interessava ao jornal.

> Sem dúvida, queremos crer que foi um erro se considerar o alastrim uma doença excessivamente benigna e diferente da varíola, causa do surto que se disseminou entre nós, e cabe agora colijam todos os esforços de ação sanitária para impedir que se continue alastrando entre nós esse morbos que não existe mais nas cidades higiênicas. (ibidem)

As declarações de Meira devem ter causado espécie na classe médica paulista, visto que, pouco tempo depois, ele voltaria às páginas do jornal para justificar sua mudança de opinião diante da questão. Se no passado ele havia felicitado Ribas pela qualidade de seu artigo, hoje o criticava. Em descomunal esforço retórico, ele se referia à importância do desenvolvimento e da independência de idéias e opiniões para justificar sua posição (Meira, 1912b).

Dois dias depois, o entrevistado era Antonio Carini, que listava seus já conhecidos argumentos e, mostrando-se magoado pelo desenrolar da controvérsia, afirmava que o tempo lhe havia dado razão. Instado pelo jornalista a avaliar as medidas tomadas pelo Serviço Sanitário, ele se recusou a entrar em seara em que suas posições poderiam reacender a discussão.

> Não peça o meu juízo sobre pessoas e sobre seus atos; isso não me compete e, no momento atual, o meu parecer poderia ser acoimado de apaixonado. A mim interessa e sempre interessou somente o lado científico da questão. (Carini, 1912)

Durante todo o mês de julho, os casos de varíola foram surgindo e os editoriais do *Commercio* multiplicando-se. Em agosto, Luiz Pereira Barreto decidiu acudir Ribas, tomando posição a seu favor. No dia 5 ele publicou um artigo em *O Estado de S. Paulo* sobre varíola e alastrim. Logo nas primeiras linhas ele justificava seu trabalho, afirmando que a população da cidade achava-se alarmada com a possibilidade da existência de uma epidemia de varíola, receio esse incentivado por boatos de uma parte da imprensa, em especial pelo jornal *O Commercio de São Paulo*. Também na classe médica havia defensores da existência de varíola na cidade. Mas, para os médicos, o mais importante era a questão científica de classificação patológica, de taxonomia, de nosografia (Barreto, 1912). Seu opúsculo era breve e singelo. Tomava por base sua experiência clínica e se alongava somente na discussão conceitual sobre a forma de classificação nas ciências, e sua relação com as doenças em questão. Pereira Barreto, do alto de seus 72 anos, possivelmente confiava demais em sua autoridade no campo médico paulista e não imaginou que suas conclusões também seriam alvo de severas críticas.

Argumentou que, em toda sua vida de clínico, nunca presenciara uma epidemia de varíola benigna que tivesse tão grande dispersão geográfica e originasse número tão grande de pústulas nos acometidos; que havia diferenças entre os formatos das pústulas das duas doenças, e que o alastrim apresentava pústulas confluentes, o que só ocorria em casos gravíssimos de varíola e não em formas brandas ou benignas.

Apresentado seu raciocínio, passava a defender, em retórica de sofisticado estilo, a precedência da observação clínica diante das experiências laboratoriais, citando os casos da tuberculose e do tifo. Por fim, propunha que, na discussão em curso, deveriam se seguir os exemplos dados pela química, pela zoologia e pela botânica, que várias vezes haviam modificado suas classificações para abrigar uma nova espécie, que não se enquadrava bem nas categorias existentes. "Por que razão os ilustres clínicos de S. Paulo não poderão consentir que varíola e alastrim sejam duas espécies mórbidas distintas, embora entre elas reine o mais estreito laço de parentesco?" (ibidem).

Entre os dias 9 e 12 de agosto, Rubião Meira publicaria em *O Commercio de São Paulo* uma réplica ao artigo de Pereira Barreto. A peça dividia-se em três partes e era uma contraposição contundente ao artigo do colega. Meira investia contra todas as proposições de Pereira Barreto, convocando uma miríade de aliados externos para fortalecer seu argumento. Era o que ele evocava como "o peso de sua biblioteca", ou seja, um grande conjunto de autores estrangeiros que havia se detido em estudos sobre o tema e com opiniões concordes à sua. Não satisfeito, muitas vezes ele tratava seu oponente com sarcasmo, ridicularizando detalhes irrelevantes de seu texto ou se referindo à idade avançada de Pereira Barreto. Enfim, Meira queria mostrar que já era hora de destronar o príncipe dos médicos paulistas. É assim que a isso ele se refere:

> Já se passou o tempo, e ainda bem que passou, em que o silêncio se fazia nos arraiais inimigos diante da voz, estrondosa de convicção e ilustração, do eminente clínico. Hoje a época é outra e não se pode mais emudecer, simplesmente porque o Dr. Pereira Barreto falou, e falou bem. (Meira, 1912c)

A primeira parte da réplica de Rubião Meira prendeu-se à questão da confluência das pústulas do alastrim. Municiando-se de uma longa bibliografia de especialistas estrangeiros, procurava demonstrar como se caracterizavam os sintomas epidérmicos da varíola confluente e afirmava que seu oponente equivocava-se em atribuir ao alastrim as características dessa doença. A seu ver, a doença reinante apresentava pústulas concorrentes e não confluentes. O interessante é que, em lugar de Rubião Meira mostrar a diferença entre os dois males e acrescentar que Pereira Barreto fizera uma observação a seu ver incorreta, ele assumiu um tom professoral, centrou-se em listar as opiniões dos médicos estrangeiros sobre a varíola de pústulas confluentes, o que na realidade não contrariava o argumento de seu oponente.

O segundo artigo voltava-se para a questão da benignidade da doença. Mais uma vez, Meira calçava-se em larga bibliografia para mostrar que, em diversas epidemias, a varíola causara pouca mortalidade e que, com o advento e aumento da utilização da vacina, a mortalidade pela doença deveria ser cada vez menor. Utilizando sua antipática técnica de ridicularizar o oponente, Meira convidava Pereira Barreto para observar as tabelas, por ele elaboradas na Seção de Demografia Sanitária do Serviço Sanitário, que mostravam a baixa mortalidade de varíola na Alemanha e finalizava: "Grassará também lá o alastrim?". Na verdade, ele jogava para a platéia, porque seus gráficos apresentavam somente as mortes pela doença, não se referiam a seu índice de incidência. Além disso, trazia a público novos índices colhidos por médicos do interior do estado que mostravam que a mortalidade da doença estava ampliando-se.

O artigo final tinha como alvo a afirmação da diferença das pústulas das duas doenças. Meira procurava mostrar que vários médicos haviam observado diferentes tipos de pústulas em epidemias de varíola, dependendo da intensidade da doença – logo, esse fator não poderia ser um caráter distintivo da doença. Sua tríade de artigos terminava com a afirmação da existência da varíola na cidade e com o pedido de providências contra o alastramento do mal.

De pronto, porém, a epidemia não recrudesceu, e as críticas ao Serviço Sanitário cada vez mais se agudizavam. A prefeitura passou a ser culpabilizada pela sujeira na cidade, que favorecia o surgimento da doença; os fiscais sanitários foram acusados de não cumprir suas funções de vacinadores etc. No final de outubro, a diretoria do Serviço Sanitário expediu uma nota informando que passaria a tomar medidas extraordinárias contra a epidemia, intensificando a vacinação e o isolamento. Em dezembro, a epidemia já se apresentava em franco declínio e deixou de ser notícia.

A epidemia havia acabado, e com ela a ilusão de que Ribas tinha saído fortalecido da controvérsia. Muito pelo contrário. A violência da doença, que somente naquele ano matara 237 pessoas – cifra comparável somente à grande epidemia de varíola havida em 1898 –, e as críticas à atuação da saúde pública nesse episódio acabaram por reverter sua vitória inicial e abalar sua posição na Diretoria do Serviço Sanitário.

Tabela 6 – Óbitos por varíola na cidade de SP (1895-1914)

1895	1896	1897	1898	1899	1900	1901	1902	1903	1904	1905	1906	1907	1908	1909	1910	1911	1912	1913	1914
22	21	26	345	1	7	46	66	13	19	5	5	0	136	48	5	2	237	17	16

Fonte: Annuario Demográfico Secção de Estatística Demographo-sanitaria (1914, p.37).

No mês seguinte ao fim da epidemia, Ribas pediu demissão de seu cargo. Depois de aceita, a demissão foi convertida em licença para o desempenho de uma missão oficial de estudos sobre a lepra na Europa e nos Estados Unidos. Embora não tenhamos base documental para relacionar esses fatos, o certo é que em alguma medida sua saída da direção do Serviço Sanitário relacionou-se à epidemia.

Aliados e oponentes

Uma luta em dois *rounds*. No primeiro, Ribas saiu-se melhor. Na Sociedade de Medicina e Cirurgia de São Paulo, prevaleceram suas opiniões ao se encerrarem as discussões. Tivemos, na verdade, um final diferente das grandes controvérsias científicas, nas quais comissões julgam os trabalhos e emitem pareceres indicando os que merecem entrar para a história como representantes da boa ciência e os que devem ser esquecidos pelo mundo acadêmico. De qualquer modo, houve um vencedor e um vencido. A observação das atas da Sociedade de Medicina e Cirurgia deixa claro que Carini saiu derrotado e isolado na contenda aí ocorrida – até porque o relatório oficial, elaborado por Affonso Azevedo, era contrário à sua opinião. Revela também que o trabalho mais pesado ficou nas mãos dos aliados de Ribas, incansáveis em seus esforços de defendê-lo. Se Ribas limitava-se a manter sua postulação inicial sobre a diferença entre as características clínicas da varíola e do alastrim, seus aliados reforçavam sua posição corroendo por dentro o argumento de Carini, na medida em que postulavam seu desacordo com outros homens de laboratório que se voltaram para a questão. Restaria apenas esperar para que se formulasse novo consenso, em que, esquecidas as desavenças, a nova entidade mórbida pudesse ser adotada, definitivamente, pela nosografia médica. Ou, como quer Latour, terminada a batalha, a própria dinâmica da ciência se encarregaria de, aos poucos, dar fim às modalidades relacionadas aos enunciados que definiam a nova doença.[6] Assim, depois de algum tempo a nova entidade mórbida seria simplesmente o alastrim, e não mais se confundiria com a varíola. Semelhanças clínicas, imunidade cruzada, diagnósticos semelhantes, especificidade dos corpúsculos de Guarnieri: esses e outros pontos logo deveriam ser esquecidos para a nova classificação subir ao panteão das verdades estabelecidas.

No entanto, não seria isso o que ocorreria. O surgimento da doença sob a forma epidêmica em 1912 daria outros rumos ao acontecimento. Naquele momento, o desenrolar da epidemia parecia ir contra os parâmetros já observados e aceitos pelos sábios da Sociedade de Medicina. Ou, na linguagem latouriana, os actantes traíam seus porta-vozes comportando-se de maneira inesperada;[7] por que diabos "um

---

6 Segundo Latour, um enunciado é composto de um conjunto de sentenças relacionadas à sua produção. Essas sentenças são por ele chamadas de modalidades. As modalidades positivas são sentenças que afastam o enunciado de suas condições de produção, tornando-o sólido a ponto de ser visto como verdade. As modalidades negativas são sentenças que infletem o enunciado em direção a suas condições de produção, deixando claro por que ele é sólido ou fraco (Latour, 1989).

7 Numa controvérsia científica, Latour chama de actantes os humanos ou não-humanos envolvidos. Já os porta-vozes são os representantes destes (ibidem).

alastrim" com mortalidade tão alta? Era a volta de Carini, que, embora não tivesse tido atuação de destaque nesse segundo *round*, conseguia levar seu adversário à lona. Para além desses aliados não-humanos, um colaborador bem posicionado no campo médico também deu boa ajuda. Trata-se do nosso bem conhecido Rubião Meira, então diretor da Seção de Estatística Demógrafo-Sanitária do Serviço Sanitário.

Cabem aqui duas observações. Em trabalho sobre a mortalidade no discurso médico demográfico, Alves analisa a trajetória da Seção de Estatística Demógrafo-Sanitária do Serviço Sanitário de São Paulo (Alves, 1999). Em seu entender, os anos em que a Seção foi dirigida por Meira marcaram a colocação em marcha de um projeto sanitário de base pasteuriana, articulado pelos diretores do Serviço Sanitário, em especial Emílio Ribas. Deixemos que suas palavras expliquem melhor:

> Sua ação [de Rubião Meira] vai no sentido de transformar a interpretação dos dados publicados em verdadeiros manifestos em defesa da ação do Serviço Sanitário e num campo de batalha que contrapõe percepções pré e pós-pasteurianas de etiologia patogênica. É notável o esforço do diretor da seção para transformar a demografia em instrumento de conhecimento social, ao mesmo tempo em que maneja os seus produtos como argumentos científicos de observação e experimentação para comprovar a validade das premissas pasteurianas e, por contraste, para demonstrar o arcaísmo e anacronismo das práticas médicas a elas infensas. (ibidem, p.62)

Como vemos, a situação não é tão simples. Em relação aos paradigmas clínicos e bacteriológicos, nem sempre se tratava de uma contraposição, definida por posições anteriores já previamente dadas. Nesse episódio, quem defendia os preceitos puramente bacteriológicos era Carini, e não Ribas, que nem por isso era contrário ao paradigma em jogo, mas sim a sua forma de utilização. Além disso, a defesa da ação do Serviço Sanitário e do seu diretor não se verifica nesse momento. O que observamos é uma total divergência de opiniões, que acaba resultando no afastamento de Ribas e na permanência de seu subordinado no Serviço Sanitário.

A segunda observação diz respeito à forma contundente e agressiva que Rubião Meira utilizou para rechaçar as opiniões de Pereira

Barreto. A maneira de tratar o presidente honorário perpétuo da Sociedade contrasta com o tom da maioria dos discursos a ele relacionados, sobre os quais nos debruçamos para produzir este trabalho. A falta de fontes nos impede de elaborar alguma hipótese sobre os motivos que geraram a animosidade. Indicamos apenas que o abandono do tom respeitoso e fraternal em relação ao fundador da Sociedade se relaciona a um processo de renovação geracional da instituição, que também pode ser constatado pela observação de seu quadro de sócios, que, a partir de 1910, se ampliou cada vez mais pelo ingresso de personagens mais jovens, que não fizeram parte da história dos primeiros anos da instituição.

Voltemos à Sociedade. Lá, Ribas ainda sofreria novos reveses. Em fevereiro de 1913, ocorreria a eleição anual para renovar a diretoria e as comissões da Sociedade de Medicina e Cirurgia de São Paulo. Emílio Ribas apresentou-se para coordenar a comissão de Higiene, no entanto, obteve apenas um voto, enquanto seus adversários tiveram uma votação bastante expressiva: Sérgio Meira e Affonso Azevedo obtiveram 29 votos cada um e Araripe Sucupira, 28 (Almeida, 2003a; SMCSP, 1913). Também nesse fórum ele foi impelido para uma posição menos vantajosa.

Passados alguns meses, em 16 de julho, Carini voltou à questão. Ávido de retomar a credibilidade perdida no embate anterior, ele voltou à Sociedade com uma comunicação na qual retomava a questão principal do debate: a benignidade da doença, mostrando que a epidemia da cidade de São Paulo tinha posto por terra esse argumento. Triunfante, ele afirmava:

> Na sessão de 3 de novembro de 1910, apresentei à Sociedade de Medicina e Cirurgia de São Paulo uma nota na qual procurei demonstrar que o alastrim, a febre exantemática contagiosa que reinava no interior do Estado de São Paulo e em outros Estados vizinhos, não era outra coisa senão a varíola. Combati a opinião daqueles que queriam fazer da moléstia uma entidade mórbida à parte; e a meu modo de ver não havia nenhuma razão para batizá-la de nomes diferentes, nem para separá-la da varíola.
>
> Apesar de ter sido o meu diagnóstico fundamentado sobre dados anátomo-patológicos e experimentais muito precisos, ele não foi logo aceito

e outras publicações seguiram-se, umas favoráveis, a maior parte contrária à identidade das duas afecções.

Se a epidemia se tivesse então extinguido, é de presumir que cada um teria ficado com a sua opinião e que a dúvida persistiria. Mas dois anos e meio se passaram, a epidemia continuou, ganhou outras regiões, e hoje a opinião do corpo médico está radicalmente modificada. Muitos dos clínicos que não se haviam rendido às demonstrações do laboratório se convenceram diante dos novos fatos epidemiológicos que observaram. ...

Acredito que esses fatos epidemiológicos e a mortalidade bastante elevada observada na cidade e no Estado de São Paulo vêm em apoio da minha opinião e que devem dissipar as últimas dúvidas, se ainda existem, sobre a identidade do alastrim com a varíola. (Carini, 1913b)

A sessão foi encerrada sem discussão e a controvérsia mais uma vez reaberta. Em outubro, Affonso Azevedo – o autor do relatório contra as opiniões de Carini na primeira parte da controvérsia – voltaria ao tema na Sociedade, inscrevendo-se para rebater a comunicação de Carini. Mais uma vez a listagem dos mesmos argumentos e opiniões, só que Carini passou a ter o apoio de outros colegas, em especial de Rubião Meira. Por duas vezes a controvérsia voltaria à Sociedade em novembro de 1914, mas a discussão perdeu fôlego. Não havendo novos argumentos ou aliados, se transformaria em bate-boca que opunha Affonso Azevedo a Carini e Rubião Meira. Aos poucos, a questão foi deixada de lado.

Concluímos afirmando, ao estilo de Latour, que o desempenho dos atores não-humanos em aliança com os partidários da unicidade da doença acabou por redefinir os caminhos da controvérsia, naquele momento. Mas ressaltemos uma questão: embora até Carini postulasse que o recrudescimento da epidemia seria o motivo da mudança geral de opinião, não teria que ser assim, necessariamente. Como em outras questões científicas, nada impedia que uma modificação *ad hoc* transformasse aquela epidemia em surto epidêmico de alastrim de mortalidade excepcional. Realmente surgiram algumas postulações nesse sentido, que atribuíram a mortalidade à confluência da epidemia de alastrim vigente com um surto de varíola. Em nosso entender, o reavivamento da controvérsia não foi conseqüência exclusiva do novo rearranjo de posições e interesses no campo, em virtude da intensificação do número de casos da doença. Independentemente da denominação, a existência de uma epidemia daquelas proporções e características na cidade de São Paulo trazia à tona reminiscências de um passado de cidade insalubre, que deveria ser esquecido. Além disso, mostrava à opinião pública que algo não ia bem nos serviços de saúde do estado – até então tidos como modelares –, possibilitando a discussão pública de questões antes adstritas ao campo médico. A nosso ver, as forças que acabaram causando uma inflexão nos caminhos da controvérsia não se situam somente no interior do campo médico, nem nas relações entre este e a doença. Elas se espraiam pela sociedade, relacionando-se a interesses políticos sociais e econômicos que em muito extrapolam os que estavam em jogo no início do debate.[8]

---

8 Para este trabalho, considerações valorativas retrospectivas sobre as posições em jogo não têm nenhuma importância; no entanto, para saciar a curiosidade do leitor, vejamos alguns aspectos do debate à luz dos saberes atuais. Hoje se comunga com a opinião expressa por Carini durante a controvérsia. O conceituado manual de bacteriologia publicado por Otto Bier diz o seguinte: "Emílio Ribas sustentou a idéia de que o alastrim fosse doença autônoma, distinta da varíola. Este ponto de vista, consubstanciado, até certo ponto, pelas pesquisas de Torres & Teixeira (1935) relativas à histopatologia comparada das duas doenças, não se harmoniza, porém, com as verificações imunológicas de Downie e colaboradores (1950), que não lograram observar diferença entre varíola e alastrim, em provas de neutralização (na córío-alantóide) e de fixação de complemento" (Bier, 1994, p.788). Em relação à sintomatologia, considera-se hoje que a varíola pode apresentar diversos quadros, que se diferenciam, principalmente, pela maior ou menor intensidade dos sintomas. Suas duas formas principais: a *major*, também conhecida como bexiga, varíola vera ou verdadeira; e a *minor*, também denominada alastrim *amaas*, *kaffirpox* e *milkpox*. As duas formas não apresentam diferenciações clínicas, distinguindo-se somente por seus aspectos epidemiológicos. Segundo o virologista Juan Angulo: "A varíola *major* é caracterizada por um coeficiente de letalidade da ordem de 20 por cento, assim como pela maior proporção de quadros clínicos severos. A varíola *minor* caracteriza-se por uma letalidade de aproximadamente um por cento e predominância de quadros clínicos benignos. Em casos clínicos isolados, assim como em pequenos surtos, diferenciar entre varíola *major* e varíola *minor* é impossível, pois a porcentagem da mortalidade é que estabelece a diferença decisiva" (Angulo, 1982, p.658).

CONSIDERAÇÕES FINAIS

Nas páginas precedentes, procuramos mostrar um pouco da história da Sociedade de Medicina e Cirurgia de São Paulo, enfatizando alguns aspectos que agora retomaremos para fechar nosso estudo. O primeiro deles diz respeito à autonomia da Sociedade diante da saúde pública paulista, e se fez presente em vários momentos de nosso trabalho. Em todos eles procuramos mostrar que a Sociedade não estava atrelada aos objetivos e às formas de atuação do Serviço Sanitário. Perseguindo essa questão ao longo do período estudado, constatamos que somente em sua mais tenra idade ela procurou poupar-se de elaborar críticas à saúde pública paulista. Passados os primeiros anos, observamos uma total diferenciação das posições das duas instituições, e enfrentamentos em diversos momentos. A questão da tentativa de distribuição das águas do Tietê para uso doméstico retrata bem tal aspecto, quando as posições oficiais das duas instituições eram completamente divergentes. Mais que isso, a Sociedade apressou-se em elaborar um parecer contrário à posição assumida pelo diretor do Serviço Sanitário. Na controvérsia sobre a varíola e o alastrim, o problema ganhou coloração diferente, pois, embora houvesse um parecer oficial da Sociedade seguindo as idéias do diretor do Serviço Sanitário, na prática alguns membros da Sociedade não aceitavam essa afirmação e procuravam desestabilizá-la.

Ao desmontar a idéia de que a Sociedade era o braço acadêmico do Serviço Sanitário, preocupamo-nos em não cair em exagero contrário. Alguns trabalhos que nos serviram de fonte afirmam ou insinuam que a Sociedade, em seus primeiros anos, era contrária às novidades das ciências dos micróbios descortinadas pelos pesquisadores dos institutos do Serviço Sanitário. Não foi isso que observamos. Em nosso entender, a controvérsia sobre a febre tifóide – fato que originou essa interpretação – insere-se em um quadro de luta pela manutenção de uma autoridade científica conquistada anteriormente, diante das verdades que procuravam ser impostas pelos detentores de novos conhecimentos.

Observamos que o processo de chegada e estabilização da microbiologia no campo médico paulista, pano de fundo dessa controvérsia, far-se-ia mediante um jogo de forças complexo, cheio de idas e vindas, em que determinadas opções e opiniões, que hoje poderiam parecer tão evidentes e racionais, à época estavam em aberto, sendo determinadas em um processo de lutas em que diversos interesses estavam em jogo. No caso da febre tifóide, as duas posições em conflito tinham o mesmo grau de coerência em seus argumentos.

Ao discutir as relações do Serviço Sanitário com a Sociedade de Medicina, já apontamos outra característica importante desta última: seu forte e constante interesse nas questões de saúde coletiva. Em todo o período estudado, observamos que a Sociedade sempre se voltou para questões relacionadas a esse campo, em que foi travado grande número de suas discussões. Embora, a partir da década de 1910, notemos uma diminuição dos trabalhos relacionados às doenças epidêmicas, vemos que tanto essas doenças como as endemias que assolavam as regiões interioranas do estado continuaram alvo de interesse e fonte de diversas discussões.

Em relação à periodização, também devemos fazer uma observação. Mostramos que, de forma semelhante a diversas agremiações, a Sociedade foi, em seus primeiros anos, sua época heróica, marcada pela grande atividade de seus sócios. Entre 1900 e 1909, isso iria mudar com uma retração de suas atividades, diminuição dos sócios e espaçamento das reuniões ordinárias. Somente algumas discussões pontuais elevaram o interesse dos sócios nesse período. A partir de 1910, novamente observa-se maior vitalidade da instituição. Esse reflorescimento institucional relaciona-se à entrada de um novo contingente de sócios que sucederam os fundadores como elementos centrais à Sociedade. Antonio Carini e Enjolras Vampre caracterizam bem esse perfil. Advindos de outras instituições biomédicas paulistas – Instituto Pasteur e Hospício do Juqueri –, deram nova vida à instituição, elaborando grande número de trabalhos e participando ativamente das reuniões. O que queremos enfatizar é que esse reflorescimento da Sociedade relaciona-se ao processo mais amplo de amadurecimento de diversas instituições observado na década de 1910, do qual fazem parte a criação da Faculdade de Medicina da Universidade de São Paulo, em 1911, o surgimento da Faculdade de Medicina de São Paulo, em 1913, as reformas dos institutos Butantan e Bacteriológico, efetuadas a partir de 1914, e a posterior expansão do raio de ação das atividades do Serviço Sanitário, a partir de 1918. Esse contexto possibilitaria um dinamismo ainda maior do campo médico paulista.

Outro aspecto a realçar diz respeito às contribuições da Sociedade ao campo científico. Grande parte da historiografia sobre as ciências biomédicas retrata a importância dos institutos fundados a partir da última década do século XIX no processo de desenvolvimento dos saberes microbiológicos e no controle de diversas doenças epidêmicas que atacavam nossos principais centros urbanos. Tal perspectiva acaba por ignorar outras instituições que tiveram importante papel no cenário das ciências biomédicas à época – hospitais como a Santa Casa da Misericórdia de São Paulo, periódicos como a *Revista Médica* e a *Gazeta Clínica* são algumas delas. Em relação a nosso objeto de estudos procuramos mostrar que pelas discussões ocorridas em suas reuniões, pelos pareceres elaborados por suas comissões e por sua revista científica, intermitentemente publicada, ela teve importante papel na potencialização dos estudos no campo das ciências biomédicas em São Paulo.

Em relação à febre amarela, por exemplo, acreditamos ter conseguido demonstrar a contribuição da Sociedade no processo de construção de um consenso sobre a transmissão culicidiana da doença. É certo que muito desse processo deve-se somente à atuação de Luiz Pereira Barreto, mas de nossa perspectiva, que procura levar em conta o espaço institucional em que se situam nossos atores, sua fala não se dava no vazio, trazendo consigo toda a força da Sociedade da qual participava. Em relação à questão do abastecimento de água, ocorrida em 1904, embora de forma inversa, a Sociedade acabou contribuindo para que a proposta de captação e filtragem das águas do Tietê para uso doméstico não fosse colocada em prática, visto que a alternativa parecia trazer novos problemas de saúde para a população mais pobre da cidade.

Mas a importância da atuação institucional da Sociedade não se encerra no campo da produção científica. A defesa dos interesses profissionais dos médicos, a criação da Policlínica de São Paulo, a iniciativa de criação de uma faculdade ou mesmo as várias tentativas de elaboração de um congresso médico mostram que em diversas áreas a instituição teve papel de destaque no campo médico de São Paulo.

Para finalizar, reafirmamos o que dissemos no início. Esperamos que o estudo da Sociedade de Medicina e Cirurgia de São Paulo de alguma forma contribua para o alargamento da compreensão do campo médico paulista. Assim, com a inserção desse pequeno fragmento, estamos dando nossa ajuda na composição desse grande mosaico da história das ciências biomédicas e da saúde no Brasil.

REFERÊNCIAS BIBLIOGRÁFICAS

Livros e artigos de época

ALASTRIM e a opinião dos médicos ingleses. *O Estado de S. Paulo*, São Paulo, 18 ago. 1911.

ALMEIDA, Tiberio. A propósito da febre amarela. *Boletim da Sociedade de Medicina e Cirurgia de São Paulo*, v.1, n.11, p.1-3, maio 1896a.

_____. Febre amarela. *Boletim da Sociedade de Medicina e Cirurgia de São Paulo*, v.1, n.12, p.19-20, jun. 1896b.

_____. Sociedade de Medicina e Cirurgia de São Paulo. *Boletim da Sociedade de Medicina e Cirurgia de São Paulo*, v.2, n.21, p.4, mar. 1897.

AMÉRICO NETTO, R. O caminho para formação do Serviço Sanitário de São Paulo: 1579-1891. *Arquivos de Higiene e Saúde Pública (São Paulo)*, v.7, n.14, p.5-26, 1942.

ANNUARIO DEMOGRÁFICO SECÇÃO DE ESTATÍSTICA DEMOGRAPHO-SANITARIA (referente ao ano de 1914). São Paulo: Typografia do Diario Oficial, 1915. v.21.

ARAGÃO, Henrique B. A propósito do alastrim: comunicação preliminar. *Brazil-medico*, v.25, n.11, 15 mar. 1911a.

_____. A propósito do alastrim: comunicação preliminar. *Revista Médica de São Paulo*, v.14, n.7, 15 abr. 1911b.

AS ÁGUAS do Tietê. *O Commercio de São Paulo*. São Paulo, 21 out. 1904. p.2.

ASSIS, Esteves de. Profilaxia da febre amarela. *Boletim da Sociedade de Medicina e Cirurgia de São Paulo*, v.1, n.10, p.1-7, abr. 1896.

AZEVEDO, Affonso. A febre amarela e sua propagação pelos mosquitos. *Revista Médica de São Paulo*, v.5, n.19, p.390-2, out. 1902.

AZEVEDO, Affonso. Abastecimento de água da capital. *Revista Médica de São Paulo*, v.7, n.21, p.527, 15 nov. 1904.

AZEVEDO, Augusto César Miranda de. Trabalhos do Dr. Freire em Budapest. *Boletim da Sociedade de Medicina e Cirurgia de São Paulo*, v.2, n.17, p.14-8, nov. 1896.

_____. As febres de São Paulo (transcrito do *Comptes Rendus do 8º Congresso Internacional de Higiene de Budapest*). *Boletim da Sociedade de Medicina e Cirurgia de São Paulo*, v.2, n.21, p.25-7, mar. 1897.

BANQUETE de homenagem ao Dr. Pereira Barreto. *O Estado de S. Paulo*, São Paulo, 8 mar. 1895.

BARRETO, Luiz Pereira. Interesses profissionais: os médicos e o Tribunal de Justiça. Alocução proferida pelo dr. Luiz Pereira Barreto. *Boletim da Sociedade de Medicina e Cirurgia de São Paulo*, v.1, n.2, p.13-20, ago. 1895.

_____. Moção a propósito das epidemias de febre amarela. *Boletim da Sociedade de Medicina e Cirurgia de São Paulo*, v.1, n.9, p.1-3, mar. 1896a.

_____. Epidemiologia. *O Commercio de São Paulo*. São Paulo, 13 maio 1896. Apud: Epidemiologia. *O Estado de S. Paulo*. São Paulo, 25 maio 1896b. p.1.

_____. Epidemiologia: a lógica como instrumento de pesquisa. *Revista Médica de São Paulo*, v.3, n.8, p.197-204, ago. 1900.

_____. Segunda série de experiências sobre o contágio da febre amarela. *Revista Médica de São Paulo*, v.6, n.5, p.278-81, jun. 1903a.

_____. O abastecimento de água da capital. *O Estado de S. Paulo*. São Paulo, 9 dez. 1903b. p.1.

_____. Varíola ou alastrim. *O Estado de S. Paulo*. São Paulo, 5 ago. 1912.

BARRETO, Melo. Comunicação sobre febre amarela. *Boletim da Sociedade de Medicina e Cirurgia de São Paulo*, v.1, n.9, p.3-9, mar. 1896.

BETTENCOURT-RODRIGUES, Antonio Maria. *Medicina e médicos*: fatos e comentários. Lisboa: s.n., 1922.

_____. As febres de São Paulo. *O Estado de S. Paulo*. São Paulo, 13-18, 20, 22, 24 fev. 1899.

BOTELHO, Carlos. Alocução proferida em seção solene. *Boletim da Sociedade de Medicina e Cirurgia*, n.21, p.7, mar. 1897.

CARINI, Antonio. A propósito de uma epidemia muito benigna de varíola (alastrim). *Revista Médica de São Paulo*, v.14, n.1, p.24-6, 15 jan. 1911a. (Reproduzido da *Gazeta Clínica*, n.1, 1911).

_____. Ainda a propósito do alastrim. *O Estado de S. Paulo*. São Paulo, 9 set. 1911b.

_____. O assunto palpitante: alastrim é varíola. As experiências de laboratório. O Commercio entrevista o ilustre bacteriologista professor Antonio Carini. *O Commercio de São Paulo*, São Paulo, 5 jul. 1912.

CARINI, Antonio. Encore sur l'identité de l'alastrim avec la variole. *Bulletin de la Société de Pathologie Exotique.* t.5, n.8, 1913a.

_____. Sociedade de Medicina e Cirurgia de São Paulo: comunicação do Dr. Carini sobre a identidade do alastrim com a varíola. *O Commercio de São Paulo.* São Paulo, 16 jul. 1913b.

CARVALHO, Arnaldo Vieira de. Discurso de despedida de Arnaldo Vieira de Carvalho da presidência da Sociedade. *Revista Médica de São Paulo,* v.5, n.6, p.116-20, 31 mar. 1902.

_____. Abastecimento de água: a opinião dos médicos. O que pensa o dr. Arnaldo Vieira de Carvalho. *Correio Paulistano,* p.1, 28 out. 1904.

CASTRO, Carlos de. Do exercício ilegal da medicina. *Archivo da Sociedade de Medicina e Cirurgia de São Paulo,* v.2, n.6, p.207-13, jun. 1911.

DUARTE, Raphael. *Ligeiro estudo biográfico do Dr. José Pereira Rebouças.* Campinas: Edição do Álbum Imperial, 1908.

ESCOLA LIVRE DE PHARMACIA DO ESTADO DE SÃO PAULO. *Revista Médica de São Paulo,* v.2, n.2, p.62, 15 fev. 1899.

FERRAZ, João Pereira. Engenharia sanitária: contribuição para o estudo do abastecimento de água potável em São Paulo. *Revista Médica de São Paulo,* v.1, n.4, p.62, 15 maio 1898.

FERREIRA, Clemente. Patogenia da anúria da febre amarela: seu tratamento. *Boletim da Sociedade de Medicina e Cirurgia de São Paulo,* v.2, n.18, p.1-8, 1896.

_____. Abastecimento de água: a opinião dos médicos. O que pensa o Dr. Clemente Ferreira. *Correio Paulistano,* São Paulo, 29 out. 1904, p.1.

FILTRAÇÃO DAS ÁGUAS. *O Estado de S. Paulo,* São Paulo, 17 nov. 1904a. Suplemento, p.1.

_____. *O Estado de S. Paulo,* São Paulo, 20 nov. 1904b. Suplemento, p.1.

_____. *O Estado de S. Paulo,* São Paulo, 25 nov. 1904c. Suplemento, p.1.

FRANCO, Francisco de Mello. *Ensaio sobre as febres com observações analíticas acerca da topografia, clima e demais particularidades, que influem no caráter das febres do Rio de Janeiro.* Lisboa: Typografia da Academia Real de Sciencias de Lisboa, 1829.

GODINHO, Victor. *A febre amarela no Estado de São Paulo, patogenia, transmissibilidade, tratamento racional.* São Paulo: Typografia. Salesiana, 1897.

GOMES, Braulio. Febres em São Paulo. *Boletim da Sociedade de Medicina e Cirurgia de São Paulo,* v.3, n.28, p.3-6, out. 1897.

_____. Freqüência da solitária em São Paulo. *Revista Médica de São Paulo,* v.2, n.2, p.60-1, 15 fev. 1899.

GOULART, Odilon. Febres Paulistas. *Boletim da Sociedade de Medicina e Cirurgia de São Paulo,* v.2, n.24, p.11-20, jun. 1897.

LIMA, Agostinho José de Souza. As ciências médico-pharmacêuticas. In: IMPRENSA NACIONAL. *Livro do Centenário*. Rio de Janeiro, 1900. 2v.

LUTZ, Adolpho. A febre tifóide em São Paulo. *O Brasil Médico*, v.12, n.46, 8 dez. 1897a.

_____. Relatório acerca de um micróbio da febre amarela em Montevidéu. *Boletim da Sociedade de Medicina e Cirurgia de São Paulo*, v.3, n.29, p.30, nov. 1897b.

_____. Resumo dos trabalhos do Instituto Bacteriológico de São Paulo. *Revista Médica de São Paulo*, v.10, n.4, 25 fev. 1907.

_____. Reminiscências da febre tifóide. *Memórias do Instituto Oswaldo Cruz (Rio de Janeiro)*, v.4, n.31, 1936.

LUTZ, Berta, LUTZ, Gualter. Contribuição à História da Medicina no Brasil. *Memórias do Instituto Oswaldo Cruz (Rio de Janeiro)*, v.39, n.2, p.178-9, 1943.

MAGALHÃES, Bernardo. Epidemiologia. *O Estado de S. Paulo*, São Paulo, 9, 11, 13 maio 1896. p.1

_____. Discurso pronunciado na sessão de 1 de outubro de 1897 na Sociedade de Medicina e Cirurgia de São Paulo. *Boletim da Sociedade de Medicina e Cirurgia de São Paulo*, v.3, n.28, p.7-11, out. 1897.

MAGALHÃES, Hora de. Nova teoria da febre amarela: sua profilaxia e tratamento. *Boletim da Sociedade de Medicina e Cirurgia de São Paulo*, v.2, n.17, p.1-6, nov. 1896.

MARCHOUX, M. O alastrim. *Revista Médica de São Paulo*, v.14, n.3, 15 fev. 1911.

MEIRA, Rubião. A propósito do abastecimento d'água na capital. *Revista Médica de São Paulo*, v.7, n.17, p.418-21, 15 set. 1904.

_____. O Commercio entrevista o ilustre professor Rubião Meira. *O Commercio de São Paulo*, São Paulo, 14 jul. 1912a.

_____. O Alastrim. *O Commercio de São Paulo*, São Paulo, 28 jul. 1912b.

_____. *Alastrim ou varíola? Varíola*. São Paulo: Typographia Brazil de Rothschild & cia., 1912c. (coletânea de artigos sobre o tema publicados em *O Commercio de São Paulo*, São Paulo, 9-12 ago. 1912).

_____. Discurso proferido ao assumir a cátedra de presidente da sociedade de Medicina e Cirurgia de São Paulo, em 7 de março de 1911. In: _____. *Perfis e luctas*. São Paulo: Estabelecimento Gráfico Universal, 1913. p.41-7.

_____. *Médicos de outrora:* impressões pessoais do Dr. Rubião Meira. São Paulo: s.n., 1937.

MEIRA, Sérgio. Congresso Médico. *Boletim da Sociedade de Medicina e Cirurgia de São Paulo*, v.2, n.15, p.10-2, set. 1896.

_____. Sanarelli em São Paulo. *Boletim da Sociedade de Medicina e Cirurgia de São Paulo*, v.3, n.30, p.3-4, dez. 1897.

MENDONÇA, Artur. Febres de São Paulo. *Boletim da Sociedade de Medicina e Cirurgia de São Paulo*, v.2, n.24, p.3-10, jun. 1897.

_____. Pesquisa do bacilo icteróide em São Carlos do Pinhal. *Revista Médica de São Paulo*, v.1, n.5, p.84-5, jun. 1898.

_____. *A doutrina bacteriana de Sanarelli, os trabalhos da Comissão norte-americana, as experiências do Hospital de Isolamento de São Paulo*. São Paulo: Escola Typografica Salesiana, 1903.

MENDONÇA, Artur, TOLEDO, Bonilha. Um bacilo encontrado nas fezes de doentes de febre amarela. *Boletim da Sociedade de Medicina e Cirurgia de São Paulo*, v.3, n.26, p.7-13, ago. 1897.

_____. Análise microbiológica da água do rio Tietê. *Revista Médica de São Paulo*, v.1, n.2, p.158-64, 15 fev. 1898.

MENDONÇA, Artur, MEIRA, Rubião, ROCHA, Pereira da. Parecer da sociedade de Medicina e Cirurgia de São Paulo sobre o trabalho do Dr. Ulysses Paranhos – A opilação: algumas considerações profiláticas sobre a opilação ou ankilostomiase. *Revista Médica de São Paulo*, v.7, p.258-9, 30 jun. 1904.

NASCIMENTO, Theodoreto, ASSIS, Esteves de. Febre amarela. *Boletim da Sociedade de Medicina e Cirurgia de São Paulo*, v.1, n.12, p.17-9, jun. 1896.

NOTTER, J. L., FIRST, B. H. *Theory and Practic of Public Hygiene*. London: s.n., 1898.

PARANHOS, Ulysses. A opilação: algumas considerações profiláticas sobre e opilação ou ankilostomiase. Trabalho lido na sessão de 15 de abril de 1904 da Sociedade de Medicina e Cirurgia de São Paulo. *Revista Médica de São Paulo*, v.7, p.255-7, 30 jun. 1904.

PAULSEN, Johannes. Febre amarela: estudos bacteriológicos. Nascimento. *Boletim da Sociedade de Medicina e Cirurgia de São Paulo*, v.3, n.21, p.15-25, mar. 1897.

PEREIRA, Antonio Pacífico. A reforma do ensino e a autonomia das faculdades. *Revista Médica de São Paulo*, v.15, n.2, p.27-39; n.3, p.46-54; n.4, p.71-80; n.5, p.84-90; n.8, p.160-8; n.12, p.244-8; n.13, p.285-93; n.15, p.308-10; n.16, p.319-33; n.18, p.368-76, 1912.

PESTANA, Bruno Rangel. A febre tifóide em São Paulo. *Annaes Paulistas de Medicina e Cirurgia*, n.4, p.101-15, abr. 1918.

_____. Ulysses Paranhos. *Arquivos de biologia: Revista do Laboratório Paulista de Biologia*, v.38, n.319, set./dez. 1954.

PESTANA, Sinésio Rangel. Discurso pronunciado na sessão de posse da diretoria da Sociedade de Medicina e Cirurgia de São Paulo em 7 de março de 1910. *Archivo da Sociedade de Medicina e Cirurgia de São Paulo*, v.1, n.1, p.7-14, jun. 1910.

_____. Discurso pronunciado na sessão solene de 7 de março ao entregar a presidência da Sociedade de Medicina e Cirurgia a seu sucessor. *Archivo da Sociedade de Medicina e Cirurgia de São Paulo*, v.2, n.3, p.53-62, mar. 1911.

PIZZA, Luiz Toledo. Discurso no Senado Estadual em sessão de 8 de agosto de 1904. *O Correio Paulistano*, São Paulo, 12 ago. 1904.

_____. "Relatório da Secretaria de Agricultura ano de 1903". Apud: MOTTA, Arthur, *Estudos preliminares para o reforço de abastecimento d'água na cidade de São Paulo*. São Paulo: Typographia Brazil – Rotschild & Co, 1911.

PRIMEIRO CONGRESSO MÉDICO PAULISTA. *Annaes paulistas de medicina e cirurgia*, ano 4, v.7, n.5, p.18-131, nov. 1916.

PUECH, Rezende. *Sociedade de Medicina e Cirurgia de São Paulo*: memória histórica 1895-1921. São Paulo: Typ. Casa Garaux, 1921.

RAMOS, Augusto Ferreira. Abastecimento de água: relatório do engenheiro da Secretaria de Agricultura, Comércio e Obras Públicas. *Correio Paulistano*, São Paulo, 27 out. 1904, p.1.

REBOUÇAS, José Pereira. Abastecimento de água. *Correio Paulistano*, São Paulo, 26 out. 1904.

REICHERT, Teodoro. Febre amarela. *Boletim da Sociedade de Medicina e Cirurgia de São Paulo*, v.1, n.12, p.21-2, jun. 1896.

_____. Febres Paulistas. *Boletim da Sociedade de Medicina e Cirurgia de São Paulo*, v.2, n.24, p.45-7, jun. 1897.

REVISTA MÉDICA DE SÃO PAULO. Editorial. *Revista Médica de São Paulo*, v.1, n.1, maio 1889.

_____. Faculdade de Medicina de São Paulo. *Revista Médica de São Paulo*, v.11, n.35, jun. 1900.

RESENDE, Inácio, COMENALE, Carlos, ALMEIDA, Tibério de. Parecer da Comissão de Medicina sobre os quesitos apresentados à Sociedade de Medicina e Cirurgia de São Paulo pelo dr. Teodoro Reichert. *Boletim da Sociedade de Medicina e Cirurgia de São Paulo*, v.1, n.12, p.7-12, ago. 1895.

RIBAS, Emílio. *O mosquito como agente da propagação da febre amarela*. São Paulo: Tipografia do Diário Oficial, 1901.

_____. Relatório referente ao ano de 1906 apresentado pelo Dr. Emílio Ribas, Diretor do Serviço Sanitário, ao sr. secretário dos Negócios do Interior. *Revista Médica de São Paulo*, v.10, n.11, 15 jun. 1907.

_____. Uma nova moléstia – conferência realizada na Sociedade de Medicina e Cirurgia de São Paulo. *O Estado de S. Paulo*, São Paulo, 6 set. 1910a.

_____. Alastrim, amaas ou milk-pox – nota preliminar lida na Sociedade de Medicina e Cirurgia de São Paulo, em sessão de 5 de setembro de 1910 (revista pelo autor). *Revista Médica de São Paulo*, v.13, n.17, 15 set. 1910b.

_____. A propósito do alastrim. *O Estado de S. Paulo*, 28 ago., e *Revista Médica de São Paulo*, ano XIV, n.16, 31 ago. 1911a.

_____. Alastrim, amaas, or milk-pox (Paper read before the Society of Tropical Medicine and Hygiene, june 16, 1911). *The Journal of Tropical Medicine and Hygiene (London)*, p.214-6, July 15th 1911b.

RODRIGUES, Fonseca. Aumento de abastecimento de água. *Correio Paulistano*, São Paulo, 6 jan. 1904. p.2.

SAMPAIO, Teodoro. Relatório da Diretoria da Repartição de Águas da Capital. *O Commercio de São Paulo*, São Paulo, 7 out. 1903. p.1.

_____. Aumento do abastecimento de água. *O Estado de S. Paulo*, São Paulo, 13 jan. 1904a. p.1.

_____. Aumento do abastecimento de água da capital. *O Estado de S. Paulo*, São Paulo, 18 jan. 1904b. p.1.

_____. A água. *O Commercio de São Paulo*, São Paulo, 30 jan. 1904c. p.1.

SEABRA, Alberto, BRANDÃO, Viriato, MEIRA, Sergio. Parecer da segunda comissão da Sociedade de Medicina encarregada de dizer sobre os diferentes trabalhos que lhe foram apresentados e concernentes a opilação. *Revista Médica de São Paulo*, v.7, n.14, p.323-5, 31 jul. 1904.

SILVA, Otávio Pacheco. Abastecimento de água potável para a capital. *O Estado de S. Paulo*, São Paulo, 25 dez. 1903. p.2.

SMCSP – Sociedade de Medicina e Cirurgia de São Paulo. Ata da primeira Sessão Preparatória. *Boletim da Sociedade de Medicina e Cirurgia de São Paulo*, v.1, n.1, p.1-3, jul. 1895a.

_____. Ata da primeira Assembléia Geral da Sociedade de Medicina e Cirurgia. *Boletim da Sociedade de Medicina e Cirurgia de São Paulo*, v.1, n.1, p.4-6, jul. 1895b.

_____. Ata da 4ª sessão ordinária. *Boletim da Sociedade de Medicina e Cirurgia de São Paulo*, v.1, n.1, p.19-25, jul. 1895c.

_____. Interesses profissionais: relatório apresentado em sessão da classe médica pela comissão em sessão de 1 de agosto. *Boletim da Sociedade de Medicina e Cirurgia de São Paulo*, v.1, n.3, p.8, set. 1895d.

_____. Regulamento do Conselho Médico Executivo. *Boletim da Sociedade de Medicina e Cirurgia de São Paulo*, v.1, n.3, p.16, set. 1895e.

_____. Ata da sessão ordinária da Sociedade de Medicina e Cirurgia de São Paulo de 1 de abril de 1896. *Boletim da Sociedade de Medicina e Cirurgia de São Paulo*, v.1, n.10, p.23, abr. 1896a.

_____. Ata da sessão ordinária da Sociedade de Medicina e Cirurgia de São Paulo de 15 de abril de 1896. *Boletim da Sociedade de Medicina e Cirurgia de São Paulo*, v.1, n.10, p.26, abr. 1896b.

_____. Ata da sessão ordinária da Sociedade de Medicina e Cirurgia de São Paulo de 22 de abril de 1896. *Boletim da Sociedade de Medicina e Cirurgia de São Paulo*, v.1, n.10, p.30, abr. 1896c.

_____. Ata da sessão ordinária da Sociedade de Medicina e Cirurgia de São Paulo de 15 de maio de 1896. *Boletim da Sociedade de Medicina e Cirurgia de São Paulo*, v.1, n.11, p.28, maio 1896d.

_____. Ata da sessão ordinária da Sociedade de Medicina e Cirurgia de São Paulo de 22 de maio de 1896. *Boletim da Sociedade de Medicina e Cirurgia de São Paulo*, v.1, n.11, p.30, maio 1896e.

SMCSP – Sociedade de Medicina e Cirurgia de São Paulo. Ata da sessão ordinária da Sociedade de Medicina e Cirurgia de São Paulo de 15 de junho de 1896. *Boletim da Sociedade de Medicina e Cirurgia de São Paulo*, v.1, n.12, p.31, jun. 1896f.
_____. Repositório de fatos. *Boletim da Sociedade de Medicina e Cirurgia de São Paulo*, v.1, n.11, p.17, maio 1896g.
_____. Quarto Congresso Médico Brasileiro. *Boletim da Sociedade de Medicina e Cirurgia de São Paulo*, v.2, n.14, p.1, ago. 1896h.
_____. Policlínica de São Paulo. *Boletim da Sociedade de Medicina e Cirurgia de São Paulo*, v.2, n.18, p.17-8, dez. 1896i.
_____. Projeto de regulamentação para a Policlínica de São Paulo. *Boletim da Sociedade de Medicina e Cirurgia de São Paulo*, v.1, n.7, p.15-20, jan. 1896j.
_____. Plano de estudos. *Boletim da Sociedade de Medicina e Cirurgia de São Paulo*, v.1, n.8, p.11-6, fev. 1896l.
_____. Ata da sessão ordinária de 1 de dezembro de 1897. *Boletim da Sociedade de Medicina e Cirurgia de São Paulo*, v.3, n.30, p.31, dez. 1897a.
_____. Ata da sessão ordinária de 15 de dezembro de 1897. *Boletim da Sociedade de Medicina e Cirurgia de São Paulo*, v.3, n.30, p.33, dez. 1897b.
_____. Ata da sessão ordinária de 1 de setembro de 1900. *Revista Médica de São Paulo*, v.3, n.9, p.233-4, 15 set. 1900.
_____. Ata da sessão ordinária da Sociedade de Medicina e Cirurgia de São Paulo de 16 de agosto de 1904. *Revista Médica de São Paulo*, v.7, n.16, p.387, 31 ago. 1904a.
_____. Ata da sessão ordinária da Sociedade de Medicina e Cirurgia de São Paulo de 25 de agosto de 1904. *Revista Médica de São Paulo*, v.7, n.17, p.415, 15 set. 1904b.
_____. Ata da sessão ordinária da Sociedade de Medicina e Cirurgia de São Paulo de 15 de setembro de 1904. *Revista Médica de São Paulo*, v.7, n.18, p.448-55, 30 set. 1904c.
_____. Ata da sessão ordinária da Sociedade de Medicina e Cirurgia de São Paulo de 1 de outubro de 1904. *Revista Médica de São Paulo*, v.7, n.19, p.476-85, 15 out. 1904d.
_____. Ata da sessão ordinária da Sociedade de Medicina e Cirurgia de São Paulo de 30 de novembro de 1904. *Revista Médica de São Paulo*, v.7, n.22, p.542, 30 nov. 1904e.
_____. Ata da sessão ordinária da Sociedade de Medicina e Cirurgia de São Paulo de 1 de dezembro de 1904. *Revista Médica de São Paulo*, v.7, n.23, p.562-9, 15 dez. 1904f.
_____. Ata da sessão ordinária da Sociedade de Medicina e Cirurgia de São Paulo de 16 de maio de 1904. *Revista Médica de São Paulo*, v.7, n.12, p. 263-5, 30 jun. 1904g.

SMCSP – Sociedade de Medicina e Cirurgia de São Paulo. Ata da sessão ordinária da Sociedade de Medicina e Cirurgia de São Paulo de 15 de dezembro de 1904. *Revista Médica de São Paulo*, v.8, n.1, p.21, 15 jan. 1905a.

_____. Ata da sessão ordinária da Sociedade de Medicina e Cirurgia de São Paulo de 9 de janeiro de 1905. *Revista Médica de São Paulo*, v.8, n.2, p.40, 30 jan. 1905b.

_____. Ata da sessão ordinária da Sociedade de Medicina e Cirurgia de São Paulo em 16 de janeiro de 1905. *Revista Médica de São Paulo*, v.8, n.3, p.63, 15 fev. 1905c.

_____. Ata da sessão ordinária e da Reunião de Assembléia Geral da Sociedade de Medicina e Cirurgia de São Paulo em 15 de maio de 1907. *Revista Médica de São Paulo*, v.10, n.12, p.255-6, 30 jun. 1907.

_____. A propósito do alastrim (Atas da sessão ordinária da Sociedade de Medicina e Cirurgia de São Paulo de 3 de novembro de 1910). *Archivo da Sociedade de Medicina e Cirurgia de São Paulo*, p.326-35, 1910a.

_____. A propósito do alastrim (Atas da sessão ordinária da Sociedade de Medicina e Cirurgia de São Paulo de 3 de novembro de 1910). *O Estado de S. Paulo*, São Paulo, 5 nov. 1910b.

_____. Lista geral dos sócios da Sociedade de Medicina e Cirurgia de São Paulo em julho de 1910. *Archivo da Sociedade de Medicina e Cirurgia de São Paulo*, v.1, n.2, p.143-5, jul. 1910c.

_____. Ata da sessão ordinária da Sociedade de Medicina e Cirurgia de São Paulo havida em 15 de maio de 1911. *Revista Médica de São Paulo*, v.14, n.10, 31 maio 1911a; *O Estado de S. Paulo*, São Paulo, 22 maio 1911a.

_____. Ata da sessão ordinária da Sociedade de Medicina e Cirurgia de São Paulo havida em 1 de junho de 1911. *Revista Médica de São Paulo*, v.14, n.12, p.231-5, 30 jun. 1911b.

_____. Sociedade de Medicina e Cirurgia de São Paulo. *Revista Médica de São Paulo*, v.16, n.5, 15 mar. 1913.

_____. Sociedades Científicas: ata da sessão ordinária da Sociedade de Medicina e Cirurgia de São Paulo havida em 2 de fevereiro de 1914. *Revista Médica de São Paulo*, v.17, n.6, 31 mar. 1914.

STAPLER, Desidério. O diagnóstico da febre tifóide. *Boletim da Sociedade de Medicina e Cirurgia de São Paulo*, v.2, n.19, p.11-8, jan. 1897.

TORRES HOMEM, João Vicente. *Estudo clínico sobre as febres do Rio de Janeiro*. Rio de Janeiro: Lopes do Couto & Cia, 1877.

VAL, Canuto. Febres de São Paulo. *Boletim da Sociedade de Medicina e Cirurgia de São Paulo*, v.2, n.24, p.41-4, jun. 1897.

VALLADÃO, Mathias. Policlínica de São Paulo. *Boletim da Sociedade de Medicina e Cirurgia de São Paulo*, v.2, n.21, p.9-11, mar. 1897.

VALLE, Ataliba. O aumento do abastecimento de água. *O Estado de S. Paulo*, São Paulo, 16 dez. 1903. p.1.

VALLE, Ataliba, RODRIGUES, Fonseca. O aumento do abastecimento de água. *O Estado de S. Paulo*, São Paulo, 18 nov. 1903.

_____. Aumento do abastecimento de água. *O Estado de S. Paulo*, São Paulo, 23 out. 1904. p.1.

VASCONCELLOS, Carlos Rodrigues de. Febres de São Paulo. *Boletim da Sociedade de Medicina e Cirurgia de São Paulo*, v.2, n.22, p.12-38, abr. 1897; v.2, n.24, p.20-33, jun. 1897; v.3, n.25, p.6-34, jul. 1897; v.3, n.27, p.33-41, set. 1897.

VEIGA, Evaristo. A epidemia do Oeste: breve considerações sobre sua natureza, propagação e profilaxia. *Boletim da Sociedade de Medicina e Cirurgia de São Paulo*, v.1, n.9, p.20-3, mar. 1896.

Fontes secundárias

ACKERKNECHT, E. *La medicine hospitaliére à Paris:* 1794-1848. Paris: Payot, 1986.

ALMEIDA, Marta de. Combates sanitários e embates científicos: Emílio Ribas e a febre amarela em São Paulo. *História, Ciências, Saúde – Manguinhos (Rio de Janeiro)*, v.6, n.3, p.577-605, 2000.

_____. *República dos invisíveis:* Emílio Ribas, microbiologia, e saúde pública em São Paulo 1898-1917. Bragança Paulista: Edusf, 2003a.

_____. *Da Cordilheira dos Andes a Isla de Cuba, passando pelo Brasil: os congressos médicos latino-americanos e brasileiros (1888-1929)*. São Paulo, 2003b. Tese (Doutorado em História Social) – Faculdade de Filosofia, Letras e Ciência Humanas, Universidade de São Paulo.

ALMEIDA, Marta de, DANTES, Maria Amélia. O serviço sanitário de São Paulo, a saúde pública e a microbiologia. In: DANTES, Maria Amélia (Org.). *Espaços da ciência no Brasil:* 1800-1930. Rio de Janeiro: Editora da Fiocruz, 2001. p.135-58.

ALMEIDA NETO, Joaquim Caetano, LEITE, Maurício Sérgio Brasil. Febre amarela. In: VERONESI, R. (Org.) *Doenças infecciosas e parasitárias*. Rio de Janeiro: Guanabara Koogan, 1991. p.163-71.

ÁLVARO, Carlos Alberto, FERREIRA, Marcelo Simão. Malária. In: VERONESI, R. (Org.). *Doenças infecciosas e parasitárias*. Rio de Janeiro: Guanabara Koogan, 1982. p.753-79.

ALVES, Geraldo José. *A contabilidade da higiene: representações da mortalidade no discurso médico demográfico. São Paulo (1903-1915)*. São Paulo, 1999. Dissertação (Mestrado em História) – Faculdade de Filosofia, Letras e Ciência Humanas, Universidade de São Paulo.

ANGULO, J. Varíola. In: VERONESI, R. (Org.). *Doenças infecciosas e parasitárias*. Rio de Janeiro: Guanabara Koogan, 1982. p.29-67.

ANTUNES, José Leopoldo Ferreira et al. *Instituto Adolfo Lutz:* 100 anos do laboratório de saúde pública. São Paulo: Letras & Letras, 1992.

BARROS, Roque Spencer de. *A evolução do pensamento de Luiz Pereira Barreto.* São Paulo: Grinjalbo, 1967.

BENCHIMOL, Jaime L. (Coord.). *Manguinhos do sonho à vida:* a ciência na *Belle Époque.* Rio de Janeiro: Fiocruz; COC, 1990.

_____. *Dos micróbios aos mosquitos:* febre amarela e revolução pasteuriana no Brasil. Rio de Janeiro: Editora Fiocruz; Editora da UFRJ, 1999.

_____. A instituição da microbiologia e a história da saúde pública no Brasil. *Ciência e saúde coletiva (Associação Brasileira de Pós-graduação em Saúde Coletiva)*, v.5, n.2, 2000.

_____ (Coord.). *Febre amarela:* a doença e a vacina, uma história inacabada. Rio de Janeiro: Bio-Manguinhos; Editora Fiocruz, 2001.

_____. Adolpho Lutz: um estudo biográfico. *História, Ciências, Saúde – Manguinhos*, Rio de Janeiro, v.10, n.1, p.13-83, 2003.

BENCHIMOL, Jaime, TEIXEIRA, Luiz Antonio. *Cobras, lagartos & outros bichos:* uma história comparada dos institutos Oswaldo Cruz e Butantan. Rio de Janeiro: Fiocruz; Casa de Oswaldo Cruz; UFRJ, 1993.

BIER, Oto. *Bacteriologia e imunologia em suas aplicações à medicina e à higiene.* 30.ed. São Paulo: Melhoramentos, 1994.

BLOOR, David. *Knowledge and Social Imagery.* London: Routledge & Kegan Paul, 1976.

BLOUNT, John Allen. A administração da saúde pública no Estado de São Paulo: o Serviço Sanitário, 1892-1918. *Revista de Administração de Empresas*, Rio de Janeiro, v.12, n.4, p.40-8, out./dez. 1972.

BORGES, Durval Rosa. Laboratórios de análises clínicas em São Paulo. Pequena contribuição à sua história. *Revista Paulista de Medicina*, v.55, sup.1, out. 1959.

BOURDIEU, Pierre. O campo científico. In: ORTIZ, Renato (Org.). *Pierre Bourdieu:* sociologia. São Paulo: Ática, 1983.

BRAZIL, Oswaldo Vital. *Contribuição para a história da Ciência no Brasil.* Campanha: Casa de Vital Brazil, 1989.

CAMARGO, Ana Maria Faccioli de. *Os impasses da pesquisa microbiológica e as políticas de saúde pública em São Paulo (1892 a 1934).* Campinas, 1984. Dissertação (Mestrado) – Faculdade de Educação, Universidade Estadual de Campinas.

CAPEL, Horacio. El asociacionismo científico en iberoamérica. La necessidad de un enfoque globalizador. *Interciencia*, v.17, n.3, p.168-76, maio/jun. 1992.

CASTRO-SANTOS, Luiz Antonio de. *Power, Ideology and Public Health in Brazil:* 1889-1930. Cambridge: Harvard University Press, 1987.

CASTRO-SANTOS, Luiz Antonio de. A reforma sanitária pelo alto: o pioneirismo paulista no início do século XX. *Dados: Revista de Ciências Sociais*, Rio de Janeiro, v.36, n.3, p.361-92, 1993.

CHALHOUB, Sidney. *Cidade febril:* cortiços e epidemias na Corte Imperial. São Paulo: Companhia das Letras, 1996.

CHATELAIN, C. Histoire de l'Académie nationale de chirurgie ou Quelques considérations sur la naissance et la vie de l'Académie de chirurgie ou Naissance et avatars d'une Académie. *E-memories de l'Académie Nationale de Chirurgie*, v.5, n2, p.18-23, 2006. Disponível em : <http://www.bium.univ-paris5.fr/acad-chirurgie/ememoires/005_2006_5_2_18x23.pdf >.

COLLICHIO, Terezinha Alves Ferreira. *Miranda de Azevedo e o darwinismo no Brasil*. São Paulo: Edusp, 1988.

COSTA, Emília Viotti da. *Da monarquia à República, momentos decisivos*. São Paulo: Brasiliense, 1985.

DARMON, Pierre. *La longue traque de la variole:* les pionniers de la medicine préventive. Paris: Livrarie Academique Perrin, 1986.

DEAN, Warren. *A industrialização de São Paulo*. São Paulo: Difel; Edusp, 1971. (Corpo e alma do Brasil.)

DELAPORT, François. *Histoire de la fiévre jaune*. Paris: Payot, 1989.

DE LUCA, Leonora, DE LUCA, João Bosco Assis. Marie Rennotte, pedagoga e médica: subsídios para um estudo histórico-biográfico e médico-social. *História, Ciências, Saúde – Manguinhos (Rio de Janeiro)*, v.10, n.2, maio/ago. 2003.

DOMINGUES, Heloisa Maria Bertol. A Sociedade Auxiliadora da Indústria Nacional e as ciências naturais no Brasil Império. In: DANTES, Maria Amélia (Org.). *Espaços da ciência no Brasil:* 1800-1930. Rio de Janeiro: Editora da Fiocruz, 2001. p.83-112.

DUARTE, Raphael. *Ligeiro estudo biográfico do Dr. José Pereira Rebouças*. Campinas: Edição do Álbum Imperial, 1908.

ENTRALGO, P.L. *Historia universal de la medicina*. Barcelona: Salvat, 1976.

FAURE, Olivier. *Histoire sociale de la medicine*. Paris: Anthropos, 1994.

FAUSTO, Boris. Expansão do café e política cafeeira. In: VV.AA. *História Geral da Civilização Brasileira*. São Paulo: Difel, 1975. v.1, 3.

FERNANDES, Tânia Maria. *Vacina antivariólica:* ciência, a técnica e o poder dos homens 1808-1920. Rio de Janeiro: Editora da Fiocruz, 1999.

FERREIRA, Luiz Otávio. *Os politécnicos: ciência e reorganização social segundo o pensamento positivista da Escola Politécnica do Rio de Janeiro – 1862–1922*. Rio de Janeiro, 1989. Dissertação (Mestrado em Sociologia) – Instituto de Filosofia e Ciências Sociais, Universidade Federal do Rio de Janeiro.

_____. *O nascimento de uma instituição científica: o periódico médico brasileiro na primeira metade do século XIX*. São Paulo, 1996. Tese (Doutorado) – Faculdade de Filosofia, Letras e Ciências Humanas, Universidade de São Paulo.

FERREIRA, Luiz Otávio, JOÃO, Vicente. Torres Homem: descrição da carreira médica no século XIX. *Physis revista de saúde coletiva*, Rio de Janeiro, v. 4, n.1, 1994.

FERREIRA, Luiz Otávio. MAIO, Marcos Chor, AZEVEDO, Nara. A Sociedade de Medicina e Cirurgia do Rio de Janeiro: a gênese de uma rede institucional alternativa. *História, Ciências, Saúde – Manguinhos*, v.4, n.3, p.475-91, nov. 1997, fev. 1998.

FERREIRA, Luiz Otávio et al. *A Sociedade de Medicina e Cirurgia do Rio de Janeiro: a gênese de uma rede institucional alternativa*. Relatório de projeto apresentado no III seminário interno do departamento de Pesquisa da Casa de Oswaldo Cruz. Rio de Janeiro: COC, 1993.

FERRI, Mario Guimarães, MOTOYAMA, Shozo (Org.). *História das Ciências no Brasil*. São Paulo: EPU; Edusp, 1979. 2v.

FIGUERÔA, Silvia. Associativismo científico no Brasil: o Instituto Histórico e Geográfico Brasileiro como espaço institucional para as ciências naturais durante o século XIX. *Interciencia*, v.17, n.3, p.141-6, maio/jun. 1992.

_____. *As ciências geológicas no Brasil:* uma história social e institucional – 1875-1934. São Paulo: Hucitec, 1997.

FOUCAULT, Michel. *O nascimento da clínica*. Rio de Janeiro: Forense, 1987.

FRANCO, Odair. *História da febre amarela no Brasil*. Rio de Janeiro: Ministério da Saúde (Departamento de Endemias Rurais), 1969.

FREIDSON, Eliot. *Profissional Power:* a Study of the Institutionalization of the Formal Knowledge. Chicago: The University of Chicago Press, 1986.

GAMBETA, Wilson. *Soldados da saúde:* a formação dos serviços de saúde pública em São Paulo 1889-1918. São Paulo, 1985. Dissertação (Mestrado) – Faculdade de Filosofia, Letras e Ciências Humanas, Universidade de São Paulo.

GELFAND, Toby. The History of the Medical Profession. In: PORTER, Roy, BYNUM, W. F. *Companion Encyclopedia of the History of Medicine*. London; New York: Routledge, 1993. v.2, p.1119-51.

GUIMARÃES, Antonio da Palma. *Arnaldo Vieira de Carvalho:* biografia e crítica. São Paulo: Secretaria da Segurança Pública, s.d. v.1-2.

HALL, Rupert. *A revolução na ciência*. Lisboa: Edições 70, 1988.

HOBSBAWM, Eric. *A era do capital* – 1848-1875. Rio de Janeiro: Paz e Terra, 1977.

KEMP, A., EDLER, F. Medical reform in Brazil and the US: a comparison of two rhetorics. *História, Ciências, Saúde – Manguinhos*, Rio de Janeiro, v.11, n.3, p.569-85, set./dez. 2004.

KROPF, Simone Petraglia. *Sonho da razão, alegoria da ordem:* o discurso dos engenheiros sobre a cidade do Rio de Janeiro no final do século XIX e início do século XX. Rio de Janeiro, 1995. Dissertação (Mestrado em História) – Pontifícia Universidade Católica do Rio de Janeiro.

KROPF, Simone Petraglia, FERREIRA, Luiz Otavio. A prática da ciência: uma etnografia no laboratório. *História, Ciências, Saúde – Manguinhos*, v.4, n.3, p.589-97, nov. 1998.

KUHN, Thomas. *A estrutura das revoluções científicas*. São Paulo: Perspectiva, 1991. (Debates, 115.)

LACAZ, Carlos da Silva. *Vultos da medicina brasileira*. São Paulo: Pfizer, 1966. 3v.

LATOUR, Bruno. *La science en action*. Paris: Éditions La Découverte, 1989.

LATOUR, Bruno, WOOLGAR, Steve. *A vida de laboratório:* a produção dos fatos científicos. Rio de Janeiro: Relume Dumará, 1997.

LEAVITT, Judith Walzer. Typhoid Mary Strikes Back: Bacteriological Theory and Practice in Early 20th-Century Public Healt. In: LEAVITT, Judith Walzer, NUMBERS, Ronald L. *Sickness and Health in America:* Readings in the History of Medicine and Public Health. Wisconsin: University of Wisconsin Press, 1979. cap.36, p.554-72.

LINDEMANN, Mary. *Medicina e Sociedade no início da Europa moderna.* Lisboa: Replicação, 2002.

LOVE, Joseph. Autonomia e interdependência: São Paulo e a federação brasileira, 1889-1937. In: VV.AA. *História Geral da Civilização Brasileira.* São Paulo: Difel, 1975. v.1, 3.

_____. *A locomotiva:* São Paulo na federação brasileira 1889-1937. Rio de Janeiro: Paz e Terra, 1982.

MACHADO, Roberto et al. *Danação da norma:* medicina social e constituição da psiquiatria no Brasil. Rio de Janeiro: Graal, 1978.

MARTINS, Roberto de Andrade. *Contágio:* história da prevenção das doenças transmissíveis. São Paulo: Moderna, 1997.

MASCARENHAS, R. S. *Contribuição para o estudo da administração sanitária em São Paulo*. São Paulo, 1949. Tese (Livre-docência) – Faculdade de Higiene e Saúde Pública, Universidade de São Paulo.

MORSE, Richard M. *Formação histórica de São Paulo*. São Paulo: Difel, 1970.

MOTA, André. *Tropeços da medicina bandeirante*: São Paulo, 1892-1920. São Paulo, 2001. Tese (Doutorado em História) – Faculdade de Filosofia, Letras e Ciências Humanas, Universidade de São Paulo.

MOTT, Maria Lucia de Barros. Maria Rennotte, uma médica paulista no início do século. *Médicis: cultura, ciência e saúde*, v.2, n.7, p.44, nov./dez. 2000.

MOTTA, Artur. *Estudos preliminares para o reforço do abastecimento d'água da cidade de São Paulo*. São Paulo: Typographia Brazil – Rothschild & Co, 1911.

NADAI, Elza. *Ideologia do progresso e ensino superior:* São Paulo 1891-1934. São Paulo: Loyola, 1987.

PEREIRA, Heloisa Helena Santos. *Hospitais de São Paulo:* a arte de cuidar. São Paulo: AC&M, 2004.

PESTRE, Dominique. Por uma história social e cultural das ciências: novas definições, novos objetos, novas abordagens. *Cadernos IG/UNICAMP*, v.6, n.1, p.3-56, jun. 1996.

PIMENTA, Tania Salgado. Barbeiros-sangradores e curandeiros no Brasil: 1808-28. *História, Ciências, Saúde – Manguinhos*, v.5, n.2, p.349-72, jul./out. 1998.

PORTER, Roy. *The Greatest Benefit to Mankind:* A Medical History of Humanity. New York: W. W. Norton & Company, 1999.

PUECH, Rezende. *Sociedade de Medicina e Cirurgia de São Paulo:* memória histórica 1895-1921. São Paulo: Typ. Casa Garaux, 1921.

QUEIROZ, Julio Sanderson. *Memória da Sociedade de Medicina e Cirurgia do Rio de Janeiro num século de vida.* Rio de Janeiro: Rioarte; MEC, 1986.

RIBEIRO, Lourival. *Tisiólogos ilustres.* Rio de Janeiro: s.n., 1955.

_____. *Academia Nacional de Medicina.* Rio de Janeiro: Sintra, 1984.

RIBEIRO, Maria Alice Rosa. *História sem fim... um inventário da saúde pública:* São Paulo 1880-1930. São Paulo: Editora UNESP, 1993.

RIBEIRO NETO, José de Oliveira. Os primeiros anos da Academia de Medicina de São Paulo. *Anais Paulistas de Medicina e Cirurgia.* v.95, n.2, p.64-81, 1968.

ROBERTS, Royston M. *Descobertas acidentais em ciências.* São Paulo: Papirus, 1993.

ROSEN, George. *Uma história da saúde pública.* São Paulo: Editora UNESP; Hucitec; Abrasco, 1994.

SADI, Divaldo Gaspar de Freitas. *O ensino médico em São Paulo anteriormente à fundação da Paulista.* São Paulo: s.n., 1995.

SALOMON-BAYET, Claire (Org.). *Pasteur et la revolution pastoriene.* Paris: Payot, 1986.

SAMPAIO, Teodoro. *São Paulo no século XIX e outros ciclos históricos.* São Paulo: Secretaria da Cultura Ciência e Tecnologia do Estado; Petrópolis: Vozes, 1978. (Dimensões do Brasil.)

SANTOS FILHO, Lycurgo Castro. *História da medicina no Brasil:* do século XVI ao XIX. São Paulo: Brasiliense, 1947.

_____. Imprensa médica e associações científicas paulistas. *Imprensa Médica (Lisboa)*, v.23, n.1, p.21-37, jan. 1959.

_____. Resumo histórico da medicina paulista. *Revista do Instituto Histórico e Geográfico Brasileiro.* São Paulo, p.171, 1965.

_____. *História Geral da Medicina Brasileira.* São Paulo: Edusp; Hucitec, 1991. 2v.

_____. *A febre amarela em Campinas:* 1889-1900. Campinas: Editora Unicamp, 1996.

SARAIVA-GOMES. Febre tifóide. In: VERONESI, R. (Org.). *Doenças infecciosas e parasitárias.* Rio de Janeiro: Guanabara Koogan, 1991. p.402-13.

SCHWARTZMAN, Simon. *A formação da comunidade científica no Brasil*. São Paulo: Companhia Editora Nacional; Rio de Janeiro: Finep, 1979.

SEVCENKO, Nicolau (Org.). Introdução. In: VV.AA. *História da vida privada no Brasil*. República: da Belle Époque à era do rádio. São Paulo: Companhia das Letras, 1998. v.3.

SILVA, Márcia Regina Barros da. *O mundo transformado em laboratório: ensino médico e produção de conhecimento em São Paulo de 1891 a 1933*. São Paulo, 2003. Tese (Doutorado em História Social) – Faculdade de Filosofia, Letras e Ciências Humanas, Universidade de São Paulo.

SOUZA, Dirceu Wagner Carvalho de, SOUZA, Maria Suzana de Lemos, NEVES, Jayme. Ancilostomíase. In: VERONESI, R. (Org.). *Doenças infecciosas e parasitárias*. Rio de Janeiro: Guanabara Koogan, 1982. p.838-54.

STARR, Paul. *La transformacion social de la medicina en los Estados Unidos de América*. México: Fondo de Cultura Econômica, 1991.

STEPAN, Nancy. *Gênese e evolução da ciência brasileira:* Oswaldo Cruz e a política de investigação científica e médica. Rio de Janeiro: Artenova, 1976.

_____. The interplay between socio-economic factors and Medical science: yellow fever research, Cuba and the United States. *Social Studies of Science*, v.8, p.397-423, 1978.

TEIXEIRA, Luiz Antonio. *Ciência e saúde na terra dos bandeirantes:* a trajetória do Instituto Pasteur de São Paulo no período de 1903-1916. Rio de Janeiro: Editora da Fiocruz, 1995.

_____. Alastrim varíola é? *História, Ciências, Saúde – Manguinhos*, v.7, n.1, p.47-72, mar./jun. 2000.

_____. Da transmissão hídrica à culicidiana: a febre amarela na Sociedade de Medicina e Cirurgia de São Paulo. *Revista Brasileira de História*. v.21, n.41, 2001a.

_____. Repensando a História do Instituto Butantan. In: DANTES, Maria Amélia (Org.). *Espaços da Ciência no Brasil 1800-1930*. Rio de Janeiro: Editora da Fiocruz, 2001b. p.159-84.

_____. Instituto Pasteur de São Paulo: cem anos de combate à raiva? *História, Ciências, Saúde – Manguinhos*, v.11, n.3, p.751-66, set./dez. 2004.

_____. Saúde, ciência e poder: sobre a trajectória do Instituto Butantan. *Estudos do Século XX (Lisboa)*, v.2, n.5, 2005.

TEIXEIRA, Luiz Antonio, ALMEIDA, Marta de. Os primórdios da vacina antivariólica em São Paulo: uma história pouco conhecida. *História, Ciências, Saúde – Manguinhos*, v.10, sup.esp., p.475-98, 2003.

TELAROLLI JUNIOR, Rodolpho. *Poder e saúde:* as epidemias e a formação dos serviços de saúde em São Paulo. São Paulo: Editora UNESP, 1996.

TELLES, Pedro Carlos da Silva. *História da engenharia no Brasil*: séculos XVI a XIX. Rio de Janeiro: Clube de Engenharia, 1999.

TOLEDO, Marcelo de Almeida. *A Santa Casa de Misericórdia de São Paulo*. São Paulo: s.n., 1984.

VESSURI, Hebe. Las asociaciones científicas del siglo XIX en América Latina. *Interciencia* v.17, n.3, p.133, 1992.

WEISZ, George. *The Medical Mandarins:* The French Academy of Medicine in the Nineteenth and Early Twentieth Centuries. New York: Oxford University Press, 1995.

WHITAKER, Plínio Penteado. Abastecimento de água da cidade de São Paulo. Sua solução. *Engenharia (publicada pela editora técnica sob os auspícios do Instituto de Engenharia)*, v.5, n.50, out. 1946.

Sítios da internet

Dicionário Histórico-biográfico das Ciências da Saúde no Brasil, 1832-1930. Disponível em: <http://www.dichistoriasaude.coc.fiocruz.br>.

Wikipédia. Disponível em: <http://www.wikipedia.com.br>.

ANEXO

1
DIRETORIAS DA SOCIEDADE DE MEDICINA E CIRURGIA DE SÃO PAULO – 1895-1913

1895
Presidente — Luiz Pereira Barreto
Vice-presidente — Carlos José Botelho
1º Secretário — Sérgio F. de Paiva Meira
2º Secretário — Matias Valladão
Tesoureiro — Erasmo do Amaral

1896
Presidente — Carlos Botelho
Vice-presidente — Miranda Azevedo
1º Secretário — Evaristo da Veiga
2º Secretário — Hora de Magalhães
Tesoureiro — Pedro de Resende
Bibliotecário — João Cezar Rudge

1897
Presidente — Miranda Azevedo
Vice-presidente — Matias Valladão
1º Secretário — Mello Barreto
2º Secretário — Oliveira Fausto
Tesoureiro — Bráulio Gomes
Arquivista — João Cezar Rudge

1898
Presidente — Matias Valladão
Vice-presidente — Guilherme Ellis
1º Secretário — Artur Mendonça
2º Secretário — Monteiro Vianna
Tesoureiro — Faria Rocha
           — Mello Barreto
Bibliotecário — João Cezar Rudge

1899
Presidente — Guilherme Ellis
Vice-presidente — Bernardo Magalhães
1º Secretário — Tibério de Almeida
2º Secretário — Edmundo Xavier
Tesoureiro — Mello Barreto
Bibliotecário — João Cezar Rudge

1900
Presidente — B. Magalhães
Vice-presidente — Arnaldo V. de Carvalho
1º Secretário — João Cezar Rudge
2º Secretário — João Alves de Lima
Tesoureiro — Mello Barreto
Bibliotecário — Duarte Nunes

1901
Presidente — Arnaldo V. de Carvalho
Vice-presidente — Sérgio Meira
1º Secretário — Diogo de Faria
2º Secretário — Alves de Lima
Tesoureiro — Mello Barreto
Bibliotecário — Duarte Nunes

1902
Presidente — Sérgio Meira
Vice-presidente — Artur Mendonça
1º Secretário — Queiroz Mattoso
2º Secretário — Delfino Ulhoa Cintra
Tesoureiro — Mello Barreto
           — Palmeira Ripper
Bibliotecário — Viriato Brandão

1903
Presidente   Artur Mendonça
Vice-presidente   Queirós Mattoso
1º Secretário   Delfino Ulhoa Cintra
2º Secretário   Rubião Meira
Tesoureiro   Palmeira Ripper
Bibliotecário   Viriato Brandão

1904
Presidente   Diogo de Faria
Vice-presidente   Rubião Meira
1º Secretário   Oliveira Fausto
2º Secretário   Sinésio Rangel Pestana
Tesoureiro   Alberto Seabra
Bibliotecário   Xavier da Silveira

1905 (primeira diretoria)
Presidente   Rubião Meira
Vice-presidente   Oliveira Fausto
1º Secretário   Alberto Seabra
2º Secretário   José de Arruda Sampaio
Tesoureiro   Francisco de Almeida Cavalcanti
Bibliotecário   Julio de Azurem Furtado

1905 (segunda diretoria)
Presidente   Oliveira Fausto
Vice-presidente
1º Secretário   Delfino de Ulhoa Cintra
2º Secretário   Luiz do Rego
Tesoureiro   Pedro Pontual
Bibliotecário   Julio de Azurem Furtado

1906
Presidente   Arnaldo V. de Carvalho
Vice-presidente   Alves de Lima
1º Secretário   Pires Pontual
2º Secretário   Duarte Neves
Tesoureiro   Bueno de Miranda
Bibliotecário   Sinésio Rangel Pestana

1907
Presidente   Alves Lima
Vice-presidente   Silvio Maia
1º Secretário   Duarte Nunes
2º Secretário   Xavier da Silveira
Tesoureiro   Delfino Cintra – Afonso Azevedo
Bibliotecário   Olegário de Moura

1908
Presidente   Silvio Maia
Vice-presidente   Alberto Seabra
                    Sérgio Meira
1º Secretário   Xavier da Silveira
2º Secretário   Carlos Niemeyer
Tesoureiro   Olegário de Moura
Bibliotecário   Bueno de Miranda

1909
Presidente   Sérgio Meira
Vice-presidente   Sinésio Rangel Pestana
1º Secretário   Olympio Portugal
2º Secretário   Rezende Puech
Tesoureiro   Delfino Ulhoa Cintra
Bibliotecário   Bueno de Miranda

1910
Presidente   Sinésio Rangel Pestana
Vice-presidente   Delfino Ulhoa Cintra
1º Secretário   Olympio Portugal
2º Secretário   Rezende Puech
Tesoureiro   Alceu Peixoto Gomide
Bibliotecário   Bueno de Miranda

1911
Presidente   Rubião Meira
Vice-presidente   Nicolau Moraes Barros
1º Secretário   Affonso de Azevedo
2º Secretário   F. Paula Peruche
Tesoureiro   Godofredo Wilken
Bibliotecário   João Oliveira

1912
Presidente   Nicolau Moraes Barros
Vice-presidente   J. Alves de Lima
1º Secretário   Celestino Bourroul
2º Secretário   Vicente Graciano
Tesoureiro   Godofredo Wilken
Bibliotecário   Ovídio Pires de Campos

1913
Presidente   João Alves Lima
Vice-presidente   Olegário de Moura
1º Secretário   Enjolras Vampré
2º Secretário   Benedicto Montenegro
Tesoureiro   Godofredo Wilken

2
ESTATUTOS DA SOCIEDADE DE MEDICINA E CIRURGIA DE SÃO PAULO – 1905

Estatutos da Sociedade de Medicina e Cirurgia de São Paulo, reformados e aprovados em sessão de Assembléia Extraordinária, reunida em 18 de fevereiro de 1905 em segunda convocação
Publicado no *Diário Oficial do Estado de São Paulo*.
Sexta-Feira, 24 de fevereiro de 1905, p.507-10.

Capítulo I:
Nome, sede e fins da sociedade

Artigo 1: A Sociedade de Medicina e Cirurgia de São Paulo, fundada em 07 de março de 1895, continuará sob a mesma denominação, tendo a sua sede na capital do Estado de São Paulo. Nos termos da Lei número 173 de 10 de setembro de 1893, especialmente na forma do disposto de seu artigo sétimo e §s será regida pelo presente estatuto que revoga os anteriores;
Artigo 2: A Sociedade tem por fim;
§ 1: Celebrar sessões em que sejam estudados assuntos relativos a ciências médicas e naturais;
§ 2: Publicar em boletins os trabalhos dos sócios e tudo quanto interessar aos fins da sociedade;
§ 3: Defender os interesses da classe médica, especialmente os seus associados;
§ 4: Promover e auxiliar a criação de instituições instrutivas e beneficentes que de alguma forma se relacionem com a profissão médica;

§ 5: Fundar uma biblioteca de todo o trabalho científico que tenha relação com o estudo médico e um museu de peças anatômicas normais e patológicas, tissologia, antropologia, fotografia de doentes, peças modeladas em gesso e etc. instrumentos antigos e modernos e tudo enfim que possa interessar às ciências médicas;
§ 6: Dar parecer sobre questões profissionais de interesse moral da classe médica quando for consultada;

Capítulo II:
Dos sócios, número, admissão, direitos, deveres e exclusão

Artigo 3: Só poderão fazer parte da sociedade como sócios titulares, ou correspondentes nacionais os diplomados em ciências médicas e que legalmente podem exercer a profissão no Brasil;
Artigo 4: Haverá três categorias de sócios:
§ 1: Titulares: o que nas condições do artigo anterior residirem nesta capital ou em suas imediações de forma a poderem assistir regularmente às sessões;
§ 2: Correspondentes: os que nas mesmas condições do artigo terceiro residirem fora da capital e desejarem entreter correspondência com a sociedade fornecendo concurso de seus trabalhos profissionais; também poderão ser sócios correspondentes os médicos de fora do País, que preencherem os fins deste parágrafo; neste caso fica sem valor a restrição final do artigo 3;
§ 3: Honorários: os professores ou cientistas de notória celebridade que por qualquer forma entretiverem relações com a sociedade ou sócios titulares que por invalidez não puderem tomar parte ativa dos trabalhos sociais;
Artigo 5: A juízo da assembléia geral pode-se conceder o título de benemérito a qualquer pessoa que de alguma forma concorra para o enobrecimento e a notoriedade da sociedade;
Artigo 6: O número de sócios titulares é limitado a 100, para as outras categorias de sócios o número é ilimitado;
Artigo 7: A admissão dos sócios titulares correspondentes será precedida pela apresentação de um trabalho científico lido em sessão pelo sócio titular que o propuser e submetida ao parecer de uma comissão permanente que estiver a par sobre o estudo dos trabalhos que versar a dissertação do candidato;
§ 1: Antes da votação a comissão de sindicância subscreverá a proposta opinando ou não pela sua admissão, cujos membros da comissão de sindicância não necessitarão justificar a sua opinião, o dito parecer será arquivado sem que o presidente seja obrigado a apresentá-lo em sessão; evitando-se declarar que a comissão é ou não favorável à admissão do proposto;

§ 2: Ambos os pareceres serão impreterivelmente apresentados na sessão imediata da proposta, sob pena de se proceder à votação, independentemente do que preceitua o parágrafo anterior;
§ 3: A admissão dos sócios honorários será proposta e assinada por três sócios titulares, um dos quais fundamentará a apresentação;
§ 4: Toda votação se fará por escrutínio secreto e só serão proclamados sócios os candidatos que obtiverem a maioria dos votos dos sócios titulares presentes na sessão;
§ 5: A eleição para admissão dos sócios titulares, correspondentes ou honorários pode se efetuar sem qualquer sessão ordinária ou de assembléia geral;
§ 6: É de exclusiva competência da assembléia geral conferir as distinções consignadas no parágrafo quinto;
Artigo 8: Os sócios titulares têm direito a:
§ 1: Votar e ser votado para qualquer cargo;
§ 2: Tomar parte nas discussões e apresentar trabalhos e teses científicos relativos aos fins da sociedade;
§ 3: Três sócios titulares podem requerer convocação de sessões extraordinárias e seis sócios titulares as assembléias gerais extraordinárias, declarando o fim da convocação;
§ 4: Propor a exclusão e a admissão de sócios;
§ 5: Freqüentar bibliotecas e museus respeitando o respectivo regimento interno;
§ 6: Concorrer aos prêmios que a sociedade facultar;
§ 7: Apresentar sócios de outras categorias ou mesmo pessoas estranhas que desejarem assistir aos seus trabalhos ou visitá-lo;
§ 8: Receber gratuitamente os boletins e mais publicações da sociedade;
Artigo 9: Os sócios correspondentes e honorários gozarão dos direitos a que se referem os parágrafos 2º e 5º mediante a apresentação de um sócio titular, e também gozarão daqueles a que se referem aos parágrafos 6º e 8º;
Artigo 10: São deveres dos sócios titulares:
§1: Respeitar os presentes estatutos e o regimento interno, e as deliberações da diretoria e da assembléia geral;
§ 2: Contribuir para o bom desempenho dos cargos para que forem eleitos ou nomeados;
§ 3: Pagar 20.000 Réis pela ocasião de sua admissão, e adiantamento de 5.000 Réis mensais;
§ 4: Comunicar sua ausência temporária, a fim de que se relevem as obrigações do parágrafo anterior;
§ 5: Os sócios beneméritos ficam isentos de toda e qualquer contribuição, sendo facultado aos que eram titulares continuarem a satisfazer as prescrições do parágrafo terceiro;

Artigo 11: Os sócios correspondentes poderão concorrer *ad libitum* com a quantia que quiserem, os honorários nada pagarão, ficando, porém, ambos sujeitos às obrigações do parágrafo 1º e 2º do artigo anterior;

Artigo 12: Serão excluídos da sociedade:

§ 1: Os sócios que incorrerem em penas infamantes depois de julgados pela sociedade;

§ 2: Os que atentarem contra a reputação, ou existência da sociedade e desobedecerem a seus estatutos e regimentos internos;

§ 3: Os que sem prévio consentimento da assembléia geral ou motivo de força maior julgado em sessão ordinária abandonarem os cargos para que foram eleitos;

§ 4: Os que deixarem de pagar suas mensalidades durante um trimestre, exceto nos casos de ausência comunicada ou motivo justificado; ouvido o sócio pela mesa será sumariamente excluído se não estiver compreendido naquelas sessões e o presidente comunicará na primeira sessão ordinária ou assembléia geral, que serão secretas, o nome do excluído e os motivos da exclusão;

§ 5: O sócio que tiver de ser excluído poderá apresentar a sua defesa à assembléia geral por si ou por qualquer outro sócio devidamente autorizado, sem o que o seu julgamento correrá à revelia;

§ 6: O julgamento deve ser precedido do parecer de sindicância à procedência da acusação;

§ 7: Se a comissão julgar injusta a acusação ou denúncias, declara-a para a assembléia geral, se o fato for de domínio público; caso contrário fica a seu critério guardar reserva sobre a denúncia;

§ 8: Qualquer sócio pode falar em prol ou contra o acusado;

§ 9: O julgamento do denunciado só terá lugar oito dias após a sua acusação e defesa em assembléia geral;

§ 10: Na sessão em que tenha de ser julgado o acusado poderá ainda apresentar novas provas a seu favor, poderá também replicar o seu acusador;

§ 11: O sócio acusado não poderá assistir à votação do seu julgamento;

§ 12: O sócio excluído perde todos os direitos e não poderá ser mais readmitido caso fique provada a legalidade da causa que motivou a sua exclusão;

Capítulo III:
Da diretoria

Artigo 13: A administração social será confiada à diretoria eleita em assembléia geral e composta de: um presidente, um vice-presidente, um primeiro secretário, um segundo secretário, um tesoureiro e um bibliotecário;

§ 1: Essa diretoria se reunirá todas as vezes que se tornem necessárias para deliberar sobre assuntos de caráter urgente;
§ 2: Todos os cargos são gratuitos e as vagas temporárias serão preenchidas interinamente por qualquer sócio mediante escolha do presidente; no caso de vaga definitiva só em assembléia geral poderá ser preenchida;
§ 3: A diretoria será eleita em assembléia geral ordinária que será convocada no dia 22 de fevereiro de cada ano;
§ 4: A diretoria reputa-se revestida de poder para praticar todos os atos de gestão concernentes aos fins e objetivos da sociedade;
Artigo 14: O diretor não poderá ser destituído de seu cargo senão nos seguintes casos: renúncia voluntária, prevaricação ou abandono do cargo, ter incorrido em pena de eliminação;
Artigo 15: Será considerado vago por abandono o cargo do diretor que não comparecer às sessões durante três meses consecutivos, sem comunicar à mesa o motivo de sua ausência;
Artigo 16: A diretoria não é coletivamente responsável pelos abusos que comprometerem qualquer um dos seus membros;
§ 1: No caso de dúvida ou divergência dos diretores sobre o assunto de gestão da sociedade, convoca-se uma assembléia geral para tratar do assunto da divergência;
§ 2: O diretor que abusando do seu cargo comete falta grave será responsabilizado;
§ 3: Por falta grave se deverá entender tudo, que, importando desonestidade, acarrete a sociedade prejuízo moral e material;
Artigo 17: As sessões da diretoria funcionarão com a presença do presidente, primeiro secretário, o tesoureiro, ou quem na ocasião o substituir;
Artigo 18: Ao presidente compete:
§ 1: Representar a sociedade oficialmente em juízo e em todas as suas relações com terceiros;
§ 2: Convocar todas as reuniões, inclusive aquelas a que se referem o parágrafo 3 do artigo 8, dirigindo os trabalhos e distribuindo as ordens do dia;
§ 3: Fiscalizar tudo quanto pertencer à sociedade e cumprindo e fazendo cumprir este estatuto;
§ 4: Identificar nas sessões ordinárias tudo quanto ocorrer e as deliberações tomadas nos intervalos das sessões;
§ 5: Apresentar relatórios anuais apreciando o estado social e propondo medidas que interessem aos fins da sociedade;
§ 6: De acordo com a diretoria autorizar despesas, nomear ou substituir auxiliares, empregados e subalternos;
§ 7: Dar conformidade do balancete trimestral apresentado pelo tesoureiro e declarar em sessão quais os sócios que deixarão de fazer parte da sociedade por falta de pagamento;

§ 8: Assinar as atas de todas as sessões e todos os documentos que envolvam ou não a responsabilidade da sociedade;
§ 9: Publicar todos os livros da sociedade;
§ 10: Assinar com o primeiro e o segundo secretário os diplomas dos sócios;
§ 11: Nomear comissões de cortesia para apresentar a sociedade nas suas relações externas;
§ 12: Resolver todo e qualquer incidente de administração de caráter urgente e não previsto neste estatuto, dando conhecimento do ocorrido na primeira sessão ordinária;
Artigo 19: Ao vice-presidente compete substituir o presidente em todos os seus entendimentos;
Artigo 20: Ao primeiro secretário compete:
§ 1: Encarregar-se do expediente, correspondência e arquivo da sociedade;
§ 2: Assinar com o presidente e o segundo secretário os diplomas dos sócios e as atas de todas as sessões;
Artigo 21: Ao segundo secretário compete:
§ 1: Redigir as atas das sessões, lê-las e transcrevê-las em livro próprio;
§ 2: Assinar com o presidente e o primeiro secretário os diplomas dos sócios e as atas de todas as sessões;
Artigo 22: Aos tesoureiros da sociedade compete:
§ 1: Fazer cobranças e receber todas as rendas da sociedade, realizar despesas para o que for autorizado, registrando todo movimento em um livro caixa;
§ 2: Apresentar em balancetes trimestrais sócios que estiverem quites e os em débito para com a sociedade e oferecer ao presidente um relatório anual de todos os serviços que lhe foram confiados;
Artigo 23: Ao bibliotecário será confiada a guarda, conservação e catálogo dos livros e demais trabalhos existentes na biblioteca, regulamentando o modo por que será facultada a freqüência aos consulentes;
§ 1: Encarregar-se-á também da aquisição de obras e jornais com prévia autorização do presidente e de conservar e catalogar as peças do museu;
Artigo 24: Para o bom desempenho dos cargos a que se referem os artigos 20, 21, 22, 23, mediante proposta dos respectivos eleitos poderão ser nomeados e demitidos pelo presidente quantos auxiliares a diretoria julgar necessário;

Capítulo IV:
Das sessões

Artigo 25: A sociedade se reunirá em sessões para trabalhos ordinários desde que compareçam sete sócios titulares;

Artigo 26: A mesa para trabalhos será composta pelo presidente, primeiro e segundo secretários;

§ 1: Na falta destes o presidente convidará para substituí-los interinamente em primeiro lugar o tesoureiro, em segundo lugar o bibliotecário, e na falta destes um dos sócios presentes;

§ 2: Na falta do presidente e do vice-presidente a sessão será presidida pelo secretário e na falta deste pelo segundo secretário;

Artigo 27: As sessões terão lugar duas vezes por mês nos dias 1 e 15 de cada mês; sendo feriado estes dias a sessão será convocada para o dia útil seguinte ao feriado; o presidente poderá convocá-la com prazo menor se assim exigirem os trabalhos sociais, e se houver requisição de acordo com o § 3 do artigo 8;

§ Único: A proposta e votação pela admissão ou exclusão de sócios prefere em qualquer outro trabalho das sessões;

Artigo 28: As sessões ordinárias assim como as assembléias gerais da sociedade serão públicas;

§ 1: Efetuou-se as sessões da mesa;

§ 2: Assembléia geral em que se tenha de julgar a exclusão de sócios;

§ 3: Aquelas que a sociedade não julgar dever ranquear ao público a juízo da diretoria ou por proposta de qualquer sócio;

Artigo 29: As atas das sessões a que se referem os parágrafos do artigo anterior serão registradas em um livro especial que ficará sob a guarda do presidente e suas deliberações não serão publicadas ou divulgadas sob pretexto algum;

Artigo 30: No dia sete de março de cada ano a sociedade celebrará uma sessão solene comemorativa de seu aniversário; nessa sessão haverá exposição dos objetos adquiridos para museu e biblioteca e será apresentado pelo presidente um relatório anual;

Capítulo V:
Da assembléia geral

Artigo 31: A assembléia geral em reunião dos sócios em pleno gozo e exercício de seus direitos em número mínimo de quinze, a qual deverá ser convocada por anúncio com no mínimo oito dias de antecedência pelo menos;

§ Único: Não conseguindo o número legal de sócios o presidente convocará uma nova reunião para oito dias depois; neste caso a presença de sete sócios bastará para constituir a assembléia geral;

Artigo 32: A assembléia geral será convocada pelo presidente e na falta deste por quem suas vezes tiver nos casos previstos pelo estatuto;

§ Único: Poderá ainda ser convocada desde que seis sócios titulares o requeiram declarando os motivos da convocação, caso o presidente recuse convocá-la a maioria dos sócios titulares reunida constitui assembléia geral elegendo presidente *ad hoc*;

Artigo 33: Todas as votações em assembléia geral poderão ser feitas por escrutínio secreto ou votação nominal *ad libitum* da assembléia, salvo a eleição da diretoria e das comissões permanentes que serão feitas por escrutínio secreto, só podendo votar os associados presentes no pleno gozo de seus direitos, sendo as resoluções tomadas por maioria de votos;

Artigo 34: A única assembléia geral ordinária é a de vinte e dois de fevereiro para a eleição da diretoria e das comissões permanentes;

Artigo 35: As assembléias gerais extraordinárias serão tantas quanto forem julgadas necessárias pela diretoria ou requeridas pelos sócios no gozo de seus direitos observadas as formalidades do artigo 30 e seu parágrafo e artigo 8 parágrafo 3;

Artigo 36: À assembléia geral compete:

§ 1: Formar ou revogar qualquer artigo dos estatutos;

§ 2: Excluir sócios;

§ 3: Conferir títulos beneméritos;

§ 4: Eleger cargos de diretoria e as diferentes comissões assim como representantes aos congressos médicos;

§ 5: Conhecer e apreciar todos os atos da diretoria e os relatórios anuais e balanços de contas;

§ 6: Conferir os prêmios a que se refere o artigo 38;

§ 7: Resolver todos os assuntos que não estejam previstos nestes estatutos;

Artigo 37: Além dos cargos da diretoria a assembléia geral ordinária elegerá três comissões permanentes compostas de três membros cada uma, às quais cabe elaborar parecer sobre todas as questões que lhe forem aceitas: primeiro comissão de medicina, segundo comissão de cirurgia, terceiro comissão de higiene e bacteriologia, quarto comissão de sindicância, quinto comissão redatora dos boletins, sexto comissão julgadora dos prêmios;

Capítulo VI:
Dos prêmios

Artigo 38: A sociedade fará concurso com certos números de questões conferindo prêmios a juízo da comissão julgadora, cujos membros não poderão concorrer;

§ 1: A sociedade poderá conferir prêmios a autores de publicações científicas de medicina, cirurgia, higiene e ciências naturais que se tornarem dignas desta distinção a juízo da assembléia geral;

Artigo 39: Os prêmios constam de:
§ 1: Valores em dinheiro;
§ 2: Medalhas de ouro e prata;
§ 3: Menções honrosas;
Artigo 40: Os prêmios serão tirados da caixa da sociedade, ou oferecidos por sócios ou pessoas estranhas à sociedade;

Capítulo VII:
Do boletim

Artigo 41: A sociedade publicará um boletim ou revista em que serão publicados as suas atas e mais trabalhos a juízo da comissão redatora e eleita anualmente;
§ 1: A comissão redatora resolverá sobre o número de boletins que tenha de ser publicado anualmente de acordo com a diretoria e atendendo às condições econômicas da sociedade;

Capítulo VIII:
Disposições gerais

Artigo 42: Os diplomas de sócios, as atas de todas as sessões depois de aprovadas serão assinados pelo presidente, primeiro secretário, segundo secretário, ou quem suas vezes fizer;
Artigo 43: A diretoria fica encarregada da redação do regimento interno que será sujeito à aprovação da assembléia geral;
Artigo 44: Os associados não respondem subsidiariamente pelas obrigações contraídas pela diretoria ou qualquer um de seus membros;
Artigo 45: A diretoria não poderá transigir, renunciar direitos, alienar, hipotecar, ou empenhar bens da sociedade sem o prévio consentimento da assembléia geral representada por dois terços dos sócios em pleno gozo de seus direitos;
§ Único: Não se reunindo numa primeira convocação o número acima indicado far-se-á uma segunda convocação e nesse caso se resolverá com qualquer número de sócios;
Artigo 46: Se toda eficiência de renda ou outros acontecimentos imprevistos dificultarem a existência da sociedade será convocada uma assembléia geral com fim especial de resolver a tal respeito melhorando-a ou promovendo a sua dissolução;
§ Único: A assembléia geral a que se refere o artigo antecedente deverá ser constituída de conformidade com o disposto no artigo 45 parágrafo único;
Artigo 47: Em caso de dissolução da sociedade a assembléia geral resolverá sobre o destino dos haveres da sociedade;

Artigo 48: A assembléia geral resolverá sobre a fundação de um patrimônio para a sociedade que será constituído por todos os bens móveis e imóveis e valores de qualquer espécie que a sociedade possui ou venha a adquirir;

Capítulo IX:
Disposições transitórias

Artigo 49: Depois de aprovados estes estatutos pela assembléia geral fica a diretoria autorizada a legalizá-los perante quem de direito, depois do que entrarão em vigor.

São Paulo, 18 de fevereiro de 1905

Dr: Diogo de Faria, presidente
Dr: Synesio Rangel Pestana, primeiro secretário
Dr: Alberto Seabra, secretário

SOBRE O LIVRO

Formato: 14 x 21 cm
Mancha: 23,7 x 42,5 paicas
Tipologia: Horley Old Style 10,5/14
Papel: Offset 75 g/m² (miolo)
Cartão Supremo 250 g/m² (capa)
1ª edição: 2007

EQUIPE DE REALIZAÇÃO

Edição de Texto
Regina Machado (Copidesque)
Viviane S. Oshima (Preparação)
Mauricio Balthazar Leal e Adriana Cristina Bairrada (Revisão)

Editoração Eletrônica
Eduardo Seiji Seki

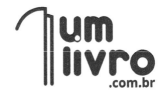